D1602407

Manual práctico de higienismo

La revolución vegetariana:
comer bien para vivir mejor

Manual práctico de higienismo

La revolución vegetariana: comer bien para vivir mejor

VALDO VACCARO

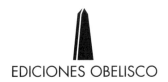
EDICIONES OBELISCO

Si este libro le ha interesado y desea que le mantengamos informado
de nuestras publicaciones, escríbanos indicándonos qué temas son de su interés
(Astrología, Autoayuda, Ciencias Ocultas, Artes Marciales, Naturismo,
Espiritualidad, Tradición…) y gustosamente le complaceremos.

Puede consultar nuestro catálogo en www.edicionesobelisco.com

*Los editores no han comprobado la eficacia ni el resultado de las recetas, productos, fórmulas técnicas,
ejercicios o similares contenidos en este libro. Instan a los lectores a consultar al médico o especialista
de la salud ante cualquier duda que surja. No asumen, por lo tanto, responsabilidad alguna
en cuanto a su utilización ni realizan asesoramiento al respecto.*

Colección Salud y vida natural
MANUAL PRÁCTICO DE HIGIENISMO.
LA REVOLUCIÓN VEGETARIANA: COMER BIEN PARA VIVIR MEJOR
Valdo Vaccaro

1.ª edición: septiembre 2016

Título original: *Alimentazione naturale. Manuale practico di igienismo-naturale.
La rivoluione vegetariana: mangiare bene per vivere meglio*

Traducción: *Manuel Manzano*
Maquetación: *Isabel Estrada*
Corrección: *Sara Moreno*
Diseño de cubierta: *Enrique Iborra*

Edita: Ediciones Obelisco S. L.
Collita, 23-25. Pol. Ind. Molí de la Bastida
08191 Rubí - Barcelona - España
Tel. 93 309 85 25 - Fax 93 309 85 23
E-mail: info@edicionesobelisco.com

ISBN: 978-84-9111-137-5
Depósito Legal: B-16.786-2016

Printed in Spain

Impreso en España en los talleres gráficos de Romanyà/Valls S.A.
Verdaguer, 1 - 08786 Capellades (Barcelona)

Ningún título, ningún cetro,
ninguna riqueza tiene el valor de una salud radiante

¿De qué te sirve un libro si no te aporta
más de lo que contienen todos los demás libros?
FRIEDRICH WILHELM NIETZSCHE

Prólogo

Las motivaciones del carácter tendencialmente vegano

Un libro puede nacer por muchas razones diferentes: el impulso de la imaginación, la inspiración, el deseo de comunicarse y de expresar los pensamientos y las experiencias, la necesidad de enfrentarse ideológicamente a los demás, o el deseo a menudo ilusorio y ambicioso de añadir una pieza o un toque personal a ese gran mosaico universal y eterno que es la ciencia.

El texto que aquí se presenta nace un poco por las razones ya mencionadas, pero especialmente por las solicitudes de aclaración de los pocos pero importantes lectores de mi primer trabajo, el doble título *El higienismo como ciencia comportamental,* en calidad de tesis de licenciatura en naturopatía, y *Los cuadernos de Higea,* una herramienta para la formación higienista.

Se trata, una vez más, al menos bajo las mejores intenciones del autor aquí presente, de una propuesta educativa, tan verdadera y transparente como sea posible y diseñada para arrojar más luz sobre los conceptos básicos de la correcta alimentación y la conciencia de la salud ideal, desde la perspectiva higienista vegana natural, que puede parecer parcial, pero que también se presenta en línea con las posturas independientes y objetivas de varias ciencias que van de la anatomía, a la biología y la antropología. Salud y nutrición deberían y podrían ser temas interesantes y agradables, claros y fáciles de entender, alejados del lenguaje excesivamente técnico y sofisticado. Pero, lamentablemente, las cosas no son así. En la actualidad, la alimentación pertenece al reino de los contrastes culturales, de los conflictos de intereses, los gustos perversos y las opiniones extrañas, pero los malos hábitos son difíciles de eliminar, así como las dudas terribles, las soluciones milagrosas y especialmente los dogmas intocables de la medicina, la pediatría y el nutricionismo oficial. No olvidemos entonces que la alimentación sigue siendo la presa favorita, y la rehén defendida hasta el final en muchas trincheras y líneas Maginot por una vasta red de filosofías alimentarias atadas de pies y manos a intereses económicos específicos, en absoluto dispuestos a renunciar a sus importantes beneficios.

No queremos añadir más lastre a la cantidad inútil de material escrito ya existente. Nuestra intención y nuestra ambición es más bien profundizar en los conceptos, posiblemente para simplificarlos y hacerlos más claros y comprensibles, aportar material cognitivo y herramientas culturales innovadoras, adaptadas para penetrar en las profundidades de ese territorio de contrastes que es la nutrición y la conciencia de la salud.

Dios nos libre de la presunción, uno de los peores males del mundo.

Sin embargo, tenemos la ventaja de poder contar con la asistencia y la inspiración de un capital cultural que viene de muy lejos y que nadie puede dañar fácilmente. Un formidable nexo ideal nos une con la parte más transparente, más clara, más selectiva y más genial de la humanidad durante un período histórico de más de 3000 años, que incluye a maestros irrepetibles como Pitágoras y Leonardo Da Vinci, a la cabeza de una estela de tantos otros superintelectos respetados y venerados por la propia medicina, como Hipócrates y Galeno. Por no hablar de la avalancha de personas anónimas y humildes como nosotros mismos, que a lo largo de la historia han tratado de hacerlo lo mejor posible y han dado buen ejemplo, manteniéndose alejadas de los alimentos llenos de sangre y violencia, optando siempre por los productos ecológicos *cruelty free*.

En este sentido, nos sentimos ultraconservadores, en dura lucha contra la modernidad y la supertecnología, contra el triunfalismo seudocientífico actual, que pretenden dominar la escena a lo largo y a lo ancho del orbe. Hablar de manera desenvuelta de células madre, clonación, implantes y donaciones, trasplantes e intervenciones quirúrgicas al borde de la ciencia-ficción, y también de la vivisección, como hace la medicina actual, despierta en nosotros las peores sospechas.

De hecho, se está repitiendo la historia de Pasteur y los primeros microscopios. El *homo medicus* demuestra ser, al menos en estas circunstancias, el habitual soberbio que se ilusiona porque comprende las cosas gracias a las herramientas más sofisticadas a su disposición, y porque cree que puede hacer lo que quiera sólo porque es capaz de observar nuevos detalles.

No hay en nosotros un deseo perverso de hablar mal de los médicos, ni tampoco albergamos prejuicios.

Sabemos que en el campo de la medicina hay un gran grupo de científicos serios, profesionales admirables e incluso héroes. Pero también sabemos que las ideas y posiciones y métodos a menudo adoptados parecen descalificar injustamente la categoría entera. El objeto de nuestra crítica es precisamente esta parte podrida de la medicina. Digamos que una pizca de humildad y prudencia, y un poco menos de dogmatismo, beneficiarían mucho a la causa de la medicina en general.

La realidad es que, sólo en Italia, 35.000 personas llegan cada año al cementerio prematuramente, muchos de ellos a una edad muy temprana, debido a intervenciones médicas agresivas e invasoras, debido a vacunas cada vez más arriesgadas y perjudiciales, debido al exceso de operaciones y a las anestesias que con demasiada frecuencia terminan mal, debido a los fármacos y venenos recetados sin mucha vacilación, poco importa si te eliminan un síntoma pero te provocan dos o tres peores que el primero, eufemísticamente llamados *efectos secundarios*.

Estas cifras no son invenciones de las malas lenguas, sino datos transmitidos por fuentes médicas oficiales, a pesar de sí mismas. Está claro que el problema no es sólo de Italia. Pero Italia casi abre el camino. Es aquí donde nació la primera facultad de medicina del planeta Tierra, con Bolonia y Padua a la cabeza. Éste es el país de los médicos. Y también es el país de la impunidad legal, social y cultural de los médicos. Así que tendremos que redoblar nuestra cautela y nuestra autocensura.

Por otra parte, también hay que decir que para los médicos no es justo que citemos sólo los datos de la negligencia médica, y tal vez dejemos de mencionar los millones de acciones válidas y decisivas en favor de las personas enfermas o heridas realizadas por la misma clase médica.

Por tanto, creemos que nuestros lectores siempre deben consultar a su médico si tienen un problema físico o situaciones de emergencia que resolver. Él es, en todo caso, la única persona autorizada para emitir opiniones vinculantes, recetar medicamentos y asumir la responsabilidad.

En cierto modo, el médico también está atado a las normas internas de su orden, y también a las características psicológicas del paciente, para hacer cualquier cosa concreta, para intervenir, para prescribir siempre algún medicamento, dado que su inacción y su subestimación de los síntomas, poco importa si ligeros e inocuos, podrían tener consecuencias. Una receta inexacta o errónea puede caer en la categoría

11

de posibilidad normal o aceptable, mientras que una prescripción no emitida puede ser impugnada por el paciente como una cura no realizada.

En la práctica debemos permanecer estrictamente alejados de los problemas relacionados con las enfermedades y las curaciones, campos de minas de exclusiva pertenencia a los profesionales de la salud, si bien pueden existir espacios de trabajo en el campo de la prevención y en el de la alimentación para los que tienen, como en nuestro caso, el grado de naturopatía o de filosofía de la salud natural. Quien no reúna estas condiciones se convierte en un irregular a todos los niveles y se coloca en el nada envidiable sector de la charlatanería y la práctica ilegal.

El no médico no puede inmiscuirse en el terreno médico sin correr riesgos, mientras que el médico puede y debe ser capaz de dar su opinión autorizada sobre cualquier cosa, cualquier alimento, dieta o problema nutricional. Y aquí parece que se exagera. Debido a que la relación no siempre transparente entre la medicina y las principales industrias de medicamentos, suplementos, carne y leche es demasiado evidente y está ampliamente probada.

Si observamos el panorama al detalle, nos daremos cuenta de que vivimos en un sistema productivo, en una sociedad, que hacen lo posible y lo imposible para que nos enferme el cuerpo, la mente y el espíritu.

Vivimos en un mundo dominado por enormes intereses económicos. Un mundo en el que grupos bien identificados de personas, fabricantes y sociedades comerciales pretenden liderar la transformación del planeta Tierra, pero no en una región privilegiada del universo en la que cada ser vivo tenga la oportunidad de vivir y desarrollarse libremente, sino en un territorio dominado por la injusticia y la violencia del hombre contra el hombre, del hombre contra el niño (véanse las vacunas impuestas a los niños), y del hombre contra el pobre animal, en una extensión sin límites de establos-prisiones y mataderos, de destripamientos y decapitaciones donde la sangre y la orina y los fluidos corporales de los animales muertos contaminan los suelos e impregnan las paredes, que fluye en arroyos a lo largo de los canales adyacentes, contaminando la tierra y los acuíferos, donde el sufrimiento y el terror de estos seres sacrificados llena el aire y la atmósfera de la Tierra y descalifican o maldicen a todo el género humano. ¿Es una exageración catastrofista?

De ningún modo. Ya estamos en esta situación desesperada. Pero en lugar de tratar de huir, se multiplican increíblemente las prisiones y las malditas celdas de decapitación, de acuerdo con los planes previstos para duplicar y triplicar el consumo de carne en todo el mundo. Hay que reconocerlo, decirlo y gritarlo. Las personas no están informadas. No lo saben o fingen no saberlo.

Y así, todos los días a primera hora de la madrugada, se repite en el mundo el mismo ritual asombroso, con colas kilométricas de vacas, terneros, cerdos, ovejas, gansos, conejos, avestruces, gallinas, incluso ranas, a los que se les impone la peor experiencia, que es la de avanzar con tristeza y desgana hacia la puerta principal de su propia eliminación personal.

Colas de pobres animales enmudecidos, temblorosos, aterrados hasta la muerte ya mucho antes de ser sacrificados, decapitados y eviscerados, casi siempre desconociendo el verdadero y terrible destino que les espera. El sol de la mañana lleva calor y vida a los pueblos del mundo, y es fuente de esperanza en un nuevo día en que tal vez se dé por fin algo bueno, ya que la esperanza es lo último que se pierde. Pero para ellos significa sólo la destrucción y el martirio, la conclusión dolorosa de una vida dura.

Millones de seres vivos, despertados con rudeza y arrebatados de su precario y penoso lecho, extraídos repentinamente de sus sueños, son condenados a un procedimiento inexplicable e impactante, a algo espeluznante que jamás sospecharían, obligados a dirigirse temblorosos a un implacable e incomprensible patíbulo, sin culpa alguna, sin que nadie los escuche y los defienda, presas de una banda planetaria de asesinos bípedos, directos e indirectos. Pobres animales grandes y pequeños, sin ayuda, ternura, caricias o consuelos. Nuestro querido planeta Tierra se ha transformado en un enorme campo de sangre, en una zona de gritos desesperados y de ejecuciones sumarias, quizás ocultas por música ruidosa y por canciones de amor con rimas.

Y si uno piensa en dejar todo atrás y sumergirse en el hermoso mar azul, como si fuera un oasis alternativo no contaminado, que se olvide, ya que la pesca mundial se dirige hacia un récord de 200 millones de toneladas al año, lo que significa que el agua en la que buscamos la alegría y la purificación es, de hecho, el escenario de una violencia inenarrable.

¿Acaso los peces vienen a pediros la tierra y sus frutos? Dejad las redes y seguidme, os haré pescadores de almas. Estas palabras, procedentes de los rollos del mar Muerto descubiertos en 1947, no vienen de un hombre común, sino que llevan la firma de Jesús. Deben servir como una advertencia para el animal terrestre llamado hombre, ser degenerado que continúa centrándose en la violencia y la vejación para satisfacer sus exigencias alimentarias artificiales y engañosas, incumpliendo de un modo imperdonable el principal mandamiento, no matarás, y traicionando a un tiempo las necesidades reales de su propio tracto gastrointestinal. Los peores males de la humanidad, la violencia hacia los demás y hacia el más débil, la degeneración física, psicológica y moral del individuo y de la sociedad en general, se inician precisamente en este exacto punto crítico.

Y es entonces cuando la actitud polémica, el contraste, el conflicto, toman cuerpo e inevitablemente encuentran justificación en cualquier persona con un mínimo de sensibilidad, de sentimiento, de amor por la vida y por la verdad.

Realmente hay que hacer algo. Y éste es el sentido que prevalece en el presente escrito.

Además, incluso el papa Ratzinger, Benedicto XVI, en su último viaje a Colonia (en agosto de 2005), dijo siete palabras importantísimas: *Dios no ama a los que matan.* Es una frase que ilumina y desafía, que debería hacer reflexionar a todos, católicos y no católicos, religiosos y laicos, y que recordaremos a menudo en los capítulos siguientes.

No basta decir las cosas correctas y las cosas buenas sólo de vez en cuando para que eso afecte a nuestros lectores. Ni siquiera es suficiente para los que admiran estas palabras sacrosantas y aplauden y ensalzan a quien las pronuncia. También debemos tratar de ser coherentes. En este mundo, demasiadas personas van a la iglesia, a la mezquita, a la sinagoga, al templo, se arrodillan, se inclinan, rezan y luego, cuando es el momento clave de ponerse realmente a trabajar y demostrar su religiosidad y su benevolencia, lo olvidan todo. Van al restaurante, o al supermercado, y en lugar de obedecer al corazón y a la cabeza, siguen las señales de hambre que llegan de un estómago las más de las veces corrompido por hábitos destructivos y malsanos.

No se dan cuenta, o fingen no hacerlo, de que al pedir algunos platos o al comprar un determinado producto se convierten en corresponsables de la maquinación apocalíptica e infame contra la amplia categoría de seres vivos débiles y maltratados que son los animales de la tierra y del agua.

Así que, seamos sinceros, el mundo siempre tiene necesidad de palabras claras seguidas de hechos coherentes.

Es necesario señalar y enseñar el camino correcto, especialmente con el buen ejemplo. La sensibilidad y el gusto por la belleza y el bien no siempre son valores intrínsecos del hombre. Por tanto, una educación adecuada es básica.

Personalmente, una fruta hermosa, perfumada y colorida me provoca siempre alegría y buen humor, mientras que mirar o tocar el cadáver de cualquier ser vivo me produce rechazo. Por no hablar de entrar en contacto íntimo, como morderlo y masticarlo y luego enviarlo a mis órganos digestivos como un extraño invitado.

Hay que admitir que, si uno lo hace, puede que sea sólo porque se le da bien no pensar en ello, o porque ya ha insensibilizado su capacidad selectiva y se ha embrutecido hasta renunciar a su auténtica personalidad de ser sensible y consciente, y hasta identificarse de alguna manera con las fieras, con el chacal, el cuervo y la hiena.

Primera parte

ALIMENTACIÓN, SALUD Y ESPIRITUALIDAD

1. Las trampas e ilusiones de la mítica dieta mediterránea

Es evidente que, para Italia y los países que se encuentran en las orillas del Adriático y del Jónico, del Tirreno y del mar de Cerdeña, la dieta mediterránea es la mejor del mundo.

Después de todo, es precisamente en esta vasta región marítima que comprende Grecia, Turquía, Oriente Medio, Egipto, África del Norte, España, Francia e Italia donde nació y se desarrolló la civilización occidental.

Esto, por supuesto, sin querer menoscabar el centro y norte de Europa y el resto del mundo.

A lo largo de las costas de los mares templados siempre ha existido predilección por las aceitunas y el aceite de oliva, las uvas y las pasas, los higos y los higos secos, los dátiles, los cereales, las frutas y las hortalizas en general, la salvia, el romero, la albahaca, el orégano, la mejorana, la menta y otras plantas aromáticas. Y hasta nuestros días prevalece el interés en los tomates, los pimientos, los champiñones, la *pummarola* napolitana, la *pizza* y la pasta con salsa de tomate. Nunca ha faltado, lo reconocemos, una cierta actividad pesquera a lo largo de la costa, y la explotación del ganado ovino y vacuno en los Apeninos y en las zonas alpinas para la elaboración de lácteos, que superan bien los largos meses de invierno, pero siempre mediante modalidades artesanales y sin exagerar demasiado. Pero es evidente que en las últimas décadas Italia ha ido degenerando, transformando sus artesanías en industrias modernas, siempre en busca de mayor producción y beneficios. Más uva sí, pero sobre todo más vino, más leche y más carne, más redes atuneras tiñendo el agua de sangre, más mortadela y salami, más escopetas disparando por el campo en su búsqueda frenética del último faisán y la última liebre.

El 5 de septiembre de 2005, y éste es sólo uno de los muchos ejemplos recurrentes, el presentador de un programa de la televisión italiana se quejó de la confusión y la incertidumbre que tenemos frente a la comida, y quiso aportar algo de luz al asunto.

El médico nutricionista de la Universidad de Padua llamado para colaborar en el programa, y para arrojar luz sobre quién tiene razón y quién está equivocado, defendió a capa y espada la dieta mediterránea, basada en la pasta y en la *pizza*, es decir, en los hidratos de carbono de lenta combustión que aportan azúcares y energía de manera óptima, y criticó la propagación de las dietas americanas que fomentan la obesidad aportando más carne y menos hidratos de carbono. Todas opiniones compartidas, porque las dietas superproteínicas americanas de Atkins a base de bistecs para el desayuno, el almuerzo, la merienda y la cena hicieron que engordara mucha gente, sí, pero también hicieron que mucha gente muriera a causa de diversas formas de cáncer. Es bien conocido que la carne no alimenta, sino que estimula; no aporta energía al cuerpo, sino que la consume debido al enorme gasto de energía derivado de su difícil digestibilidad y asimilación, y por su larga permanencia en las zonas bajas del intestino. Más carne significa más veneno y más estímulo, y no más alimento auténtico. Este discurso se refiere en particular al sistema digestivo humano, diseñado por el Creador no para alimentarse de la carne de otros seres, sino de la enorme variedad de frutos naturales de la tierra.

Obviamente, al final, incluso con la carne se puede perder peso, aunque la mayoría de las veces ocurra todo lo contrario, como lo demuestra la tendencia a la obesidad y al crecimiento desordenado con envejecimiento prematuro de multitud de niños de este mundo loco y procarnívoro.

Pero perder peso y envenenarse al mismo tiempo no es un objetivo interesante.

Una dieta alta en proteínas como la basada en la carne, el pescado, el queso y los productos lácteos tiende a crear el grave y devastador fenómeno de la acidificación de la sangre. El calcio es útil para reequilibrar la química interna; es decir, para llevar la sangre a un nivel aceptable en la escala ácido-alcalina. Pero el calcio ingerido de la leche y del queso no sirven para nada, ya que viene en forma inorgánica y por tanto no es fácilmente asimilable.

Nuestros mecanismos de reequilibrio automático interno (sistema inmunitario) están para atender la emergencia, reclamando inmediatamente reservas de buen calcio óseo orgánico interno. Y nuestros huesos obedecen, dando su propio calcio. Pero este hecho, continuado en el tiempo, causa finalmente osteoporosis en los huesos. Y, en el caso de esa *leche tan buena que contiene mucho y buen calcio,* como anuncian y recomiendan el 99 por ciento de los pediatras del mundo, se da desde siempre y se dará durante años esa macroscópica burla de la gente ignorante que bebe leche para prevenir la osteoporosis, y que no consigue nada más que descalcificarse seriamente. El calcio interno bueno expulsa con dificultad, sobre todo mediante el proceso de evacuación intestinal, al mal calcio y a ese pegamento mortal de carpintero llamado *caseína.* Y todo esto con la costosa intervención del hipotálamo, el sistema linfático y las reservas enzimáticas y hormonales.

Convertirse en lactantes de por vida con la leche que les quitamos a las vacas evidentemente no es bueno. Pero sigue siendo un gran negocio en todo el mundo. Y por eso, cualquiera que se atreva a tocar ese tema es inmediatamente marcado como hereje. *La leche y la carne son intocables,* y son las verdaderas minas de oro de los tiempos modernos. Demasiados intereses giran en torno a este comercio indigno y farisaico.

Una clara evidencia de que la leche y los productos lácteos provocan osteoporosis es también apoyada por las estadísticas, que muestran que en diferentes comunidades humanas que no consumen productos lácteos, la osteoporosis es un fenómeno totalmente desconocido, y en aquéllas en las que se consume habitualmente, la osteoporosis alcanza los niveles más altos.

Volviendo a nuestro presentador de televisión de Padua, hay que decir que durante la primera parte del programa su actuación fue correcta.

Sólo que, hacia el final, su discurso reveló las habituales grietas y pseudocertezas ilusorias de los nutricionistas del *establishment*.

Magnificó la dieta mediterránea como la número uno, como una dieta consolidada y de máxima fiabilidad, gracias a la eficiencia de la pasta, el pan, la *pizza,* los cereales, gracias a la abundancia de pescado, queso y carnes diversas, gracias al extendido uso de las verduras y las frutas, y la presencia regular de la copa de vino en la mesa.

Sólo faltaba que incluyera también el aguardiente y el café, y tal vez algún cigarrillo para rematarlo. En este punto es imprescindible aclarar de una vez por todas que la dieta omnívora y que contiene gluten que acabamos de citar, que desde luego no se corresponde con la auténtica dieta mediterránea tradicional, no va a ninguna parte y ciertamente no nos lleva hacia un mejor nivel de salud.

Es cierto que está muy extendida y bien establecida, pero también es cierto que están muy extendidas y arraigadas las enfermedades graves que afectan a las personas que viven en el ámbito mediterráneo.

El que quiera entender que entienda.

Una parte considerable de los médicos y nutricionistas italianos incluso está dispuesta a reconocer la superioridad de la dieta vegetariana, pero no a recomendarla, con la excusa de que necesita demasiada atención y demasiada responsabilidad, y que por tanto es más conveniente y menos arriesgado para la seguridad recurrir a los alimentos animales, aunque con moderación. Sea su postura correcta o equivocada, el resultado es que la gente simplemente come *de todo,* como lo que le recomiendan por todas partes, y no se preocupa de actuar con moderación.

No es extraño que en las ciudades de la zona mediterránea haya más obesos y enfermos que en el norte de Europa y más allá del Atlántico.

2. El espejismo de la perfección vegana

No sorprende ni escandaliza que nadie en el mundo, ni siquiera el vegano más cuidadoso y fiel, se arriesgue a convertirse en frutariano crudista al cien por cien, como debería hacer por coherencia. O porque no siempre se encuentra la fruta necesaria, o porque es demasiado cara; o porque, hay que admitirlo francamente, consumir la fruta y los vegetales crudos disponibles en tu jardín o en el mercado difícilmente proporciona el promedio diario de calorías necesario para mantener el índice de masa corporal; o por culpa de la primavera templada, que a menudo tarda en llegar, mientras el frío y la humedad te mantienen bloqueado y rígido, mientras las fresas, las cerezas, las frambuesas, los melocotones, los albaricoques, los melones, las sandías tempranas luchan por aparecer con sus valiosas cargas vitales y frescas de jugo, y te dejan presa de las punzadas del hambre y la sed; o porque continúas siendo esclavo de los habituales carbohidratos del supermercado; o debido a los rigores excesivos del invierno, con temperaturas que te empujan a entrar en calor con alimentos grasos y alcohol.

A veces es el trabajo, las prisas, las diversas situaciones de emergencia las que te obligan a olvidarte de la coherencia alimentaria.

Otras veces, cuando no vives solo o como un ermitaño, es la persona que vive contigo, aunque convertida al vegetarianismo y con buenas intenciones, la que todavía alberga algunas preocupaciones y reservas hacia los alimentos crudos, y tiene como prioridad alimentar a los niños que están creciendo, por lo que la pasta y la *pizza,* el arroz, las patatas y los cereales integrales en versión claramente vegetariana encuentran su espacio en la cocina de casa, junto con un poco de queso al lado de las aceitunas y del pan casero.

Un poco de macrobiótica al menos durante el período frío también puede ser muy útil, siempre y cuando no se exagere.

A menudo digo que Dios nos libre de las madres y de las esposas; es decir, que nos libre de las cocineras, especialmente de las que conocen buenas recetas y saben cocinar bien.

Así que, finalmente, los que tendemos a ser veganos, como yo mismo, para consuelo de aquellos que no creen en las reglas drásticas, no siempre podemos estar al nivel de perfección y consistencia que nos compete.

En cambio, podemos visitar los restaurantes de ensaladas o los bufés surtidos de manera conveniente, en donde podemos elegir y crear al instante nuestro menú favorito, o podemos comprar en los mercados de frutas o incluso en los supermercados, que se ven obligados, a veces de mala gana, a tener también un espacio dedicado a los productos hortofrutícolas frescos y perecederos.

Por suerte, mi principal trabajo de consultor técnico de ventas me lleva a viajar con bastante asiduidad a los países de la zona ecuatorial y subtropical de Asia, y aprovecho las diversas oportunidades que allí se presentan.

Para que conste, en cualquier ciudad de Asia, y en particular en los alrededores de Bangkok, se encuentran los mejores restaurantes de ensaladas.

Después de dos platos de sandía, dos de mango, uno de papaya y justo después del descanso de veinte minutos para que el agua azucarada se irradie dentro del cuerpo, se pasa a todo tipo de verduras y raíces, castañas de agua, col y rábanos, y, si se desea, a un fabuloso final compuesto por una dulce crema de calabaza.

En lugares como éste, el verdadero riesgo es mezclar demasiadas cosas en una sola comida. Es básico seleccionar sólo unas pocas y centrarse sólo en ellas, dejando las demás para comidas posteriores o para el día siguiente.

Pero incluso en el Pizza Hut de Taipei se encuentran melones y sandías en cantidad, magníficas verduras, brotes de alfalfa y de heno griego, brochetas vegetarianas y otros manjares sabrosos y sanos. Lo mismo sucede en muchos grandes hoteles de Kaohsiung, al sur del país.

Y esto es verdaderamente extraordinario, si pensamos que en las grandes ciudades de Taiwán, hasta hace pocos años, era casi imposible encontrar mostradores cargados de frutas y alimentos vegetarianos.

Tan pronto como las autoridades gubernamentales y los funcionarios de salud advirtieron que el cáncer y las enfermedades del corazón aumentaban más que nunca en la población taiwanesa por culpa de la mala calidad de la alimentación diaria de los últimos años, los chinos de Taiwán reaccionaron con prontitud, prueba de sabiduría excepcional e ingenio, y de máxima adaptabilidad al cambio.

Incluso la prensa local no dudó en publicar en 2001 los resultados de varios experimentos clave realizados en la Universidad de Cambridge sobre la alimentación correcta, donde el mínimo de 5 piezas de fruta al día es la única medicina posible para mantenerse sano o para recuperar la salud. Los periódicos locales, con el *China News* y el *Taiwán Times* a la cabeza, dieron una auténtica lección de seriedad e independencia a la prensa europea, atacando sistemáticamente y sin ningún temor los intereses de los fabricantes locales de hamburguesas y salchichas, alimentos en conserva y bebidas enlatadas.

Hay que añadir que en Taiwán no se encuentra ni el Vaticano ni la Meca, pero hay algo que vale mucho más, y que es el Venerable Ching Hai, cuyo mensaje de paz universal está iluminando y conquistando, paso a paso y sin ningún clamor, a todo el mundo, a través de decenas de jóvenes imbuidos de genuino entusiasmo. Su papel en esta revolución vegetariana que se está llevando a cabo en Taiwán no puede menospreciarse. En Italia, por el contrario, nadie ha oído hablar ni ha leído nunca nada acerca de los experimentos de Cambridge, demasiado incómodos y peligrosos para las poderosas e intocables industrias del jamón y el parmesano, para las instituciones regionales y los sindicatos y los partidos políticos y las cooperativas que hay detrás de ellos. Baste decir que al expresidente italiano de la Unión Europea, y exjefe del Gobierno de Roma, el influyente profesor boloñés Romano Prodi, se le llama comúnmente «Mortadela», que ya es decir algo. Lo cierto es que ni siquiera parece sentirse ofendido.

Es probable que las cosas no vayan de un modo muy diferente en Francia y en Alemania. El arte de mentir, de no decir, de ocultar las verdades inconvenientes, evidentemente, se cultiva muy bien en nuestro país.

Digamos que, en todas las capitales de Asia se puede estar en buena forma sin necesidad de integraciones y de compromisos, como paradójicamente sucede aquí en Italia, que debería ser la patria de la dieta vegana de tipo mediterráneo, cuando, en cambio, el queso, la mortadela, las salchichas, el jamón crudo y cocido, las chuletas y los filetes, el atún y la anguila, las ranas y los caracoles han convertido en abominable y vil el mundo alimentario del que una vez fuera el *Bel Paese*.

Mostramos un vergonzoso desprecio por las recomendaciones y advertencias de los grandes hombres que esta península hermosa y soleada ha dado a lo largo de los siglos, como Pitágoras, Leonardo, Einstein, Luigi Cornaro, por nombrar sólo algunos, todos rigurosamente vegetarianos y contrarios a la violencia criminal contra nuestros compañeros animales, ingenuos e inocentes, traicionados y maltratados constantemente por el desalmado e incivil bípedo llamado hombre.

3. En los antípodas de la salud

En los restaurantes y bufés de ensaladas bien organizados y con una amplia selección, se puede ser vegano sin problemas. De hecho, sería absurdo transgredir las propias características. Forzar el estómago con alimentos ricos en proteínas, alimentos cocidos, alimentos concentrados y no orgánicos, sabiendo que la digestión es el esfuerzo físico más pesado (la digestión de una comida de carne le cuesta al cuerpo más energía que la que se invierte en jugar un partido de fútbol o en correr una carrera o en recorrer un trayecto extenuante en bicicleta), es absurdo y lamentable, sobre todo cuando se tiene disponible fruta fresca y frutos secos y vegetales que contienen absolutamente todo lo necesario, sin excluir nada, con cero deficiencias a corto y a largo plazo, y sobre todo sin virus ni bacterias ni efectos secundarios.

La fruta nutre divinamente, gracias a sus alimentos completos y autodigeribles, y sacia mejor, gracias al agua biológica destilada de una forma natural por el árbol o planta de origen, que la mantiene libre de los iones de los metales duros e inservibles típicos de todas las aguas minerales. La fruta es la más noble y sublime creación. Significa salud con mayúsculas. Un milagro inalcanzable para los que, en cambio, viven con su tubo gastrointestinal constantemente bajo estrés químico, carga de residuos, presa de fermentaciones y putrefacciones sistemáticas.

Cuando nos atracamos de alimentos animales, intentamos tragarlos rápidamente con vino y cerveza, con Coca-Cola y café, o con los llamados licores digestivos, y el bolo alimenticio pasa rápidamente hacia abajo, pero en lugar de tomar el camino de las vellosidades intestinales, procede por el que conduce al baño, por lo que no se sacia el hambre y la sed de las células, y éstas se resienten.

En otras palabras, se atiborra y se sacia el apetito urgente del estómago, pero no se nutren las células. Ya no hay hambre a nivel de los órganos digestivos, pero sí a nivel celular, por lo que uno se siente cansado, agotado, anémico, abatido.

Es realmente la antítesis de la salud, el bienestar y la sabiduría. Los no-alimentos, así como mantener hambrientas y mal nutridas las células, o perder las propiedades de la fruta mezclándola mal, causan daños serios. De hecho, dejan residuos tóxicos y le roban espacio a la comida de verdad, a los dulces jugos de la fruta fresca y viva. Los no-alimentos, por decirlo así, ahuyentan al verdadero alimento elegido: un fenómeno inquietante. El ser inteligente por excelencia que tiene su propia comida elige el loco ciclo autovejatorio del bloqueo intestinal de 50 horas y renuncia al ciclo fácil y ligero del jugo vivo de azúcares, listo para entrar en la sangre y en las células en 24 minutos. La única condición que requiere la fruta es la de no tener encuentros desagradables y mezclas erradas en el estómago y en el intestino delgado. Los enemigos de nuestro cuerpo, por orden de peligrosidad y de no armonía química, son:

1. La carne (de cualquier animal de la tierra o del agua cuyos caminos, cuyo tiempo, cuyos residuos son incompatibles con el funcionamiento corporal óptimo y la salud).

2. La leche y los productos lácteos (los lácteos, además de la acidificación y la consecuente merma de buen calcio y de oseína de la médula, impiden incluso que las vellosidades intestinales asimilen los beneficios de la fruta madurada al sol).

3. Los alimentos cocidos y conservados (la mayoría de los alimentos basura, todos privados de enzimas).

4. Las bebidas y refrescos azucarados, bebidas alcohólicas y estimulantes.

El vegano que está en mí hace todo lo posible por ser preciso y coherente. Sabe con certeza que la perfección está en la única dieta humana por definición, la que respeta el diseño y la estructura del aparato digestivo humano. Sabe sin duda que éste es el modelo a seguir. Si a veces no lo consigue, entonces recurre al alimento no vegetariano menos perjudicial, y nunca a la brutal transgresión de la cadaverina y el alcohol. En realidad, nuestra dieta vegetariana y vegana no es una dieta en absoluto, y ni siquiera debe llamarse así, porque no tiene nada que ver con las muchas dietas que circulan por el mundo, que son fruto de la fantasía, de los intereses, de la demasiado frecuente credulidad humana, de la superficialidad difusa, sin ofender a los que están implicados.

El modelo higienista-vegetariano es un sistema filosófico-práctico rigurosamente anclado en las tradiciones milenarias de la conciencia de la salud, basado en las leyes naturales inmutables de la vida orgánica, firmemente atado a los principios científicos de la fisiología, la anatomía y la biología.

La carne, todas la carnes en todas sus formas y derivaciones, que nos quede bien claro, es realmente la antítesis de la comida. Está en los antípodas de la serenidad y la paz interior con la propia conciencia, es el polo opuesto a la sonrisa, la lógica, la ley divina, la moralidad, la salud y la limpieza (no sólo contiene millones de microorganismos vivos y muertos, sino incluso cantidades importantes de sangre, hormonas, orina y ácido úrico).

En realidad la carne no hace daño, sino *mucho daño*. Al cuerpo, la mente y el alma.

El objetivo que debemos buscar siempre es el de la perfección, no el de la mediocridad, y aún menos el de la cobardía hacia el más débil. Poco importa si no lo alcanzamos plenamente. Lo fundamental es acercarse lo más posible.

Éste es el mensaje a los hombres y mujeres de buena voluntad. Los niños, en cambio, no necesitan ningún recomendación de tipo vegana. Por naturaleza, acarician y estudian a los animales, sienten curiosidad por su comportamiento, sienten por estas criaturas una atracción mágica y mucha simpatía, demostrando dotes de sensibilidad y de la verdadera humanidad que los adultos han perdido por el camino hace demasiado tiempo. Porque, en realidad, al principio, en nuestro origen, todos somos veganos perfectos. Por desgracia, son los propios padres, las escuelas, los pediatras, los medios de comunicación corrompidos y comprados los que los desinforman inexorablemente acerca de sus opciones futuras, para imponerles gradualmente el menú sanguinolento, y los empujan a que se acostumbren al salami, la mortadela, el jamón, la carne de vacuno, a ponerles en la mesa de casa bebidas carbonatadas, a organizar sus fiestas infantiles a base de dulces industriales y caramelos y gomas de mascar, y sándwiches de carnes frías y quesos, bebidas de cola y limonadas, casi a que sean clientes regulares de los hospitales lo antes posible, a convertirlos en abonados a todo el tinglado sanitario que por desgracia ya sufren los adultos.

Y realmente es para preguntarse de qué sirve la escuela, si no se enseña desde temprana edad un mínimo de educación nutricional básica, si ni siquiera se aprovechan las meriendas escolares para dar una práctica ejemplar de la selección adecuada de alimentos y bebidas. En cambio, los estudiantes jóvenes e inmaduros tienen libre acceso a grandes botellas de cola, naranjada y agua con gas. La cola es la preferida, y no hay nadie que amoneste o les explique a los incautos estudiantes que eligen mal, que esas bebidas contienen cafeína y azúcares refinados u otros edulcorantes perniciosos, y que el agua que se utiliza seguramente no es la mejor. Ningún maestro, ninguna madre lo hace. En todo, caso los adultos presentes se entregan al mismo pecado grave, además de dar un mal ejemplo. Es increíble, duele a la vista, pero es la regla y el espejo de cómo son las cosas en realidad.

Así es como se estropean los niños de hoy y de mañana, no dándoles la oportunidad única de aprender y corregirse a tiempo.

Si este argumento no es suficiente para convencer al lector de que la carne es muy mala para el cuerpo y el espíritu, sólo tengo que invitarle a visitar al menos una vez en su vida el exterior y el interior de cualquier matadero.

4. La inútil carrera hacia las vitaminas y los minerales

Buscar ansiosamente una vitamina específica o un mineral en particular no es lo mejor que se puede hacer, dada la tendencia de todos los micronutrientes a la simbiosis, a las alianzas o incluso a la repulsión recíproca. La mejor manera de proteger nuestro cuerpo de las deficiencias es enriquecer la dieta diaria con todas las semillas que sean posibles (incluyendo el sésamo y el lino), las raíces, las frutas y verduras disponibles en nuestro jardín o en el mercado, y evitar al máximo los alimentos cocidos y enlatados capaces de satisfacer nuestra fabulosa necesidad de calorías, pero también de despojar de nutrientes el interior de nuestros cuerpos.

Otro consejo importante para las personas que no viven en los trópicos es que hay que prestar atención a los cambios repentinos de temperatura.

Hay que estar sano y en forma en todos los meses y en todas las estaciones.

La comida cruda es una práctica excelente 365 días al año, a condición de que se encuentre la variedad apropiada de productos naturales.

Una buena estrategia es comprar cantidades adecuadas de semillas de alfalfa, plantarlas y hacer crecer en casa brotes frescos. Otra punto importante es incluir en nuestra dieta invernal nueces, avellanas, almendras, pistachos y consumir abundante fruta de temporada, como cítricos (naranjas, pomelos, mandarinas), caquis, castañas, granadas, peras, manzanas y uvas, y no hay que olvidar las patatas, los ñames, y los boniatos.

Cuando se da un descenso repentino de la temperatura, el cuerpo dispersa calorías y reclama una rápida recuperación de éstas. La tentación de recurrir a los alimentos concentrados es un grave error.

Si uno no consigue establecer una adecuada estrategia alimentaria durante las épocas de frío, a través de la aplicación de principios sólidos de higiene y de uso de alimentos naturales adecuados para todas las horas del día y de la noche, se encuentra de forma automática en reserva, con el piloto encendido y un deseo loco de apagarlo inmediatamente

31

con lo primero que se tenga entre manos. Para un vegetariano, puede ser una chocolatina o un trozo de queso o una copa de vino. Para un no-vegetariano que intenta serlo puede ser un huevo o incluso una recaída en el consumo de carne.

Tanto es así que en las épocas de frío hasta los animales se convierten en depredadores más agresivos hacia sus víctimas.

Pero en el caso del primate hombre, si hay disponibilidad de frutas y verduras, y si se preocupa de cubrir su cuerpo cuando lo necesita o de calentar el ambiente en el que vive, entonces no hay problemas.

5. Las motivaciones higienistas

En este manual se hablará a menudo de higienismo y de escuela higienista natural, y será apropiado explicar aquí brevemente el significado del término *higienismo*. Entre los descubrimientos revolucionarios y las invenciones positivas del pensamiento humano de los dos últimos siglos, probablemente el más importante y decisivo para todos nosotros, y sobre todo para nuestros hijos y para el futuro de la humanidad, se encuentra el nuevo método higienista de interpretar la salud y la enfermedad.

Sin embargo, tan apegados están los hombres y las mujeres a sus propios viejos prejuicios, que no se pueden eliminar y erradicar fácilmente sus graves errores y dogmas de fe sin provocar la incredulidad y a veces incluso la ofensa personal.

De esta manera se expresó Herbert Shelton para describir las dificultades para convencer a las personas aunque se les muestren las evidencias.

Los descubrimientos y redescubrimientos sobre la salud por parte del higienismo moderno se inician en Estados Unidos a principios del siglo xix, y van firmados por un grupo disidente de médicos que creó una escuela de medicina alternativa que se fue asentando con los años, dando lugar a una corriente médica y a un movimiento innovador, y a una serie de importantes clínicas higienistas que en la actualidad tienen un gran éxito en Estados Unidos y también en Europa.

El mérito del higienismo es el de quitarle el velo protector al sentido de magia y misterio que siempre acompañaba a las actividades médicas, el de revolucionar el cuidado de los enfermos, el de salvar a millones de personas de la muerte prematura, fenómeno generalizado en ese momento, el de representar una valiosa ancla de amarre y un faro de luz científico para la medicina y para la gente, el de simplificar los conceptos y convertirlos en claramente comprensibles para las personas comunes, depurando la terminología indescifrable y especializada típica de la medicina convencional.

En la actualidad, el higienismo desempeña el valioso papel de desnudar las incongruencias de la medicina oficial, de la medicina alopática y de la homeopática, y al mismo tiempo de representar un punto de referencia y de correcta educación de la conciencia de la salud para el género humano.

Hoy en día, el higienismo, la ciencia del higienismo natural, se puede considerar prácticamente disuelta como movimiento específico y como organización, aunque en Estados Unidos sigue habiendo algunos grupos históricos que reclaman el derecho a representar la mejor herencia cultural de Herbert Shelton, y que heroicamente continúan molestando y midiéndose con Coca-Cola y las grandes industrias estadounidenses con duras campañas contra la creciente irradiación de los alimentos vivos en América (véase el tratamiento del conducto radicular en manzanas, patatas, castañas, plátanos), que publican en revistas como *Health Science*.

Pero sus saludables conceptos alternativos ya han incursionado en la cultura americana, y no hay médico en Estados Unidos que no incluya en su pensamiento y en su razonamiento profesional una amplia gama de reflexiones higienistas, y esto ya es un gran logro. El higienismo, como todas las ciencias, pertenece universalmente a la humanidad, ya sea como método de investigación, como estilo de vida saludable o como una combinación de principios rigurosos con la que se medirán tarde o temprano todos los profesionales de la salud y todos los pacientes.

El higienismo natural es un programa basado en principios científicos y en el sentido común sobre el cuidado del cuerpo y de la mente, destinado y dirigido universalmente a personas de todos los credos.

No es una religión, ni un culto ni una filosofía metafísica, sino una rama del conocimiento que estudia los principios fundamentales para lograr el bienestar y la salud.

El término *higiene* se deriva de la palabra griega *Hygiea,* que significa «salud».

El higienismo natural es la rama de la biología que estudia, investiga y experimenta las condiciones ideales para lograr el objetivo de la salud. Reconoce que la salud y la enfermedad no son resultados casuales y extraños, situaciones misteriosas o producto de la suerte, sino resultados lógicos y explicables racionalmente. Enseña que la buena salud se mantiene o se recupera cuando se suministran al cuerpo los requisitos físicos y psicológicos que necesita. Los principios básicos del higienismo natural se resumen en 10 puntos claros y sencillos:

La buena salud es normal

Dado que el cuerpo tiende normalmente a la salud, es suficiente proporcionar las cosas sencillas y naturales que necesita, y evitar posibles causas de enfermedad.

El cuerpo se autorrepara y se autocura

El cuerpo humano es una entidad autónoma, un cuerpo totalmente autosuficiente, autoconstituyente, autoorientado, autoconservante, autosanador y es capaz de mantenerse en óptimo estado de funcionamiento y en ausencia de enfermedad si son respetadas sus necesidades reales.

La enfermedad no es algo malo, sino un proceso reparador

El higienismo natural presenta una visión verdaderamente revolucionaria sobre el concepto de enfermedad aguda.

La enfermedad ya no es un malvado villano al que eliminar, como siempre ha dicho la medicina, sino un valioso don de la naturaleza que la gente debe aprender a entender y a respetar. La enfermedad es un verdadero médico que viene a sanar. Cerrarle la puerta en la cara y tratar de alejarla es de una ingenuidad increíble y un crimen contra uno mismo. El dolor, el sobrepeso, la obesidad y la ola de molestias físicas que nos persiguen, son todos síntomas de mensajes que debemos interpretar y comprender correctamente. Los síntomas son entidades que deben ser tratadas con guantes y con respeto, y no eliminadas de malas maneras. Esta declaración ha hecho saltar de sus sillas a médicos de todo el mundo desde hace décadas, y todavía sorprende a muchos, pero cada vez menos, ya que el concepto ahora es aceptado y comprendido por las mejores mentes y las escuelas de medicina terapéutica de vanguardia.

Es cierto que esta interpretación de la enfermedad no da dinero, ni ventajas, ni más categoría. No es una idea cómoda y conveniente. El médico tiene que sobrevivir. La enfermedad es entendida como proceso reparador fisiológico y de eliminación con el que el cuerpo trata de purificar, reparar y rejuvenecerse a sí mismo. Cuando este mecanismo reparador se interpreta como un problema contra el que luchar, y se recurre a curas y tratamientos, se produce un proceso que detiene la reparación y deriva en una rápida desaparición de los síntomas negativos, pero también se crean las bases para una nueva enfermedad futura mucho más grave y dolorosa que la que se acaba de eliminar.

La toxemia como la causa básica de todas las enfermedades

El higienismo dice que las enfermedades son causadas por prácticas impropias de la vida, por malas decisiones. El higienismo niega la existencia de centenares y millares de enfermedades que figuran en el repertorio médico, y las juzga como variantes del mismo fenómeno, intentos similares que el cuerpo realiza para preservarse.

La enfermedad es el resultado de una enervación, de una caída de energía nerviosa, de una bancarrota energética en la que se consume más de lo que puede regenerarse, lo que impide la limpieza de los residuos metabólicos del organismo y que rápidamente genera un conjunto de toxinas o venenos internos. Este proceso se llama *toxemia,* y es el origen de todas las enfermedades, incluso de los misteriosos resfriados y las oscuras cepas gripales que a la medicina le encanta atribuir a China, Japón, España, y a cualquier otra posible fuente fantasiosa y cómoda.

Entre las causas reales que conducen a la enervación y a la toxemia están el exceso de trabajo y de comida y bebida, la actividad física insuficiente, la falta de descanso y de sueño y el estrés emocional.

La medicina define la infección como la invasión del cuerpo por bacterias y parásitos y virus, mientras que el higienismo la describe como la descomposición de sustancias orgánicas en el interior del cuerpo, o el constante envenenamiento con alimentos inadecuados, más la intoxicación interna por acumulación excesiva y obstrucción de células muertas y materiales de desecho.

Las infecciones específicas no son más que infecciones sépticas. La sepsis es el único agente infeccioso verdadero y omnipresente en las diferentes enfermedades específicas. La sepsis derivada de la descomposición de proteínas animales no asimiladas. Palabra de Herbert Shelton, al que honramos su memoria.

Cuando la acumulación de toxinas excede el nivel de tolerancia individual, el cuerpo comienza una lucha dramática para eliminar las sustancias venenosas y reparar el daño. Este tipo de lucha o de crisis se llama *disease, que en inglés significa «molestia», y es sinónimo de enfermedad.*

No existen las curas y los tratamientos, salvo pocas excepciones

Por desgracia, la idea generalizada de que uno pueda defenderse de las enfermedades y curarse es verdaderamente absurda y perjudicial para los seres humanos.

El higienismo rechaza categóricamente los medicamentos, los fármacos, las transfusiones de sangre, los trasplantes, la radiación, los suplementos dietéticos, los complejos vitamínicos y minerales de tipo farmacológico y cualquier otro medio artificial.

La recuperación de la enfermedad se produce en cualquier caso no gracias a la atención médica y a los medicamentos, sino a pesar de ellos, y con perturbaciones para la verdadera recuperación de la salud. Quien cura es siempre y sólo el poder autocurativo del cuerpo.

El higienista, sea médico o no, sabe cómo hacer frente a la enfermedad. El método higienista de no intervención, o mejor dicho, de no-intervención inteligente, puede ser difícil de aceptar, y puede suscitar una comprensible perplejidad a aquellos que no conocen la preparación higienista, pero es el único y verdadero camino para la curación y la auténtica salud.

Está claro que se debe usar la cabeza y el sentido común. No hay que llevar el concepto de la no-intervención a los límites de la lógica, no se puede extender indefinidamente. Las heridas graves deben limpiarse, a menudo tienen que ser suturadas. La cirugía de emergencia, la cirugía reconstructiva, sobre todo para tratar accidentes de tráfico o de trabajo graves, es esencial.

El uso de fármacos anestésicos de emergencia es indispensable. Se trata de sustancias nocivas y peligrosas a largo plazo para las que no hay alternativa. ¡*Ay*, si no existieran estas sustancias! Y *ay*, por supuesto, si no hubiera cirujanos expertos, especialistas y dentistas, oftalmólogos, etc., para resolver los problemas cotidianos, porque las urgencias son muchas y deben ser afrontadas con absoluta profesionalidad y competencia.

La negativa y el rechazo de la teoría microbiana

El higienismo no acepta de ninguna manera la teoría pasteuriana de que los microbios y los gérmenes causan las enfermedades. Atribuir la enfermedad a la invasión de determinados microorganismos se basa en la desinformación, la ignorancia, el miedo a antiguos enemigos invisibles. El higienismo no niega la presencia de los microbios y los virus, y no niega que pueden tener un papel de copresencia o asociación con ciertas enfermedades, pero advierte que las verdaderas causas de la enfermedad son otras, y que no existe inmunidad a los síntomas o a la enfermedad, por lo que todas las vacunas resultan una práctica desafortunada y mortal para la salud, con daños seguros y ningún beneficio.

Las prácticas vacunatorias son teóricamente falsas y peligrosas en sus métodos. Representan un grave peligro para los delicados organismos de los niños pequeños, aunque también hacen el mismo daño a los adultos. Constituyen un ataque adicional a la integridad del organismo y, como si esto no fuera suficiente, no inmunizan contra nada.

La llamada inmunización se basa en la idea de que es posible, con medios químicos o biológicos, hacer que una persona sea *disease-proof*, esto es, a prueba de enfermedades. Pero si esto fuera realmente posible, significaría suspender la ley universal de causa y efecto, y cometer un error evidente en términos de ciencia y metodología.

Eliminar las causas de la enfermedad en la cima de la montaña, y no los síntomas en el fondo del valle

Como el higienismo identifica las verdaderas causas de la enfermedad en las opciones incorrectas de vida, consigue que la recuperación de la salud después de un estado de enfermedad pueda lograrse sólo mediante la interrupción de tales comportamientos y dándole al cuerpo las condiciones que conducen a la curación.

El papel y la tarea específica de un higienista es identificar cuáles son las elecciones incorrectas, las opciones en situación de riesgo, los malos hábitos, los gustos perversos en la vida diaria del paciente. Lo que el paciente le hace todos los días a su cuerpo y a su alma tiene importantes implicaciones en su estado de salud.

Debe enseñar qué hacer y qué no hacer para mantener la salud a los más altos niveles.

El ayuno como método natural de recuperación de la salud

El higienismo natural reconoce que a través del reposo fisiológico, que incluye el ayuno absoluto, se crean las condiciones favorables para que el cuerpo en crisis pueda purificarse, recuperarse y repararse a sí mismo. El ayuno significa la abstinencia total de todos los alimentos y todos los líquidos, excepto agua destilada. Durante el ayuno, todas las fuerzas corporales están dirigidas a la carga del sistema nervioso, la eliminación de la acumulación de tóxicos, la reparación y la renovación del organismo.

La dieta biológica del vegetarianismo

La ciencia higienista natural reconoce que los hombres tienen una constitución adecuada a una dieta de frutas, verduras, frutos secos y semillas, consumidos en combinaciones compatibles y en su estado natural. Afirma, además, que existen claras bases biológicas para confirmar que es el vegetarianismo, y ciertamente no el carnivorismo o el omnivorismo, la dieta correcta para el hombre.

Anatómicamente, los hombres están estructurados como los demás primates vegetarianos, como los monos, los chimpancés y los gorilas. Están dotados de manos suaves, diseñadas para recoger frutas, verduras y frutos secos, adecuadas para acariciar a los animales y desde luego no para hacerles daño o para matarlos. También hay muchas otras distinciones fisiológicas básicas. Por ejemplo, en los seres humanos no se encuentra una importante enzima común a todos los carnívoros. Se trata de la uricasa, que hace que el ácido úrico sea inocuo en el estómago de los carnívoros, mientras que, como subproducto de la carne, es una verdadera bomba tóxica para el organismo humano.

El papel fundamental de las adecuadas combinaciones de alimentos

Es un hecho establecido que la digestión de los alimentos tiene características químicas diferentes, que requieren diferentes tipos de jugos gástricos. Se deben evitar demasiados alimentos diferentes en la misma comida.

Se debe dar prioridad a los alimentos acuosos de digestibilidad rápida en contraposición a los que contienen almidón y proteínas.

Esto se aplica tanto a hombres como a animales. Los animales salvajes comen alimentos simples y alimentos similares, a menudo simplemente se centran en un alimento a la vez, en una especie de monodieta, y raramente tienen problemas digestivos. Sólo el hombre, como de costumbre desordenado y carente de sentido común, adora consumir en la misma comida diferentes variedades de alimentos y en cantidades exageradas, además de alimentos no propios de su especie, con el resultado final de convivir con fermentaciones y putrefacciones continuas, que lo debilitan, enervan e intoxican, obstruyendo su sistema digestivo con material tóxico, y reduciendo sus defensas inmunitarias.

6. La sabiduría y los mecanismos de defensa del cuerpo

Nuestro cuerpo está debidamente capacitado para neutralizar cualquier amenaza externa. Si un material extraño consigue invadirlo, el organismo reacciona con un esquema defensivo específico, produciendo enrojecimiento, exudación, calor y dolor.

Estas cuatro reacciones cardinales se llevan a cabo con la exactitud, profesionalidad y precisión propias de la máquina humana. Toda partícula de materia viva del cuerpo organizado tiene instintos de conservación. Toda célula actúa instintivamente para defenderse a sí misma. Nuestro cuerpo está constantemente luchando para preservar y mantener su integridad vital. Para ello es asistido por una serie de líneas defensivas, de trincheras, de barreras de protección.

La piel

La primera línea de defensa está constituida por la piel, que evita el acceso de cuerpos extraños mientras se mantenga intacta, y las secreciones protectoras de la boca, la nariz y la garganta, que atrapan y expulsan las partículas no deseadas.

Los glóbulos blancos

En el caso de heridas y lesiones en la superficie exterior, está lista la segunda línea de defensa, compuesta por las células blancas de la sangre, unas células con forma alargada similar a la de las amebas, que viajan a través de la sangre. El pus, la sustancia amarillenta que se acumula en las heridas infectadas, es la evidencia física de esta batalla en curso entre los glóbulos blancos y las sustancias venenosas y la suciedad que hay que rechazar. El pus está formado por millones de glóbulos blancos vivos, glóbulos blancos muertos y bacterias eliminadas.

Los linfocitos y el sistema linfático

La tercera línea de defensa comienza con los linfocitos, células que circulan a través de la linfa del torrente sanguíneo. La linfa es un fluido incoloro del cuerpo, y equivale a la sangre privada de las células alojadas en ella y los coloides (partículas en suspensión). La linfa discurre entre las células, aportando nutrientes y eliminando excreciones. La mayor parte de las toxinas acumuladas en la linfa y en las células no se mezcla con la sangre. Estos fluidos peligrosos son transportados por el sistema linfático, y se filtran a través de las glándulas y ganglios linfáticos, que desintoxican el material. Los ganglios contienen células defensivas y células limpiadoras. El sistema linfático es una auténtica barrera defensiva. Al igual que el sistema sanguíneo o la sangre, es una barrera protectora formidable.

Cuando un linfocito identifica a una célula extraña, se la señala al hipotálamo con el propósito de crear al instante proteínas defensivas especiales, llamadas anticuerpos.

Todo el conjunto de los sistemas sanguíneo y linfático, de las enzimas y de las secreciones internas, de las secreciones hormonales y las demás funciones internas están diseñados para hacer frente a todas las situaciones de emergencia y necesidades del cuerpo.

El interferón y los fagocitos

La cuarta línea de defensa es la capacidad del cuerpo para producir interferón, una proteína celular, como medio de defensa contra la proliferación, o más bien contra la acumulación, de los virus.

El interferón, a través de sus fagocitos, devora y digiere el material patógeno viral, lo rodea y lo envuelve, expulsándolo de los tejidos y de la sangre. El interferón impide e inhibe que las células normales se conviertan en células tumorales de excrecencia, y sus efectos antivirales persisten durante una o dos semanas después de la recuperación. Los anticuerpos, que permanecen durante un largo tiempo en la superficie de las células, son menos eficientes que el interferón en la lucha contra la degeneración celular.

Como es habitual, los intentos humanos de reproducir en laboratorio las sustancias naturales siempre conducen a malas copias y a resultados decepcionantes. Sucedió con la versión farmacología de las vitaminas (vitaminas sintéticas), con los suplementos minerales inorgánicos, con las insulinas animales y sintéticas, y se repitió con el interferón sintético, considerado como una cura milagrosa para la hepatitis y el cáncer y finalmente acusado por muchos incluso como cancerígeno.

La fiebre

La quinta línea de defensa es la fiebre. La fiebre, sobre todo la alta, además de las características valiosas que tiene para la salud, también ofrece la ventaja de aumentar la producción interna de interferón, produciendo una combinación calórica y bioquímica mortal para cualquier tipo de virulencia y cualquier acumulación tóxica que se deba expulsar.

Sin embargo, muchos médicos siguen considerando la fiebre como un enemigo a combatir, y el consumo mundial de antipiréticos o febrífugos no tiende a disminuir.

El gran maestro higienista australiano, el doctor Alec Burton, dijo en repetidas ocasiones que la fiebre se regula en el cerebro, y que está limitada dentro de márgenes aceptables de seguridad por la acción de enzimas especializadas en la producción y la gestión óptima del calor. El cuerpo produce calor y fiebre por una razón, y no por casualidad. Si usted trata de bajar la fiebre con paños fríos, o peor, con medicamentos, obliga al cuerpo a producir más calor para restaurar el alto calor establecido originalmente, causando un trabajo extra y un retraso en la curación. La fiebre no produce ningún daño, mientras que la interferencia humana sí lo produce. El calor es un signo positivo de vitalidad y de capacidad de respuesta.

Ya Parménides, por otra parte, filósofo y médico de la Antigua Grecia, dijo aquella famosa frase: *Dame el poder para crear fiebre y curaré cualquier enfermedad.* Esto fue hace 2500 años.

La fiebre alta y de corta duración, típica en los niños y en los jóvenes, de los organismos ricos en capital enzimático, es la mejor. La fiebre baja y prolongada, de 37 a 37,5 °C, es mucho más peligrosa y digna de preocupaciones legítimas; siempre recordando que un cuerpo privado de vida no aumenta su temperatura.

Si una persona está temblando de frío, póngale una manta. Si tiene demasiado calor, quítele la manta. En cualquier caso, la circulación de aire es absolutamente esencial. Debemos mantener al paciente en condiciones confortables.

El hábito de reducir y suprimir la fiebre, temiendo que vaya más allá de los límites establecidos por el terror psicológico de una cierta medicina, puede tener efectos dramáticos e incluso provocar la muerte. En Ohio, entre 1994 y 1997, murieron un centenar de niños con síntomas de gripe. A todos les habían bajado la fiebre con una simple aspirina. En América, el síndrome de Reye afecta anualmente de 1200 a 3000 niños de entre 5 y 16 años, con una alta mortalidad (30-40 por 100). Se ha demostrado que una fiebre alta moviliza las defensas del organismo y desencadena una mayor producción de interferón, mientras que la aspirina retrasa fuertemente la curación.

Hoy sabemos que la fiebre es controlada y gestionada por el hipotálamo. Se sabe también que la actividad vigorosa y exudante de los atletas es capaz de provocar altas temperaturas y de replicar los efectos beneficiosos de la propia fiebre.

Los higienistas también han demostrado aquí que entienden los mecanismos defensivos, anticipándose a su época.

Las secreciones antisépticas del sistema digestivo

La sexta barrera defensiva son finalmente todas las secreciones del tracto digestivo (saliva, pepsina, ácido clorhídrico, bilis, jugo pancreático y tripsina, jugos intestinales), que tienen poderes antisépticos y bactericidas.

7. El sistema inmunitario, la vitamina C y los anticuerpos

Nuestro cuerpo es extremadamente prudente y cauteloso, y está protegido tanto de los ataques que recibe desde el exterior como de la acumulación de origen tóxico y viral en el interior del cuerpo. Esta defensa es posible gracias a mecanismos naturales de protección, como hemos visto en la sección anterior. El más importante de estos mecanismos naturales es el sistema inmunitario.

Las vitaminas necesarias para tener una buena inmunidad son la vitamina A, la cobalamina o vitamina B12, el ácido pantoténico o vitamina B5, el ácido fólico o vitamina B9, el ácido ascórbico o vitamina C.

El sistema de defensa inmunitario tiene la difícil tarea de distinguir a los amigos de los enemigos, reconocer y exponer la extracción de células extrañas (o *non-self*), los vectores invasivos de enfermedades, como las bacterias y las células malignas o mutantes, y para dar libre acceso a las células normales y amigas del propio organismo (o *self*).

El sistema inmunitario funciona como una fuerza policial, intenta constantemente supervisar y controlar las células defectuosas y las células muertas, identificar y reconocer las células malignas y mutantes, para marcarlas y destruirlas.

La vitamina B, fácilmente asegurada mediante una alimentación vegetariana que comprenda cereales integrales, legumbres, semillas oleaginosas y germen de trigo (por la tiamina o vitamina B1), lleva a cabo tareas primarias en el mecanismo inmunitario.

La falta de piridoxina, o vitamina B6, deprime la inmunidad celular y la inmunidad humoral.

Las poblaciones de linfocitos B y T no dan respuesta cuando son estimulados con mitógenos o antígenos, y los tejidos linfoides tienden a la atrofia. La deficiencia de piridoxina produce una falta simbiótica consecuente de ácido pantoténico (vitamina B5), ácido fólico (B9) y cobalamina o vitamina B12.

Esto sugiere la necesidad de seleccionar con criterio y competencia nuestros alimentos.

Otros efectos menores sobre el sistema inmunológico aparecen en el caso de escasez de tiamina (B1), de riboflavina (B2), de niacina (PP), y de biotina (vitamina H), que tienen un ligero efecto en la inmuno-competencia; es decir, en la adquisición de parte de los linfocitos T y B de moléculas específicas de superficie llamadas *receptores,* dedicados al reconocimiento de sustancias extrañas perjudiciales que hay que identificar y eliminar.

La vitamina C es esencial para el funcionamiento eficiente del sistema inmunitario, y también es esencial en la síntesis y destrucción del colesterol en nuestro organismo. La vitamina C tiene cualidades bactericidas y bacteriostáticas, en el sentido de que destruye o impide el crecimiento de organismos patógenos. Desintoxica e inutiliza venenos y toxinas, y controla e interviene activamente en el proceso de la fagocitosis.

La vitamina C aumenta en un 50 por 100 el glutatión de los glóbulos rojos, cuya deficiencia provoca depresión inmunitaria y daño celular.

Por lo general, los pacientes de cáncer tienen concentraciones muy bajas de vitamina C en el plasma sanguíneo y en los leucocitos de la sangre. El nivel de ácido ascórbico en los leucocitos de los pacientes con cáncer es tan bajo que los leucocitos en sí mismos no pueden realizar sus funciones de fagocitosis, absorción y digestión de las bacterias y de las células malignas *non-self.* Una explicación hipotética pero razonable de ese bajo nivel de vitamina C en la sangre de los cancerosos es que sus cuerpos utilizan la vitamina C disponible en el arduo esfuerzo de controlar y contener su enfermedad.

Por todas estas razones, entre otras, el requisito de 40 a 60 miligramos por día de vitamina C recomendado por los nutricionistas debería incrementarse en gran medida, como también enseñan los experimentos de Cambridge, citados en otros puntos del texto.

Hay que hacer una importante advertencia –repetimos, importantísima–: la vitamina C debe tomarse tanto como se quiera, pero de las únicas fuentes verdaderas y genuinas, que son la fruta y las verduras al natural, porque así el equilibrio perfecto de todos los componentes nutricionales impide peligrosos fenómenos de exageración y de sobreabundancia. El sistema renal, el páncreas, el hígado y la piel, que es el sistema excretor, no se ven afectados por el consumo de vitamina C natural en exceso y la filtrarán del cuerpo con una facilidad ridícula y sin consecuencias corrosivas. Quien en cambio juegue la impropia e insidiosa carta de la vitamina C sintética, que es, por supuesto, un fármaco con efectos secundarios como todas la vitaminas y minerales sintéticos que desaprobamos firmemente, corre diferentes peligros. El riesgo es quedarse corto de vitamina C si la sintética no se asimila en absoluto, como suele suceder. En tal caso se desencadena una emergencia interna y el cuerpo va a buscar la vitamina C de sus reservas internas, con el mecanismo típico de la estimulación. Si la vitamina sintética se asimila de alguna manera porque el organismo del paciente se ha habituado, se debe tener cuidado de evitar la sobredosis, capaz de causar cálculos de oxalato, destrucción de la vitamina B12, que es la antítesis de la vitamina C, anemia perniciosa consecuente, y dificultades para orinar, siempre y cuando los riñones acepten sin problemas la filtración de tal exceso de fármacos.

De hecho, al organismo le interesan cantidades pequeñas pero continuas de vitamina C. Su imposibilidad de ser depositada y atesorada en el cuerpo, más allá de los niveles restringidos de la cuota de emergencia, deriva decididamente hacia las fuentes de alimentos naturales, o por lo menos de extractos naturales a bajas dosis, como la pimienta, el escaramujo, y otras frutas dotadas de rutina (vitamina P, sinérgica de la vitamina C), el factor de resistencia capilar, y otros flavonoides esenciales para la absorción del ácido ascórbico. Otras fuentes de vitamina P son la corteza de todos los cítricos, los arándanos y el alforfón.

El mecanismo del sistema inmunitario incluye ciertas moléculas proteínicas presentes en los fluidos corporales y en las células del cuerpo. Se trata de anticuerpos o inmunoglobulinas, que son grandes moléculas proteínicas que contienen cada una de 15.000 a 25.000 átomos. Nuestro cuerpo es capaz de fabricar un millón de diferentes tipos de moléculas de anticuerpos. Cada anticuerpo es capaz de reconocer un tipo particular de átomos llamados *haptenos,* en los propios antígenos, o en las propias moléculas externas.

La mayoría de la gente no fabrica los anticuerpos que pueden combinarse con sus *haptenos,* por lo que sufre de una forma especial de enfermedad llamada *enfermedad autoinmune.* Los grupos hapténicos de un antígeno estimulan las células a dividirse y formar un clon de muchas células distintas. Las nuevas células creadas liberan anticuerpos específicos en la sangre, donde pueden combinarse con las células antigénicas y marcarlas para su destrucción. La *IgA* o inmunoglobulina A es el anticuerpo presente en mayor número, seguido por la *IgM* o inmunoglobulina M, propia de las secreciones nasales.

Después de que las células extrañas se hayan identificado y marcado para su destrucción, son atacadas y destruidas por los fagocitos o las células asesinas que protegen nuestro cuerpo. Estas células no son más que los glóbulos blancos o leucocitos, que están presentes en la sangre y en otros fluidos corporales. Los glóbulos blancos se encuentran en gran número en el pus que se forma en las heridas donde hay una infección en curso. Los glóbulos blancos fabricados en los ganglios linfáticos se llaman linfocitos. Circulan en la linfa, una suspensión de células en un fondo amarillento similar al plasma sanguíneo, a través de los canales linfáticos de la corriente sanguínea.

Los linfocitos son las células fagocíticas más importantes en la batalla contra el cáncer y otras enfermedades. Éste es el proceso en el que las células blancas de la sangre rodean y destruyen las bacterias y las células mutantes o cancerosas o malignas, aquéllas identificadas y marcadas. Todos y cada uno de los leucocitos rodea y envuelve a su célula extraña.

Otro instrumento del sistema inmunitario son los interferones, proteínas con actividad antiviral.

El cuerpo humano fabrica una veintena de moléculas diferentes de interferón, y parece que, con el aumento de vitamina C en sangre, se verifica un aumento proporcional de interferón.

Aún no hemos acabado. Las prostaglandinas (C20-H34-O5) son pequeñas moléculas de lípidos que juegan un papel central en el funcionamiento del cuerpo. Actúan como hormonas que regulan los latidos del corazón, el flujo sanguíneo, defendiéndolo de los daños causados por drogas y fármacos y reparándolo, respuestas propias del sistema inmunológico.

La actividad defensiva de los glóbulos blancos también se potencia gracias a las grasas conocidas como omega-3. Se trata de fracciones de los ácidos grasos poliinsaturados DHA (ácido docosahexaenoico) y DPA (docosapentaenoico) presentes en el pescado, y en particular en el hígado de los peces y en el aceite de pescado. La cocción del pescado, sin embargo, afecta a la enzima lipasa y degrada los ácidos grasos, causando problemas en el canal digestivo. Por otra parte, para consuelo de los vegetarianos, existen excelentes fuentes de ácidos grasos naturales omega-3, como la hierba portulaca, o verdolaga, considerada mala hierba en todo huerto o jardín, escasamente conocida y apreciada, si bien es excelente como un tierno y sabroso complemento de la lechuga y el rábano en las ensaladas, con 4,05 mg de ácido linoleico por cada 100 g de brotes frescos. Pero la misma piel de las manzanas, peras, uvas y ciruelas contiene ácidos grasos omega-3.

Por no hablar de la excelente linaza, y de las semillas oleaginosas como las nueces y las avellanas, y el germen de trigo.

También existe el uso terapéutico del aminoácido *arginina* por aumento de la producción de limosina por parte del timo. Este objetivo se puede lograr mediante el consumo de fuentes dietéticas ricas en arginina, como los guisantes, las semillas oleaginosas como las avellanas y el sésamo, siempre presuponiendo, sin embargo, un sistema digestivo eficiente y una ausencia de anorexia.

A veces los mismos nutrientes se convierten en valiosos aliados del sistema inmune. Como ejemplo se pueden citar los efectos excepcionales del zinc, que como inmunoestimulador e inmunorregulador provoca un aumento en la respuesta linfocítica a mitógenos y antígenos, y una creciente actividad de las células asesinas T, así como un fortalecimiento de la inmunocompetencia. El zinc natural aminoquelado, en estrecha sinergia con el magnesio, el potasio y el hierro naturales, se puede considerar un auténtico multiplicador de la respuesta inmunológica. Las frutas y las verduras, que poseen mucho zinc, no dan ningún problema, como es obvio. Los complejos minerales a base de zinc o de alimentos en cambio son problemáticos y arriesgados para la salud. El exceso de zinc sintético no será asimilado, pero puede dar lugar a un fenómeno de pura estimulación orgánica en busca de zinc orgánico bueno en itinerancia por el organismo, y también provocará una demanda de hierro interno bueno en sinergia, con la posible promoción de anemia. Y además habrá daño inmunológico, ya que el zinc en grandes cantidades suprime la actividad bactericida y fagocítica de los macrófagos y neutrófilos.

La deficiencia de cobre, aunque rara entre los seres humanos, es un elemento causal de la caída inmunitaria. El cobre interactúa sinérgicamente con el zinc y también con el hierro. También el hierro y el selenio, especialmente si se toman como suplementos, se convierten en tóxicos y en inmunodepresores a altas dosis.

La caída inmunitaria que afecta al hombre moderno va ligada a una extraña paradoja: la alimentación cotidiana de hoy en día es pobre en zinc, pero el ácido fítico y otros quelantes de los minerales abundantes en la alimentación integral inhiben en parte la asimilación del zinc mismo.

Como de costumbre, resurge constantemente la superioridad absoluta de la alimentación vegetariano-frutariana que distribuye las sustancias justas en equilibrada armonía.

Por último, hay que observar que el colapso del sistema inmune significa automáticamente cáncer.

8. Cuando falta la salud

Ya en el año 300 a.C. Herófilo, médico atomista griego y uno de los fundadores de la Escuela de Medicina de Alejandría, le recordaba a la gente que tuviera un mayor respeto por su propio cuerpo. Cuando no hay salud, la sabiduría no sirve, el arte no se puede ejercer, la fuerza de la mente y el espíritu se debilitan, y la riqueza no tiene ningún valor. Herófilo tenía toda la razón. También nos gustaría añadir que, cuando no hay salud, ni siquiera se puede comer.

También hay un viejo proverbio anónimo, extraído de los papiros egipcios, que dice lo siguiente: Ningún título, ningún cetro, ninguna riqueza tiene el valor de una salud radiante. Que no se diga que no lo sabíamos y que no nos habían advertido.

El mensaje actual más urgente que hay que comunicarle a la población es que cambien la manera en que comen. Lo dicen hasta los médicos, preocupados por el aumento de enfermedades graves e incurables.

¡Cambia el sistema, cambia el método de comer! se ha convertido en un estribillo para muchas personas que no tienen intención de terminar entre las infelices filas de los obesos y los enfermos crónicos. Es la advertencia que los higienistas han lanzado durante siglos. Sin embargo, decirlo es fácil. Pero no es fácil que te crean, te sigan y te obedezcan. Criticar lo que uno come es entrar en su esfera íntima.

Es como cuestionar su religión, su partido político, su equipo, su familia, sus asuntos personales. Si entras en el gusto, en la cultura, en el estilo, en la intimidad de alguien, te arriesgas a que te echen con cajas destempladas.

Hay que admitir que criticar la carne y el queso, el vino y la cerveza, significa romper los esquemas del 95 por 100 de las personas. Convertirse en el enemigo de todos ellos no es la mejor manera de que te escuchen.

A menudo, el hombre es lento y acomodaticio, le encanta arrastrar ciertas convicciones, y ¡ay si le tocas la comida, el café, el vino, el pasta, la cerveza, el jamón, las anchoas o el atún!

Pero ahora la alternativa está clara para todos. Sólo hay que elegir si se quiere tener una buena salud o si se prefiere sufrir los defectos de los métodos de alimentación actuales.

A menos que cambie en el momento oportuno, es decir, ya, tendrá que hacerlo a las malas, o drástica y dramáticamente en el futuro.

De los higienistas en primer lugar, pero también de los médicos responsables, que tratan de evitarle problemas a una población mundial ya diezmada por enfermedades graves asociadas a los malos hábitos nutricionales, nos llegan mensajes y advertencias muy claras.

Durante demasiados años se ha dado por sentado que la gente sabía adaptarse sin necesidad de educación e instrucción. Por desgracia, esto no es cierto. Hay demasiadas personas carentes de mecanismos de defensa y de suficiente capacidad crítica, y son influenciados de una manera increíble.

La falta de una adecuada educación sobre la nutrición está produciendo daños irreversibles, además deja un vacío cultural que es inmediatamente ocupado por los medios televisivos, es decir, la peor escuela posible, que es la de consumismo desenfrenado y sin escrúpulos, que sólo pretende vaciar lo más rápidamente posible los mostradores de los supermercados y los estantes de las siempre rentables secciones de carnicería y productos lácteos íntimamente conectadas.

Por tanto, el drama está en pleno apogeo.

Primero, las personas están poco dispuestas a cambiar; segundo, no hay un centro de poder o una contracultura, una cultura alternativa fuerte y eficaz, capaz de unir sus manos y guiar en la dirección correcta a los indecisos y confusos.

Aquí se trata de combatir una guerra cultural contra la ignorancia y el analfabetismo que prevalece más que nunca en términos de dieta y salud. Y la ignorancia y el analfabetismo afecta y nubla la mente y los sentidos no sólo al hombre común, sino también a artistas célebres, a reconocidos profesionales de todos los campos, incluyendo a médicos y profesionales.

El analfabetismo alimentario, sólo para comprenderlo mejor, es lo que hace que se subestimen algunos principios básicos, es lo que lleva a comer cualquier cosa de cualquier manera y en cualquier momento, es lo que hace creer en el falso dogma de que hay que comer un poco de todo, incluyendo intestinos rellenos de carne y grasa, incluyendo los cuellos de ganso rellenos de su pobre carne descuartizada y picada, contraviniendo la lógica precisa del organismo, la voz de la propia conciencia, las disposiciones indiscutibles del Creador, e incluso, como si no fuera ya suficiente, los intereses y beneficios para la propia salud a corto y a largo plazo.

Lo más grave es que se ha iniciado un mecanismo mortal e imparable. Los fabricantes de carne, de pseudoalimentos, suplementos, fármacos, continúan ocupando como pulpos todo el espacio publicitario disponible, aunque en realidad no necesitarían tanto, porque son las propias personas las que ahora defienden sus productos, las que los desean, las que los creen portadores de fuerza y salud.

Digamos que la situación se ha visto comprometida hasta el punto de que se les ha ido de las manos a los mismos autores del crimen. De hecho, se ha creado una suerte de soldadura inoxidable entre los productores de alimentos equivocados y los de fármacos y el mercado, donde la mayoría de los clientes se convierte paradójicamente en abogados defensores de dichos productos.

Trate de decirle a la gente que la leche tiene calcio, sí, pero que al consumirla le reduce a uno las reservas de los huesos y le causa osteoporosis. Trate de decirle que la carne es un desastre para el hombre. Trate de revelarle el papel infame de sustancias como el azúcar y la sal y el aspartamo y las bebidas carbonatadas, los cigarrillos y los licores, la gran mayoría de los fármacos, las vitaminas sintéticas y los suplementos minerales.

Habrá dicho verdades como puños y las habrá demostrado a fondo, pero se le echarán encima no sólo los fabricantes, las agencias gubernamentales, los sindicatos, los agricultores, los médicos de familia y los pediatras, sino increíblemente también la propia masa de consumidores a los que trataba de defender.

Después de todo, sólo basta con mirar las llanuras enteras sembradas con maíz en monocultivo. Esas mazorcas no están allí con el fin de preparar humeantes polentas. En su lugar, serán utilizadas para mezclarlas con otros componentes y hacer crecer rápidamente terneros y animales destinados a la masacre. Basta sólo con observar las filas bien cuidadas y ordenadas de viñedos que cubren cada colina de Italia, Francia, España y Grecia. Esos racimos deliciosos no servirán para producir fabuloso zumo de uva no alcohólico, ni montones de ricas pasas como deberían, sino ríos de vino llenos de alcohol destructor de las células del hígado y del riñón.

9. El choque cultural con la parte más difícil y desconfiada

La revolución vegetariana: *comer bien para vivir mejor.* Cuando uno enuncia una verdad fundamental en nuestro sector, es raro que despierte su aprobación. Más bien hace que la gente arrugue la nariz, sobre todo aquellos que tienen convicciones inquebrantables nunca cuestionadas y nunca eliminadas. Los adultos o las personas mayores tienden a descartar la hipótesis de que cometieran un gran error en su elección durante años y años. Y si esto abarca la política, la religión, los problemas familiares… de la comida, entonces, ni hablemos.

Si afirmas que el hombre, como primate, tiene un canal gastrointestinal oblongo y complejo, por tanto no apto para digerir y asimilar la carne, los alimentos ricos en proteínas, los alimentos concentrados, los alimentos cocinados, los caldos y las sopas, el vino, el té y el café y los refrescos. Y si a eso añades que los frutos de los árboles, arbustos y plantas poseen todos los nutrientes que necesitamos, entonces pones en tela de juicio el dogma intocable de que podemos comer un poco de todo.

Y en ese punto ya te has ganado la desaprobación y la desconfianza.

Comienzan a verte como a un extraterrestre. Así que mejor no decir la dura verdad, especialmente a aquellos que no están preparados para recibirla. La masa de la población revela aún una capacidad de aprendizaje modesta en este campo, no está habituada a profundizar en los argumentos, a escuchar, a abrirse. A menudo sólo ha asistido a la escuela primaria y, a continuación, ha perfeccionado sus conocimientos y su firmes creencias en el precario medio televisivo.

Tal vez puede ser más inteligente o estar más preparada que los que han alcanzado el grado universitario, pero no está acostumbrada en absoluto al razonamiento científico, y no ha aprendido a escuchar con paciencia las razones de la otra parte, y tiene poca capacidad para adaptarse.

Le falta el arte de escuchar y aprender.

Carece de la humildad para someterse a aquellos que tienen algo más o algo nuevo que ofrecer, no porque sean mejores que tú, sino tal vez porque han tenido la buena suerte de entrar en senderos culturales justo antes que tú. Pero a menudo, incluso las personas preparadas y aquéllas potencialmente más cualificadas para aprender caen en la tentación de cerrarse como una almeja en sus creencias, y no están dispuestas a discutir sobre cuanto saben, lo que demuestra que ni siquiera los títulos académicos garantizan la calidad cultural de un sujeto.

Por otro lado, pensamos que hacer un discurso higienista entre higienistas, con el fin de ser mejor aceptado, no nos atrae excesivamente, porque es una pérdida de tiempo. Es bueno saber que hay amigos de ese tipo que nos siguen y nos apoyan, compartiendo nuestros entornos culturales. Pero nuestro verdadero objetivo es más ambicioso. Nuestro desafío cultural se dirige hacia la parte más difícil, es decir, hacia las personas alejadas de nuestras posiciones, a los que hacen las cosas contrarías a las que deberían, y además están convencidas de que tienen razón.

Hablando con este tipo de personas nos damos cuenta de que, ante la prueba de los hechos, no basta ser persuasivos y teóricamente divulgativos sobre el papel. Más bien hay que estar con los pies en la tierra, armarse de paciencia y medirse con los que tratan de desmontar tus ideas y tu entusiasmo.

Es necesario proponer una verdad no virtual y científica, tan hermosa como un teorema geométrico, cargada de argumentos técnicos precisos y verificables, sazonada por abundantes referencias históricas, pero una verdad experimentable y creíble aquí y ahora.

Una verdad utilizable y aplicable no por el hombre casi perfecto que se permite el tiempo y el lujo de pensar en proteger a los animales, sino por el hombre al que no le preocupa el tema y que come cerdo, buey, pato, ranas y cualquier otro animal sin pensárselo dos veces.

Debemos dirigirnos al hombre de la calle y escuchar sus problemas, el hombre predominante, el hombre imperfecto.

No vamos a ceder ante nada.

Para la ciencia higienista natural, la carne no es un alimento y punto, y ni siquiera lo discutimos. El hombre no es un caníbal, ni un vampiro sediento de sangre y orina. No es un cortador de cabezas y cuerpos y otros miembros. El hombre no es un masacrador de animales, no es un carnicero de tierra o de agua. No ha sido diseñado, concebido, ideado para estas funciones repugnantes y criminales. Lo único sobre lo que podemos discutir son los tiempos y los métodos de cambio, para que cada uno sea capaz de mejorar en la práctica, incluso a pasos cortos. Sólo con este objetivo en mente puede tener sentido el trabajo que hacemos aquí.

Después de todo, proponemos una revolución pacífica e inteligente, o *la revolución* vegetariana, cuyo objeto es el siguiente: *comer bien para vivir mejor.*

10. El higienista que se convierte en un problema

No sólo en la sociedad, sino incluso dentro de la propia familia, el investigador higienista, cuando tiende a difundir sus puntos de vista, termina por convertirse en una especie de obstáculo molesto y fastidioso.

En EE. UU. ya lo han clasificado y etiquetado. Se llama *ortoréxico,* o una persona que, en los límites extremos, desarrolla una forma de fobia a los alimentos no sanos.

Es evidente que se trata de una campaña organizada contra los incomodísimos higienistas para ensuciar a los que se dedican a la educación alimentaria independiente.

La idea de *esto hace bien* y *esto hace mal,* aplicada a todos los alimentos y todos comportamientos, acaba por convertirse en una especie condicionante, en una causa de perturbación y de irritación. Por lo que sería importante hacer la vista gorda de vez en cuando y no ser siempre tan riguroso e inflexible. Y en este punto también se puede estar de acuerdo.

Pero en esta coyuntura es demasiado obvio el propósito denigratorio de ciertos entornos de producción hacia a aquellos que tratan de enseñar a la gente a respetar su cuerpo.

En todo caso, los niños más pequeños no te escuchan demasiado, porque de lo contrario limitas sus deseos de cometer errores y de experimentar en vivo y libremente. Los ancianos no te siguen, están demasiado ligados a los viejos esquemas y hábitos inveterados. La gente en general es distraída y apática. Quiere que la dejen en paz. Tampoco tiene una gran disposición a la lectura y al esfuerzo mental. Ya tiene interiorizado el camino a recorrer de acuerdo a los hábitos y gustos consolidados durante años. También los impuestos a pagar. En Italia, cada seis meses, cualquiera que sea tan iluso de construirse una casa o comprarse una propiedad se encuentra pagando un impuesto municipal astronómico llamado ICI, que transforma a cada propietario en un inquilino de la propia ciudad, arrebatándole en la práctica la satisfacción de ser dueño de su propia casa. Un impuesto que incluso el peor Lenin nunca se hubiera atrevido a imponer en su Estado soviético. Vivir en países afectados por estas tendencias persecutorias, que llevan a sus ciudadanos a desenamorarse de su propia tierra, e incluso a hacerlos emigrar a otras costas, tiene implicaciones también en la dieta y en el comportamiento. No se puede ser objeto de continua persecución económica y pecuniaria, y al mismo tiempo encontrar el espíritu para dedicarse a la propia salud, ese impulso mágico que nos empuja a divertirnos y sonreír y que nos permite tomarnos las cosas con filosofía.

Predominan el escepticismo y el fatalismo.

O, peor aún, existe en los individuos la creencia inquebrantable de que están en lo cierto. Creencia que nunca flaquea, al menos hasta que se dé un evento repentino, una caída nefasta. Y a veces ni siquiera esa desafortunada eventualidad sirve para aprender.

El pobre higienista podría mandar al infierno a todo el mundo, y que sigan haciendo lo que les parezca.

¿Por qué molestarse tanto si se enfrentan a los peores sordos, que son los que no quieren escuchar? Por desgracia, o quizás afortunadamente, no se consigue. Sería una traición a nuestra causa cultural a favor de la protección de todos los animales de la creación, y a nuestro compromiso con la salud del cuerpo y del alma del ser humano. La docilidad es un enemigo a combatir. La laxitud y la pereza mentales son lujos que no podemos concedernos.

No podemos darnos por vencidos. Porque de lo contrario acabaremos por sentirnos viles e irresponsables.

11. Ortorexia: la obsesión por comer sano

LOS ALIMENTOS IDEALES Y LOS CLIENTES IDEALES

La industria alimentaria mundial no sabe qué hacer con los alimentos sanos pero perecederos, como las frutas y las verduras. Si pudiera eliminarlos de la faz de la tierra con una varita mágica, lo haría al instante. Las industrias y las grandes distribuidoras necesitan productos estandarizados, idénticos, perdurables, capaces de mantenerse bellos y tranquilos durante meses y posiblemente durante años en las estanterías de los supermercados, sin la necesidad de controles y renovaciones continuas, de selecciones y de descartes diarios, de guantes y bolsas y balanzas, de demasiada mano de obra.

Las secciones de frutas y verduras siempre han sido las más problemáticas y menos rentables de los grandes supermercados.

Esta gente necesita consumidores acríticos y obedientes, privados de obsesiones alimentarias o aficionados a la cuidadosa lectura de las etiquetas y de los contenidos.

Y es en estos días calurosos de julio de 2005 cuando en la prensa y en la televisión aparece una extraña y concertada campaña publicitaria contra la ortorexia o contra la manía y la obsesión por comer sano.

Despunta una nueva enfermedad, es el grito de advertencia del EUFIC (European Food Information Council).

«Tratemos de no exagerar y no caer en la ortorexia nerviosa, un nuevo tipo de trastorno alimentario que obsesiona a las personas por la búsqueda continua de una dieta sana», continúa el mensaje.

Llevando al extremo los dictados de una alimentación sana, los ortoréxicos llegan a desarrollar sus propias leyes dietéticas cada vez más específicas y hacen todo lo posible para permanecer fieles a ellas, obligándose a planificar las comidas con días de antelación. Cuando salen, tienden a llevar un kit de supervivencia con su propia comida, porque no confían en comer productos preparados por otros, por miedo a la grasa y otras sustancias.

El EUFIC, organización sin fines de lucro pero financiada por la industria alimentaria, menciona en su publicación *Food Today* a un cierto Steve Bratman, que fue el primero en describir la ortorexia en 1997.

Según Bratman, esta enfermedad causa un comportamiento similar al de la anorexia o la bulimia nerviosa, excepto que los anoréxicos y bulímicos se preocupan por la cantidad de sus alimentos, mientras que el ortoréxico sólo piensa en la calidad.

La diferencia, advierte Michele Carruba, de la Universidad de Milán, es que la anorexia y la bulimia son enfermedades reconocidas internacionalmente, mientras que la ortorexia todavía no, aunque ya existan expertos que trabajan en ello.

Ahora tenemos que ver qué tipo de expertos son los tipos mencionados. Si se es de la FDA o del EUFIC ciertamente no estamos en buenas manos, porque suelen estar financiados por la industria de la comida basura, de los alimentos cárnicos y de los productos lácteos.

No son dignos del título de investigador científico independiente, porque los entes citados odian a los investigadores independientes y prefieren a los leales y obedientes a las órdenes de sus patrocinadores.

Lo que se puede esperar de este tipo de elementos son gritos de alarma contra los que miran con sospecha, examinan y controlan el contenido y el origen de los productos. Gritos de alarma contra aquellos que están empezando a darse cuenta de que un alimento no sólo debe suprimir el apetito, sino también alimentar, nutrir, mantener el peso adecuado y la buena salud, no convertirte en obeso y en enfermo.

Estas personas que lanzan mensajes realmente no están preocupadas por los ortoréxicos o los extremistas de una selección cuidadosa.

Los exagerados, los fanáticos, los frikis siempre han existido y siempre existirán. Forman un grupo de extremistas y de gente extraña que todavía cuenta muy poco. La verdadera preocupación es por la gente normal que comienza a actuar con un poco de ortorexia.

No a esto y no a aquello, y las ventas de ciertos productos comienzan a disminuir drásticamente. Y entonces la carne no se consume de acuerdo a los dictados de la *Internacional Carnicería Inc.,* que en la década de 2010 a 2020 tenía planeado duplicar la producción mundial de carne y de productos lácteos relacionados.

Y también la demanda de suplementos y de vitaminas sintéticas está disminuyendo o no recibe los beneficios que se esperaban por culpa de *investigadores irresponsables* que continúan criticando con aspereza lo que se considera el pan del futuro, a saber, los productos privados de vitalidad, pero energetizados con edulcorantes industriales, vitaminados con vitaminas sintéticas, mineralizados con suplementos salinos inorgánicos. En cuanto a algunos alimentos naturales de alto consumo, como las patatas y las manzanas y las castañas, no hay problema. Bastará irradiarlos convenientemente, y perderán toda capacidad germinativa, convirtiéndose en productos semicocidos y desvitalizados, con un discreto índice de comerciabilidad, apto incluso para envases plastificados.

«Todo por culpa de las neurosis de la gente. Que todo el mundo esté tranquilo y coma un poco de todo, que del resto nos ocupamos nosotros» es el mensaje interesado de los productores.

Incluso hay evaluaciones despectivas y acusaciones de trastorno mental contra los exagerados higienistas. Un poco como lo que hacía Stalin contra sus oponentes políticos. Locura, aislamiento cultural, confinamiento, Siberia, eliminación.

Emilia Costa, que dirige el centro para trastornos alimentarios del Policlínico Umberto I de Roma, dice hipócritamente que la «atención a la comida está bien, siempre y cuando no haya obsesión por la salud a través de los alimentos y se sigan las reglas básicas de una dieta variada y completa».

En el lenguaje de Costa, *variada y completa* significa, por supuesto, carne y leche y pescado y huevos, con sonrisas y bendiciones de Bolonia, Parma, Reggio y San Daniele.

Se necesita gente sabia, tranquila, obediente, encuadrada, consumidores acríticos que confíen incondicionalmente en los productos y en los productores, personas que no sueñen con crear problemas a las industrias nacionales del jamón, el queso, la mortadela, las salchichas, la carne triturada y la grasa embutida en los propios intestinos arrancados de las víctimas, que parecen convertirse, por desgracia, en el orgullo y la soberbia del agronegocio itálico.

No hay que olvidar que son estos mismos productores los que dirigen con la batuta y patrocinan las televisiones, los deportes, los eventos importantes, los festivales, las asociaciones, los partidos políticos. Su crecimiento económico y sus historias están estrechamente relacionados con otras grandes industrias nacionales intocables como la de la leche, el vino, la cerveza, el agua mineral con gas y los refrescos.

Quien come fruta y verdura en la justa abundancia, quien basa su vida estival en melones y sandías, melocotones y uvas, no sufre de sed, no bebe en la mesa.

El vegetariano y el vegano, el animalista y el naturalista son auténticas maldiciones para los fabricantes y distribuidores de bebidas, y especialmente para los restaurantes que extraen sus beneficios de este tipo de productos.

Por eso se explican las oleadas de terrorismo concertado contra quien se atreve a defender su propia salud, o incluso a ejercer la *ridícula* defensa de los animales por encima de los enormes intereses de la *Carnicería International Corporation*. Estas industrias se están volviendo más intolerantes y amenazadoras que nunca con aquellos que se atreven a poner palos en sus ruedas.

Ni siquiera necesitan abogados y leyes de protección. Tienen detrás sindicatos agresivos habituados a movilizaciones flagrantes. Gente lista para subirse a los tractores y bloquear las carreteras y ferrocarriles en defensa de su libertad para producir leche sin límite de cuotas.

También han inventado la jornada mundial de la carnicería y un santo protector de la carnicería. No les basta con todo el mal que están haciendo. Pretenden así salvar y santificar su imagen.

Y no hablemos de los medios de comunicación. El martilleo procarne y proleche, es continuo y hostigador. Por otra parte, los canales de televisión son verdaderos rehenes de los productores, ya que son estos últimos los que subvencionan las cadenas a través de la publicidad.

No contentos con eso, hay otras maneras de promover el consumo de carne.

Véase, por ejemplo, la última idea de los menú secretos de los equipos de fútbol, que son teletransmitidos en forma de serie en esta época (abril-mayo de 2007).

Italia es un poco la patria del fútbol, y el deseo de ser más fuertes y ágiles y buenos serpentea entre los jóvenes y los adultos de este país.

Claro que el foco de las cámaras se centra regularmente en filetes, carnes, aves y pescados; tratan de demostrar que si faltan estos ingredientes no podrán vencer.

Esta forma de publicidad rastrera y oculta es sin duda una de las que produce más efecto. No sabemos quién la organiza ni cómo. Seguro que existe un mecanismo bien engrasado en este sentido. La realidad es que la carne no produce campeones en absoluto, y mucho menos hace ganar campeonatos, a pesar de lo que piensen los cocineros proproteínas y los obsoletos nutricionistas de los equipos de fútbol.

En el mejor de los casos, hace que los atletas envejezcan prematuramente.

Existen evidencias de que los atletas más longevos de las diversas actividades deportivas y olímpicas, como el legendario corredor de obstáculos Moses, quien gobernó durante una década el escenario mundial de los 400 metros, mantienen dietas absolutamente vegetarianas.

12. De vez en cuando alguna verdad se escapa, como la de las patatas fritas asesinas

Afortunadamente, no todo el mundo es corrupto y no todos son mediocres, así que a veces, en medio de una montaña de mentiras y falsedades, algo de verdad se escapa. Es interesante leer en la primera página del periódico *La Stampa* de Turín del 8 de agosto de 2005, firmado por Paul Mastrolilli, que las patatas fritas provocan cáncer, la Coca-Cola causa diabetes y las hamburguesas son devastadoras para los niños, y que habría que llevar a los fabricantes de estos venenos ante los tribunales.

El secretario de Justicia del estado de California, Bill Lockyer, presentó una demanda contra nueve cadenas de comida rápida y aperitivos, pidiendo a la Corte que obligara a McDonalds, Burger King, Wendy y compañía a escribir en las etiquetas o envoltorios de sus productos que *las patatas fritas afectan seriamente la salud.* Como en las cajetillas de cigarrillos. Lo hizo porque los científicos han descubierto que las patatas fritas contienen acrilamida, una sustancia química generada en la cocción de alimentos a altas temperaturas, lo que provoca cáncer.

«No estoy diciendo –dijo el ministro del gobierno Schwarzenegger– que no haya que comer patatas fritas: sé por experiencia que son buenas. Pero el público debe ser informado acerca de sus peligros».

Una historia similar ocurrió en Delawere, donde las escuelas han limitado la cantidad de bebidas como la Coca-Cola entre el consumo estudiantil, porque promueven la diabetes y la obesidad, que son las peores enfermedades del momento. De acuerdo con los Centers for Disease Control and Prevention, es decir, la oficina federal de estadísticas sanitarias, 1 de cada 4 estadounidenses tiene sobrepeso, incluyendo a 9 millones de niños.

Por esta misma razón, las hamburguesas del McDonalds y otras comidas rápidas, las patatas fritas y las bebidas de cola han acabado varias veces en los tribunales.

¿Pero éstos no eran los símbolos de la cultura gastronómica americana?

Entendemos que estas sustancias sean atacadas por un snob europeo, o por el movimiento higienista natural, o por un americano subversivo como Morgan Spurlock, autor de la película de culto contra McDonald's *Supersize Me* (superengórdame, superdimensióname). ¿Pero qué tiene que ver con esto un secretario de Justicia de California?

Ésta es otra demostración de la gran libertad existente en Estados Unidos, donde junto a las máximas industrias del mal y la indigestión conviven también centros culturales y personas y gobernantes libres para criticar de modo feroz, libres para escribir y publicar datos y opiniones opuestas frontal y dramáticamente a los fabricantes multimillonarios de fármacos, vitaminas sintéticas y suplementos minerales.

Esto es, por supuesto, una verdadera lección de civilización y democracia concreta americana con relación a los países europeos y extraeuropeos, colonizados por la pseudocultura alimentaria y farmacéutica americana, pero al mismo tiempo privada de la posibilidad de contrastar con las críticas sus respectivas degeneraciones locales.

Sólo los héroes dispuestos a sacrificarse en el altar de la verdad pueden osar criticar a las industrias de la leche y el queso, del jamón crudo y cocido y del vino. ¿Podemos imaginar a un ministro que sueñe con denunciar desde Roma a cualquier industria con 100 o con 1000 empleados? Significaría respuestas en cadena y marchas de organizaciones sindicales enfurecidas, o interrupciones de autopistas y ferrocarriles. Sin contar con la pérdida de votos y de preferencias en las próximas elecciones. En resumen, un suicidio político.

Aparte de América, lo mismo ocurriría en Francia si alguien se atreviera a tocar el Camembert, el Beaujolai y el agua Perrier, o en Alemania, Austria, los Países Bajos y Dinamarca si alguien se atreviera a cuestionar la cerveza.

Un efusivo y justo elogio para Bill Lockyer y para el mismo Arnold Schwarzenegger.

13. La mala educación alimentaria para desayunar

Durante años, Italia ha ido perdiendo una parte considerable del turismo en beneficio de España, Turquía, Grecia, Croacia. Afortunadamente Tailandia y Asia están muy lejos, de lo contrario veríamos a los mismos italianos viajar allí en masa. El lloriqueo del Ministerio de Turismo está siempre presente. Un país como Italia, que cuenta con los tesoros artísticos más famosos y las más bellas playas, con una costa de miles de kilómetros, debería apuntar a resultados excelentes que pudieran apoyar y cubrir el déficit de mercado del país. Debería estar en la cima absoluta de las preferencias del turismo internacional.

Pero basta frecuentar cualquier hotel italiano, no importa que sea de 5 estrellas o de ninguna, para darse cuenta de lo bajo que está cayendo la cultura alimentaria italiana. La crisis turística del país también responde a los altos precios, a la locura de las huelgas continuas, a los altos peajes de las autopistas, a la increíble ineptitud persistente para hablar inglés bien. Pero el colmo de Italia, un país acostumbrado a albergar la imaginación y la creatividad, es que llegue a sobresalir hoy en día como el país de la subcultura alimentaria, como un país donde con demasiada frecuencia uno se gasta mucho dinero para comer mal desde un punto de vista higienista.

No nos referimos específicamente a los almuerzos y las cenas, porque existen menús más o menos válidos como en otros países, y más o menos naturales (generalmente poco naturales, a decir verdad), dependiendo del cocinero o del restaurante que te toque. Hablamos más bien del desayuno, esa comida que, mejor que cualquier otra, evidencia la preparación culinaria, la filosofía alimentaria, la manera de empezar el día y romper el ayuno nocturno. De hecho, *break-fast* se puede traducir como «rompe-ayuno».

Si un practicante de omnivorismo o carnivorismo quisiera hacer lo correcto y, finalmente, convertirse de nuevo en sí mismo, es decir, en vegetariano, sería precisamente en el desayuno cuando debería crear las primeras contratendencias. El lema es *reservar al menos el desayuno a la fruta, en fuerte preeminencia o incluso en total exclusividad.*

Para los que practican la ciencia higienista natural, la subdivisión del día tiene 3 ciclos de 8 horas.

De las 12 a las 20, el organismo conoce su ciclo de apropiación de la comida, de las 20 a las 4 de la mañana discurre el ciclo de la asimilación de los alimentos, y de las 4 al 12 el ciclo de eliminación.

Lo mejor que se puede hacer es satisfacer estas etapas naturales, y no ir en contra. Un ayuno nocturno diario significa un cierto descanso y relax para el organismo. Dado que las personas no tienen ningún deseo ni el tiempo para obtener beneficios del ayuno durante el día, que al menos ayunen durante la noche. Y sería bueno continuar el ayuno hasta el mediodía. Por eso se recomienda a todo el mundo, vegetariano o no, crudistas o no, adoptar sistemáticamente un desayuno ligero a base de fruta. Todos los frutarianos y crudistas, deben al menos comerla por la mañana. La fruta no sólo limpia y purifica, sino que también alimenta de una manera completa, y posee una gama completa y equilibrada de sustancias vitales sumergidas en un baño de valiosa agua biológica. Sin embargo, como la fruta es el alimento humano por excelencia, al mismo tiempo asegura la más alta digestibilidad y por tanto la ligereza de la comida. Lo ideal sería, entonces, comer melón, sandía, melocotones, piñas, plátanos, higos, uvas o frutas del bosque. Este tipo de desayuno garantiza una nutrición perfecta, una limpieza perfecta, y una regulación magnífica del peso sin efectos secundarios y sin recaídas. Una considerable disminución de peso para aquellos que tiene sobrepeso, y una ganancia gradual para aquellos que tienen un peso bajo. Y si alguien piensa que no resistirá hasta el almuerzo, puede comerse una rebanada de pan integral de centeno o un pastelito de arroz y maíz y un par de plátanos.

Bueno, hemos visitado una veintena de hoteles de diferentes zonas de Italia, para descubrir que en el 95 por 100 de los casos, el desayuno consta de pan blanco comercial hecho con manteca, mermelada al 60 por 100 de azúcar, como en las recetas mortales de Lisa Biondi de hace 50 años, con miel comercial, mantequilla, crema comercial de cacao, mortadela y jamón cocido en abundancia, yogur, queso y leche, cereales *enriquecidos* con vitaminas sintéticas y suplementos minerales, zumos envasados y posiblemente vitaminados, galletas, café, té, café con leche, y cacao soluble.

Cero fruta. Esperamos que simplemente no tuviéramos suerte.

Y pensar que ahora el concepto de desayuno frutariano, abundante, jugoso, es patrimonio común del conocimiento, ya adquirido en todos los continentes y en todos los rincones del mundo… Está naciendo una escuela. Todo buen gerente de restaurante intenta ponerse al día, anticiparse a los tiempos, seguir los estudios de los investigadores serios, tal vez incluso convertirse en un creador de nuevas tendencias, un defensor y diseñador de nuevas maneras de comportarse en la mesa. Incluso para el almuerzo y la cena, la *Nouvelle Cousine* francesa finalmente se ha dado cuenta de que cualquier comida se inicia preferentemente con *cruditée,* vegetales crudos acompañados por algunas aceitunas, y luego se sigue con alimentos cada vez menos ligeros de digerir, y que el desayuno no puede consistir en un café y un cigarrillo, ni tampoco en una muestra de ese horror que consiste en hartarse de carne, yogures y pasteles.

Aquí en Italia, el país de los diseñadores e inventores, de las marcas de diseño y de la imaginación, de las tradiciones éticas y de las excelencias de la salud poco conocidas que incluye a Pitágoras de Crotona, Leonardo da Vinci y Luigi Cornaro de Venecia, nos hemos quedado en la Edad Media de la comida muerta y confeccionada, en la ausencia de frutas para el desayuno no sólo durante el invierno desprovisto de recursos, sino incluso en pleno verano, de acuerdo con la nueva civilización dominante del embutido, del queso, de la piadina y de la mortadela, del producto edulcorado e incomible.

También hay una buena dosis de pereza en todo esto. ¿Por qué molestarse? ¿Por qué poner una mesa con canastas especiales de uvas bien lavadas, con rodajas de melón de diferentes tipos? Es agotador. Es mucho más conveniente llenar el mostrador de quesos y jamones, de los buenos embutidos. Y quien se harta de jamón y mortadela ya no tiene ganas ni espacio para la fruta. Sin embargo, los niños, desprevenidos de lo que realmente están comiendo, se les insta a seguir a los mayores. Ellos todavía tienen que crecer. El mar o la piscina les han abierto el apetito. Y venga cadaverina en rodajas. La cual, como está cargada de sal, también provoca sed y el consumo de más bebidas artificiales, con gran beneficio económico. Hacer tragar bebidas alcohólicas a los adultos no es muy difícil. En cuanto a los niños y los jóvenes, incluso parecen competir para ver quién absorbe más bebidas azucaradas y con más burbujas que comprometen seriamente incluso su propia capacidad de crecer y desarrollarse. Nadie les ha enseñado que las bebidas carbonatadas y los refrescos de cola no sólo agravan los problemas de la diabetes y la obesidad cada vez más presentes, sino que incluso reducen la capacidad de su organismo en pleno crecimiento para absorber el calcio, debido a los carbonatos y otras sustancias negativas presentes en ellas.

Arruinado el hábito y el gusto por la fruta natural proveniente del árbol, sólo queda dirigirse hacia los frutos del carnicero y del lechero.

Es una verdadera guerra, que se lucha con las armas más insidiosas y viles. No faltan los golpes bajos, los anuncios publicitarios más cínicos, las indicaciones alimentarias de los nutricionistas del régimen. El objetivo es apartar a los niños de la fruta, para crear las premisas y los supuestos carnivoristas para el mercado del mañana.

Cualquier persona que se atreva a romper los huevos en la cesta debe ser acallada, debe someterse a un proceso continuo de demonización, acusado si es necesario de trastornos mentales y obsesión ortoréxica, de peligrosidad social. Las mujeres que milagrosamente todavía dan a luz a un bebé deben entonces someterse al galimatías de los pediatras y a la intrusiva vacunación obligatoria, a las advertencias, al acoso, cada vez que tienen la intención de tomar medidas para proteger a sus hijos.

Se debe socavar y demoler el vegetarianismo, el animalismo y todo lo que se oponga a la masacre de los mataderos. Se quiere seguir matando de forma sistemática e indiscriminada. La *Cadaverina International Limited* pretende dar vía libre a los verdugos de los mataderos. Además de a la ortodoxia nerviosa.

14. Los dolores de hambre

Más que en el cerebro, los dolores de hambre comienzan generalmente en el estómago, o más bien en el músculo digestivo superentrenado para tragar alimentos. Actualmente, el hambre, con exclusión de las zonas de guerra y los países en vías de desarrollo, es rara. Para contrarrestarlo se suelen usar alimentos equivocados. De ahí el consumo de aperitivos, bebidas y sustancias que dan ganas de comer. Falta una cultura del hambre adecuada y constructiva. El hambre debe ser entendida como capital a defender y apoyar, y no como un espectro que hay que eliminar brutalmente con el primer sándwich y la primera barrita de chocolate que se consiga.

La estrategia más ventajosa en estas situaciones es no picar. ¿Cómo evitarlo? Consumiendo alimentos naturales y acuosos en abundancia, o hasta saciarse, una o dos horas antes de la comida principal. El zumo de naranja o de pomelo o de piña, o de zanahoria y manzana, o de cualquier otra fruta fresca, evita los picos de hambre y sed y nos da toda la energía que necesitamos.

El siguiente paso es comenzar con un buen almuerzo de vegetales crudos sazonados con limón y aceite de oliva crudo, y si queremos enriquecido con un puñado de piñones o pipas de girasol o semillas de sésamo. El siguiente plato puede incluir cereales integrales, como mijo, alforfón, avena, cebada, centeno, arroz, escanda, maíz, y algunos alimentos con almidón como calabaza, patata o ñame dulce.

Si por el contrario está de viaje, y es inevitable el consumo de un sándwich, al menos hay que elegir la opción más conveniente, asegurándose de que contiene al menos unas hojas verdes.

También es conveniente llevar siempre, junto con los documentos y los efectos personales, pasas y piñones, y un paquete de galletas, una manzana y una naranja, sin temor a ser acusado de ortorexia nerviosa.

En cualquier caso, si la ingesta calórica promedio es de 2000 calorías por día, tiene que llevar suficiente comida para alcanzar ese nivel, o perderá peso.

En este punto debemos decir algo muy importante. Y es que para comer de un modo vegetariano y crudo al 100 por 100, en teoría se necesitan 4 kilos de frutas y verduras para llegar a esas 2000 calorías, que no es fácil y no es posible para todos. Hay que añadir que las cuotas calóricas estandarizadas son a menudo excesivas, y también que todo el mundo tiene más o menos abundantes reservas de grasa. Si se quiere reducir el peso y la cantidad de alimentos naturales necesarios, bastará con incrementar el porcentaje de frutos secos, piñones y cacahuetes.

Pero incluso esto puede no ser suficiente para satisfacer las necesidades energéticas.

En estos casos, la necesidad práctica se aleja un poco del modelo teórico perfecto.

Por tanto, existe la conveniencia de no demonizar completamente los alimentos concentrados y sometidos a calor, y de recurrir a soluciones de compromiso, a métodos sensatos y razonados, a una dieta sana pero sostenible. No ofenderemos a las frutas y las hortalizas, ni ofendemos las teorías higienistas, si en nuestros platos hay algún cereal cocido y un poco de fécula de maíz cocinada y, a veces, por lo menos para aquellos que realmente no pueden pasar sin ello, incluso algún pequeño trozo de queso, preferiblemente de oveja y crudo y preferentemente procesado sin la pasteurización. Lo importante es que este tipo de integraciones calóricas permanezcan a niveles mínimos, y que representen soluciones de emergencia más que hábitos regulares. Cuando una persona consigue llegar a un 70 por 100 de consumo de alimentos crudos, alcanzará sin problemas su cuota calórica de mantenimiento, y además aprovechará todos los beneficios del principio crudista y del principio enzimático, y los amantes de las etiquetas ya podrán definirse básicamente vegetarianos.

Pero no siempre hay que llegar a las 2000 o 3000 calorías, sobre todo si tenemos que reducir peso. Por otra parte, no tiene sentido infligirse a uno mismo y a los que nos rodean sacrificios alimentarios ni siquiera en nombre de los mejores principios teóricos.

Por eso subrayar los términos *tendencialmente vegano* y *tendencialmente crudista* básicamente significa hacer uso de la cabeza y de la moderación, de lo contrario no se va ninguna parte.

El propio Alec Burton, presidente de la International Association of Hygienic Physicians y director del Arcadia Health Centre de Sídney, dijo que, a pesar de haber elegido para sí mismo la dieta de alimentos crudos como base, nunca ha sopesado la idea de imponer a todo el mundo la dieta crudista. Muchas personas tendrían dificultades para adaptarse. No olvidemos, concluye Burton, que hay también métodos de cocción ligera mediante los que se conservan el 90 por 100 de los nutrientes.

15. El huevo que no mata a nadie

Un huevo no mata a nadie, me han objetado. Nada que rebatir. Si es por eso, nada que no sea un terrible veneno mata. También podríamos decir que una rebanada de queso no mata a nadie, y que frente a pequeñas emergencias libera del hambre a mucha gente que de otro modo no sabría cómo hacerlo. Y qué decir de la *pizza,* de los espaguetis, de las sopas, o de una jarra de cerveza de barril cuando te asalta la sed. Si queremos, incluso la carne y las salchichas y el pescado, que son la delicia de los carnívoros, no matan a nadie, excepto al pobre animal que ha dado su cuerpo y que ya está muerto desde hace algún tiempo.

Nadie dijo nunca que te mueres por esto o por aquello. El verdadero problema es que, si no somos capaces de imponer las reglas y principios de una alimentación sana, terminamos por comer de un modo desordenado y no sano. Debemos deshabituarnos del desorden digestivo.

Es de obligación que cada uno de nosotros nos liberemos del condicionamiento del estómago. Debemos romper el ciclo de la estresante nutrición continua.

Alejarse del modelo ideal de perfección, escapar de él, por desgracia es fácil.

En el curso de un mismo día hay centenares de ocasiones diferentes para hacerlo.

Sin embargo, acercarse a ese ideal es mucho más difícil.

Siempre está presente el patrón disruptivo que hace que no nos importe. Como nos vamos a morir de todos modos, ¿vale la pena tomarse el trabajo de asumir esas atenciones adicionales y esas prohibiciones?

¿Qué sentido tiene proponer una prohibición maniática sobre los alimentos y las bebidas?

¿Por qué preocuparse demasiado por prohibiciones a diestra y siniestra? Sobre todo porque además hay un fármaco para cada inconveniente. Y si te falla un riñón, pueden trasplantarte otro, y hay piezas de recambio listas en los congeladores de los hospitales. Si tienes suficiente dinero para gastar incluso puedes comprar el riñón fresco de un condenado a muerte.

Esto y más sucede cuando bajamos la guardia en nombre de algo insoportable frente a las reglas. En realidad somos también unos románticos incurables, y nuestro objetivo es vivir con perspectivas menos deprimentes. Hay demasiadas personas desafortunadas a nuestro alrededor que terminan de la peor manera por no haber adoptado ningún cuidado de más.

Los que nos acusan falsamente de prohibicionistas aún no ha entendido una cosa básica, y es que ponemos en la lista negra sólo cosas equivocadas, insalubres, repugnantes y asquerosas a nuestros ojos, a nuestra mente, y en especial a nuestra conciencia. Todo lo demás está más o menos bien y no hay prohibiciones draconianas, sino sólo preferencias y elecciones libres.

Tampoco es posible vivir en situación de riesgo y en constante estado de:

1. Acidificación de la sangre.
2. Estimulación excesiva de los latidos del corazón.
3. Disminución exagerada de enzimas de un precario capital enzimático interno.
4. Muerte celular anormal.
5. Fermentación y alcoholización del bolo alimenticio.
6. Putrefacción de las proteínas.
7. Desactivación de las vellosidades intestinales.

Adoptemos de una vez el buen hábito de permanecer dentro del camino de las reglas justas. Eliminemos drástica y sistemáticamente los alimentos equivocados, no los mantengamos en casa durante más tiempo, no los metamos en la nevera. Ampliemos lo más posible nuestras opciones, para que podamos comer un poco de todo, como tantos esperan, pero siempre y sólo dentro de la gama de alimentos reales y naturales de la especie humana, o como máximo dentro de un rango extendido a los alimentos procesados y cocinados lo menos posible, como el pan integral, las galletas de arroz o de maíz, las palomitas de maíz natural, las verduras cocidas al vapor, las patatas al horno con su piel, y así sucesivamente.

Si empezamos a pensar que un huevo no mata, terminamos por tener en la nevera unos pocos para una emergencia. Y si esperamos a un par de invitados también podemos necesitar más. ¿Por qué no 5 o 6 o una docena? Así nos convertiremos en clientes habituales de los criadores de gallinas.

En cualquier caso, un huevo no es comida. También contiene sustancias inadecuadas y peligrosas. Sólo sería digerible la yema, pero está hecha totalmente de colesterol. La clara, rica en proteínas, contiene avidina, que, cuando se cocina, hace que la proteína sea indigesta. Y no se debe comer huevo crudo, ya que un alto porcentaje de las gallinas está contaminado de salmonela.

Pero si uno puede evitarlo y piensa que no puede pasar sin la ayuda del huevo, y tal vez no pueda conseguirlo de granja, puede ser incluso mejor no renunciar a él, porque vivir con la duda y el estrés de la subnutrición no es muy agradable. La gallina ni siquiera se dará cuenta. Y al menos no se habrá apoyado a los mataderos. El discurso científico sobre la salud y el colesterol se convertirá en un simple detalle técnico sobre el que discutir amigablemente.

En cualquier caso, recuerde que el huevo es mejor crudo que cocinado, aparte del riesgo de contraer salmonela y gripe aviar.

Si uno tiene dificultades para saciarse lo suficiente y conveniente sólo con frutas y verduras crudas, especialmente durante las emergencias invernales extremas, será bueno que adopte la compañía de un puñado de gallinas o patos que sin duda le darán huevos frescos y biológicos, dándoles a ellas en premio libertad de movimiento en el patio y sobre todo libertad para morir en paz de muerte natural, como se hace con los gatos y perros de la familia.

Resultará ligeramente comprometida su reputación de vegetariano, pero la desviación será limitada y venial.

16. Las calorías prioritarias en los momentos críticos

El problema del suministro energético es el que más afecta a la sensibilidad inmediata y a corto plazo. Es una estimulación que se inicia en los sensores situados alrededor del tracto gastrointestinal.

El conducto se vacía y los sensores avisan de que es el momento de reclamar alimentos. Hablamos de la típica sensación de hambre, de la urgencia del estómago que está conectada a un hambre aún más cierta e importante, que es la de las células. Cuando se tiene hambre y hay que reemplazar las calorías perdidas, hay que echar nueva leña al fuego; es decir, nuevos alimentos en el sistema.

Este tipo de hambre es una urgencia real, y tiende a ser satisfecha con cualquier tipo de material, incluso el más equivocado. Incluso con alimentos muertos, con alimentos que no son propios de la especie, con comida basura. En estas situaciones predomina el instinto famélico en el cerebro y también en el alma. No es de extrañar que un trozo o dos de chocolate se conviertan para muchos en una agradable adición calórica después de la comida.

Esto no sólo nos sucede a nosotros, sino también a los animales y a los insectos, especialmente cuando hace frío y el clima es húmedo, en el período invernal severo caracterizado por las heladas y por temperaturas inferiores a los 10 grados bajo cero que se oponen a nuestros 36 grados y medio de temperatura corporal, un cambio en la temperatura por encima de los 40 grados que nos roba calorías continuamente. O también en los meses inestables de primavera, donde a veces hay una semana cálida, casi de verano y al poco vuelve una gruesa capa de nubes, y regresa la condensación de agua sobre las hojas, la hierba y los jardines, y se dan condiciones opuestas y contradictorias. Notamos la carencia de energía y calor, y esperamos obtener de los alimentos la explosión de energía que el sol tarda en proporcionarnos. En estas situaciones, la sensación de hambre prevalece un poco sobre todas las demás motivaciones. Incluso los gatos callejeros, los zorros, las comadrejas, rebuscan de noche entre los montones de basura, y mordisquean pan duro, y atacan a las aves del corral trasero de la casa. Las ardillas roban con mayor determinación nueces y avellanas de las cestas, las hormigas entran en los hogares con obstinación por cada agujero, con el objetivo de atacar en masa todo lo comestible. Incluso los caracoles, a pesar de que ya viven bien en su rincón húmedo y oculto, tienden a moverse en grupos por las hojas y las frutas más adaptadas a su gustos.

En estas situaciones de emergencia, es fácil que uno tienda a consumir lo primero que encuentre.

No es fácil resistirse. Porque la escasez más inmediata y evidente, la que primero se siente, es precisamente la falta de calorías, la escasez de energía.

17. La emergencia estacional

No hay necesidad de comer escorpiones

A cualquier latitud se dan emergencias climáticas estacionales, que se expresan en varios períodos críticos anuales o coincidiendo con la temporada de lluvias o la seca, dependiendo de la zona.

Por la zona templada de Centroamérica y Sudamérica, y también por el área templada de China, Corea y Japón, India e Irán, el período crítico es a comienzos de invierno, o el pleno invierno. Tal vez incluso el final del invierno.

El momento terrible y lleno de trampas también se da entre la primavera y el verano. La primavera nunca se desarrolla de una manera estable y segura, y nunca se convierte en la esperada y mítica estación de la recuperación energética, de la restauración de la vitalidad perdida durante la larga temporada de frío. En invierno, el cuerpo al menos está preparado, entrenado, cubierto, defendido, se prevén con mayor frecuencia las contramedidas. Si de diciembre a febrero prevalece el frío seco, las temperaturas bajas son más tolerables. En las actividades al aire libre como cortar leña en el bosque y trabajar en el huerto, el apoyo de los alimentos estacionales abundantes y apropiados y la adición de un suéter extra hace soportable y superable la temporada de frío. En invierno todavía se puede contar con el valioso apoyo de castañas y caquis, uvas, peras y manzanas, y muchos otros alimentos naturales cargados de linfa vital. Las casas tienen calefacción, y el ambiente interior e incluso las paredes tienden a proporcionar un cierto grado de calor y a defendernos de la intemperie.

En la primavera, en cambio, los que tienen el ambiente húmedo y las paredes frías encienden prematuramente la calefacción. Si no se da el calentamiento diurno del sol, con sus efectos milagrosos, uno está rodeado de humedad o condensación en las superficies interiores de la casa.

Las primeras fresas y cerezas tempranas hacen su aparición. Pero todavía no es suficiente para revitalizarse. Purifican y aportan un poco de energía, pero son sólo paliativos.

Es aquí donde tiene lugar el choque dramático con la realidad, con las exigencias salvajes e incontrolables del cuerpo, con la tendencia a sobrecargarse de alimentos.

Pero siempre está de nuestro lado la objeción de que hoy en día no existen excusas para abalanzarse sobre cualquier alimento, para atiborrarse de lo prohibido, del alimento malo y satánico, del no alimento.

La evidencia de la insostenibilidad de tal coartada es que, al acabar la estación crítica, quien se ha rendido y se ha hartado desordenadamente, continúa haciéndolo después, en junio, julio, agosto, septiembre y así sucesivamente. Y lo mismo sucede en los países tropicales, donde aunque está garantizada la presencia de alimentos vivos y fantásticos durante todo el año, parte de la población consume dietas repugnantes privadas de utilidad, lógica, gusto y sentido estético.

Comer escorpiones asados no tiene sentido, aunque entre los escorpiones y los mariscos no hay diferencias importantes. Son simples huesecillos y cáscaras que hay que masticar y chupar. Y se hace debido a la creencia absurda de encontrar algo mágico y especial, afrodisíaco, que revitaliza. Hacer este tipo de elecciones, cuando existen bosques y cultivos llenos de fruta, incluyendo magníficos durianes, sandías, aguacates, piñas, plátanos, castañas de agua, lichis, mangos, cocos y centenares de frutas increíbles, no puede dejar de sorprender.

Decíamos que el final de la primavera es el período crítico. Pero también el primer frío otoñal y casi invernal es conflictivo, sobre todo para las personas obesas que acuden a sus médicos y dietistas de confianza en busca de un buen consejo, y que acaban recibiendo la consigna absurda que les prohíbe consumir caquis y castañas, nueces y avellanas, e incluso uva. Es casi una auténtica barrera prohibitiva contra los mejores alimentos que la naturaleza pone directamente en los árboles para el hombre, para su bienestar: frutas de temporada, cargadas de enzimas fuertes y vivas, azúcares, minerales y vitaminas. Y la excusa habitual son los efectos alérgicos o los niveles de insulina.

El vegetariano auténtico se las arregla para serlo en cualquier momento y lugar. Quien en cambio ve en la comida una manera de apropiarse *post mortem* de los cuerpos de los demás, cortándolos en su plato, lo hace sin pensar en el frío ni en el calor, dejando a un lado y silenciando toda sensación de disgusto.

18. Incluso shelton comía a veces alimentos cocinados y queso

En una importante entrevista de los años noventa realizada al higienista natural Ralph Cinque, que fue discípulo del gran maestro Herbert Shelton, se habló de cómo el doctor Shelton nació y se crio en una granja americana.

Nunca fue un consumidor de carne, pero siempre permaneció atado a una cuota mínima de queso, ya que le gustaba su sabor. De pequeño comió mucho. De adulto entendía su nocividad y lo redujo a cantidades mínimas, pero nunca fue capaz de alejarse del queso por completo, y esta situación anómala, no reconocida y un poco embarazosa, continuó hasta los últimos días de su vida.

Shelton reveló a Cinque que su severidad teórica contra los productos lácteos, respaldada en sus escritos y conferencias, estaba determinada por el hecho de que las personas necesitan ser educadas de una manera estricta si realmente queremos que renuncien a sus exageraciones y sus propios errores.

Este hecho no debe aparecer como una crítica a Shelton, que en la intimidad admitía que predicaba bien pero actuaba un poco mal en esta coyuntura. Pero decirle a las personas y a sus alumnos que un poco de queso puede ser aceptable de vez en cuando, sin demasiado drama, significaría dejar las cosas como estaban, porque Shelton quería realmente evitar la locura popular de la leche y los productos lácteos, ya que era consciente de la estrecha relación entre las industrias de la carne y la leche.

El hecho es que hay muchos higienistas que no consumen en absoluto leche ni productos lácteos, ganando en méritos y en salud. La justa actitud hacia los productos lácteos es en cualquier caso la de «cuanto menos, mejor», por citar las palabras de Cinque. Y si nos toca ceder a la tentación del picante gorgonzola o del sabroso queso de Saluzzo, altamente adecuado para aportar sabores mágicos a un sándwich con verduras crudas o ligeramente cocidas, o si se sucumbe a algunas escamas de queso parmesano o al camembert francés, preferentemente crudo y no pasteurizado, no hay que privarse, pero transgredamos lo mínimo, pensando que en cualquier caso se trata de una excepción y un distanciamiento de nuestra dieta ideal, además de una apropiación indebida de leche destinada a un animal de otra raza.

Y desaconsejamos encarecidamente estas transgresiones en las rutinas diarias normales.

Por otra parte, no podemos tomar decisiones para la salud basándonos puramente en ideales filosóficos. Se debe competir con problemas reales y concretos.

Lo mismo ocurre con los alimentos cocinados. Lo importante es comer predominantemente alimentos crudos, está claro. La regla es que cuanto más comemos crudo y natural, menos problemas de salud tendremos, manteniendo siempre la atención puesta en la satisfacción de nuestro equilibrio energético. Lo que importa es que, en general, en la cuenta de nutrientes y de calorías, la dieta global sea completa y adecuada.

Mis comentarios sobre la comida cocinada a veces me han hecho parecer ante los puristas como un transgresor de las teorías higienistas –continúa Cinque–. Pero yo nunca he renunciado a la enseñanza de los maestros. De hecho, tengo que recordar que el propio doctor Shelton incluye en su menú un pequeño porcentaje de alimentos cocinados. Estuve con él tres días antes de que nos dejara.

En sus escritos, Herbert Shelton daba la impresión de ser un tipo intolerante, pero en su vida privada era mucho más flexible y comprensivo. Su objetivo era asegurarse de que las personas consumieran su porcentaje de frutas y verduras crudas o cocidas más allá de la media insostenible del 10-20 por 100 hasta llegar al menos al 50-60 por 100, mientras que, en su propio caso, los alimentos cocinados nunca superaron un cupo máximo del 10 por 100.

19. El peso cuantitativo y cualitativo

Cuando uno se siente mejor, y no muestra depósitos evidentes u ocultos de grasa, y mantiene un peso equilibrado, razonable y coherente en el tiempo, se puede decir que tiene un peso saludable, cuantitativamente hablando. Y se puede clasificar entre las categorías privilegiadas, las que no tienen que someterse a la tortura de la renuncia, al estrés de la pérdida de peso.

Tener un peso saludable no sólo significa respetar los criterios y los requisitos de la balanza, sino también los de una prueba virtual global, donde los valores cualitativos sean respetados, a efectos de la continuación del estado de equilibrio incluso a largo plazo.

Peso saludable significa:

1. que la sangre no tiene dificultades para mantenerse en los niveles adecuados de pH alcalino, porque el sujeto no comete errores flagrantes de acidificación consumiendo alimentos ricos en proteínas;
2. que los órganos internos y las glándulas no se ven afectados por el gigantismo, el alargamiento, la hipertrofia y la hiperactividad;
3. que el capital enzimático interno es óptimo, que es como hablar de una cuenta bancaria que no se agota, por lo que la fuerza nervina alcanza buenos niveles;
4. que la digestión y, especialmente, la asimilación de los alimentos es correcta, por lo que las células reciben los nutrientes y se reciclan de una manera ordenada y en cantidades fisiológicas normales, sin alertar al sistema inmunológico y sus linfocitos con estados de leucocitosis (los glóbulos blancos defienden la integridad del sistema contra el envenenamiento externo, pero sobre todo contra el envenenamiento interno, con mortandad intensa y repentina de células desnutridas o con situaciones de bloqueos metabólicos determinados, así como ansiedad-miedo-estrés, lo que da como resultado la obstrucción del flujo de células muertas y desechos celulares o virus de origen interno).

20. ¿El valor de frutas y verduras en el mercado es pobre?

Decir que las frutas y verduras que compras no tienen valor es exagerado y poco realista. Nadie me distraerá frente a una hermosa caja de uvas, o de manzanas nuevas, o de fresas perfumadas, con la excusa de la contaminación del suelo o de los tratamientos que existen. Seguro que es mejor la fruta que tú mismo puedes recoger con las manos. Y mejor cuando se trata de árboles cultivados en suelos libres de fertilizantes. La fruta no crece rápido. Tarda meses en desarrollarse y madurar. Se somete a un ciclo natural que ya es de por sí una garantía de salud. Las campañas de disuasión contra las secciones de frutas y verduras de los supermercados provienen de las fuentes habituales de defensa de las proteínas y el bistec. Cuanta más sandía se come menos ganas se tiene de salami y jamón. La fruta y los no alimentos tienden a excluirse unos a otros. Son decididamente incompatibles.

El que habla mal de la fruta comercial contaminada en realidad no quiere atacar ese tipo particular de fruta, sino toda la fruta en general, para evitar el riesgo de que se convierta en la piedra angular alimentaria.

Tendemos a dar prioridad a la cultura filoproteínica que hemos vivido durante años y décadas. Olvidando que nuestro pH orgánico y sanguíneo es alcalino. La fruta, comercial o no, es antiácida y alcalinizante, es el alimento de la salud y la juventud.

Los ácidos débiles de la fruta no acidifican el interior como tanta gente cree erróneamente, sino que alcalinizan el sistema y así rejuvenecen y fortalecen. Tratándose de ácidos débiles, tienen una tendencia a oxidarse con formaciones de ácido carbónico, que se combina con el sodio y el potasio presente en el cuerpo y da carbonatos y bicarbonatos que son verdaderas esponjas alcalinas.

Por tanto, la fruta es una contramedida eficaz para la constante amenaza de acidez. La fruta es una barrera antiácida contra la acidez producida por los alimentos ricos en proteínas, como la carne, los productos lácteos, o los alimentos que contienen la proteína mágica, la *sustancia* mítica defendida por las abuelas y las madres. El aroma inconfundible y gratificante de la fruta proviene de complejas sustancias etéreas y de aceites esenciales siempre presentes.

Las técnicas de cultivo actuales permiten anticipar las verduras y las frutas un par de meses, y también aplazarlas. Por supuesto, las fresas de tu huerto valen tres veces más. Pero la fruta de invernadero, incluso la peor, es siempre una manera discreta de superar la emergencia, porque se trata de algo vivo y cuasi-natural, aunque carente de energía magnético-solar, mientras que cualquier alternativa enlatada, o peor aún, descuartizada, no tiene en la naturaleza un árbol del que brotar, aunque la juventud, sobre todo la urbana, parece convencida de que las hamburguesas son frutos nacidos pacíficamente de un árbol.

21. El alimento cocinado y la cultura del caldo

Más tarde hablaremos de nuevo del valor inexistente y negativo de todos los caldos, que en hospitales y clínicas ya empiezan a prohibirse. Sin embargo, durante muchos años, los caldos y sopas han socavado estados físicos tanto de enfermos como de sanos, haciendo que crean que se sienten mejor.

Esto debería ser un tema cerrado y superado. Pero no. Los malos hábitos tienden a echar raíces, a resurgir, y son difíciles de extirpar. «La sola mención de la comida cruda y fría me provoca escalofríos y temblores –me objetó una amiga de Turín–. Ya sea invierno como verano, no importa, si la comida no está caliente, ni siquiera la considero, no me gusta».

Este tipo de objeción me recuerda lo que solía decir mi madre sobre los alimentos naturales y no cocinados, e incluso sobre los batidos de frutas o vegetales. «No me calienta», se quejaba con razón.

Es la vieja y obsoleta cultura del caldo y de la sopa caliente que reemerge y resucita.

Es necesario reiterar que, si se tiene frío, se debe subsanar manteniéndose en movimiento, comiendo mejor y más, cubriéndose con más ropa o descansando bajo una manta cuando sea necesario. Los baños turcos y saunas son un ejemplo brillante, pero no siempre aconsejable, de cómo podemos restaurar la temperatura corporal adecuada.

La función de los alimentos es nutrir las células y mantener su equilibrio térmico de la forma normal y no la de calentar el cuerpo enfriado con una estimulación de emergencia. Hay que alimentarse sin activar al mismo tiempo la famosa fórmula que conduce a la leucocitosis, a la disminución de las enzimas digestivas, a la intensificación del ritmo cardíaco, al aumento de la temperatura corporal, todo lo cual conduce a estresar y debilitar el cuerpo a largo plazo, a pesar de que en la inmediatez puede dar una sensación agradable y cálida. Lo mismo ocurre con el alcohol y el café y el azúcar y los dulces. Los estimulantes no alimentan, sino que causan una reducción urgente e irregular de sustancias internas y de hormonas, y todo esto lleva a un envejecimiento prematuro.

La liberación de hormonas se considera una operación de emergencia. Habría que economizar y minimizar el recurso para las operaciones de reducción, y emplearlo con moderación. En cambio, las personas hacen todo lo contrario, como si la retirada de oseína para contrarrestar los alimentos proteínicos acidificantes y la retirada de insulina para contrarrestar el flujo en la sangre de los edulcorantes industriales fueran hábitos carentes de consecuencias y costos altos.

22. Convertirse en vegano es un objetivo para todos indistintamente

Los vegetales no tienen sistema nervioso, y por tanto su reactividad es presumiblemente muy baja. Alguien sugiere que incluso las zanahorias sufren cuando son arrancadas de raíz y comidas. Puede ser. Pero no podemos clasificar sus reacciones como un gran sufrimiento. En cualquier caso, creemos justo el principio de minimizar el daño y el sufrimiento que infligimos a cualquier ser vivo, sea animal o vegetal.

Sin embargo, no es por eso por lo que nos enternecemos y nos convertimos en vegetarianos o veganos.

Muy diferentes son las razones que te canalizan y te catapultan directo a tal elección de pensamiento y de vida.

La aparición repentina y casual de un camión lleno de animales en la carretera, o el tránsito lento de un vagón sobrecargado de cerdos o de ganado gritando en una estación de tren, los ojos asustados y tensos de una vaca, la nariz de un ternero o de un buey que sufre y que trata de sacar la cabeza, casi queriendo decir algo, y uno se sorprende, y algo hace clic dentro.

Después de todo, se trata de niños y adolescentes de otra especie, que ya han sufrido experiencias muy duras, penurias y privaciones, serias limitaciones a su libertad de movimiento y de vida. Hoy en día, a ningún buey o vaca se le concede la oportunidad de conocer la edad adulta.

Bebés de cuatro patas que se quedan embarazadas artificialmente en varias ocasiones, con el propósito declarado y planificado de tener seis terneros y producir tres tanques de leche durante los primeros cuatro años de vida. A esa edad llegan a su peso máximo y se han explotado correctamente. Parecen seres adultos, pero son sólo niñas-madres violadas por primera vez por una fría jeringa llena de esperma, y luego despiadadamente despojadas de sus pequeñas criaturas. Comercialmente no valen mucho a esa edad. Producen menos leche que antes e incluso más allá del cuarto año consecutivo corren el riesgo real de desarrollar tumores y cánceres que reducen a cero su valor para producto de carnicería. Además, en cualquier caso, su carne se convierte en más dura y pobre. Así que es mejor eliminarlas antes.

El contacto visual con estas criaturas es suficiente para avergonzarte y que te sientas culpable.

Pero la simpatía y ternura hacia los animales, el desasosiego a la vista de los abusos y torturas, las carnicerías y las masacres contra ellos ya estaban dentro de nosotros. El desprecio y disgusto a la vista de quien mata y de quien delega para matar es inevitable. El verdadero carnicero no es, de hecho, el muchacho que blande el cuchillo y decapita con gestos mecánicos y crueles a los pobres animales, sino la amable y elegante consumidora de carne de ternera, la tierna madre que prepara el sándwich de jamón a sus muchachos, los niños que mastican la mortadela y la grasa animal sin saber siquiera qué es, el caballero que deshuesa cuidadosamente su entrecot, el pacifista que desfila con sus banderas y muerde su bocadillo de pan con embutido, el caballero que disfruta con su guiso. Éstos son los verdaderos carniceros y verdugos, aunque no lo sepan. No es el proletariado forzado a moverse sobre suelos ensangrentados y paredes empapadas del sabor repugnante de la muerte violenta por el puñado de dinero que necesitan para sobrevivir.

Cualquiera de estos comedores se arrepiente, tarde o temprano, para su suerte y la nuestra, y finalmente se aleja de la carne. Pero entonces, durante años, sigue comiendo queso y huevos, y no se da cuenta de que de esta manera sigue matando indirectamente a vacas y terneros, pollitos y gallinas, y además continúa minando su salud y su karma.

Vivimos en un mundo plagado de carnivorismo imperante. El mundo no es vegano. El mundo de hoy está hecho para los carnívoros. Los peores lugares para un vegano son los bares y restaurantes, donde encontrar un bocadillo aceptable y no contaminado por el hedor de la muerte. Es una auténtica aventura.

Los aminoácidos esenciales, nombrados por un tal doctor Rose en 1949, como resultado de los experimentos realizados en ratones blancos que, atención, tienen unas necesidades de proteínas un 700 por 100 mayores que el hombre, tuvieron un impacto decisivo. Después de una larga lucha ideológica sobre la cantidad diaria necesaria de proteína, la FDA americana había aumentado los niveles diarios a unos increíbles 200-300 gramos, y después de un armisticio a la inadmisibilidad de abusivas y seudocientíficas denominaciones tipo proteínas nobles y proteínas esenciales, la FAO y la OMS se pusieron de acuerdo en 1993 en una cantidad óptima de 0,5 gramos por kilo de peso corporal. Setenta kilos de peso igual a 35 g/día de proteína pura y simple, sin connotaciones nobiliarias. De hecho, incluso este nivel razonable parece ser excesivo, porque cuando se supera una ingesta de proteínas superior a los 30 gramos por día se desata la peor emergencia corporal; a saber, la acidificación de la sangre.

Perdidas, pero nunca del todo, las convenientes denominaciones tipo proteínas nobles y aminoácidos esenciales, pediatras y médicos antivegetarianos se quedaron con la única carta promasacre de la B12, utilizada luego en todas las campañas de los medios. Aun así, nunca se ha oído que un vegetariano o vegano haya sufrido de tales deficiencias vitamínicas. En cambio, es la putrefacción de los alimentos en los intestinos la que obstaculiza el factor intrínseco para la formación y renovación interna de la B12, por lo que en todo caso son los consumidores de carne los que corren ese riesgo.

Perdida la causa de la B12, recurren a terminologías obsoletas y repintadas, a nuevos trucos y trampas que poner en marcha, más sofisticadas y misteriosas, pero también más triviales e insustanciales, tales como los beneficios del omega-3 del pescado y el hierro hemínico de la carne sanguinolenta, contrapuesto al hierro no-hemínico, en beneficio del filete de ternera.

Para intentarlo de nuevo está la peor categoría de médicos y consultores, la más corrupta, la que más desinformación extiende y la más perjudicial para la cultura, la de los nutricionistas de la televisión y de las revistas, cuyos nombres conocemos bien, ya que existen secciones diarias disponibles en los principales canales de televisión del mundo.

El proceso de globalización ha funcionado muy bien en este caso. Demasiados mataderos por kilómetro cuadrado y por número de habitantes, demasiada inversión en la publicidad de apoyo.

En realidad, uno no se convierte en vegano. Se es o no se es. Se decide serlo y se comporta coherentemente o se opta por quitar los justos frenos inhibidores de los que estamos dotados, y todo material sangrante se convierte poco a poco en algo aceptable y atractivo.

Ser vegano es vibrar en sintonía con toda criatura aunque esté alejada de nosotros. Ser vegano es fácil, porque es espontáneo y natural; en cambio es mucho más difícil vivir como vegano y poner en práctica los principios del veganismo. Para vivir vegano se sigue una disciplina, se es cuidadoso con lo que se compra, con la manera de vestir, con lo que comemos. Es la perfección teórica y la casi total imposibilidad práctica de alcanzarla.

«Ser vegano es mirar a la montaña, vivir vegano es subirla» escriben Marina Berati y Massimo Tettamanti en el manual *Diventa vegan in 10 mosse,* ediciones Sonda.

Hacer la elección vegana significa evitar toda complicidad en el asesinato continuado de seres asustados y desesperados, torturados desde el primer al último instante de su existencia, obligados a ir en contra de su voluntad hasta una muerte segura, enviados a la impactante experiencia del patíbulo sin culpa alguna.

Ser vegano significa tratar de vivir bajo niveles estéticos y morales sin duda más elevados y más coherentes con nuestra personalidad de seres humanos pensantes.

23. La bondad de ánimo vale mucho más que la fe religiosa

«No hay nada como la coherencia en el bien para identificar el valor de un hombre», dice con autoridad el maestro Franco Libero Manco en sus oportunos mensajes de correo electrónico.

> Encontrar un hombre que sea justo, honesto y respetuoso con los demás es raro, si no imposible. Una persona incoherente es una persona poco fiable. Es ridículo luchar por los derechos de los animales, montar un escándalo por la caza, rasgarse las vestiduras por los perros abandonados, despotricar contra el uso de la piel animal para fabricar ropa, o en contra de la vivisección, y luego no luchar contra la injusticia suprema, superior a todas las demás, la de las matanzas, negándose a ver los efectos del drama planetario y de la indignación a la que son condenados los animales.

También es incoherente luchar por los derechos humanos, por la paz, por la libertad, por los ideales más sagrados y universales, y no combatir la injusticia suprema, la de la masacre.

En los llamados tiempos de paz, nos vemos obligados a ver y sufrir en nuestro interior la matanza humana de las Torres Gemelas, de Bali, de Madrid y de Londres, e incluso las de Sebrenica y Bosnia. Y toda la cadena de coches bomba y de locos suicidas cargados de explosivos que van a matarse y a matar y a causar dolor y discapacidades a personas que ni siquiera conocen, a niños inocentes, a personas inocentes. Y las bestiales, nunca suficientemente reprochadas, decapitaciones en directo de presos y rehenes aterrorizados hasta la muerte. Lo más sorprendente es que todas estas personas miserables, corruptas y cegadas por la enfermedad de la violencia, tienen la ilusión de encontrar en el más allá grandes honores y grandes premios.

¿Qué clase de mundo es éste? ¿Acaso no existe una carrera para ver quién es más violento y más cruel? ¿Quién tiene la religión fundamentalmente más infame?

Stalin, exterminador despiadado de comunistas y no comunistas, pero también exseminarista, probablemente tuvo razón en al menos un punto: transformar todas las iglesias y mezquitas de Rusia y posiblemente del mundo entero en museos y galerías de arte, eliminando todo espacio y toda función de lugares de culto y oración.

La oración, para aquellos que no pueden prescindir de ella, debe ser un acto personal e íntimo, una acción discreta y privada, no un acto social y político, y no una manifestación de racismo, intolerancia, prepotencia y discriminación religiosa hacia los que piensan diferente.

Sólo hay un Creador universal que todo el mundo debe respetar.

Que nadie eche mano de mensajeros divinos, ángeles y arcángeles, santos y profetas, biblias y libros sagrados, signos de la cruz y genuflexiones, ministros de Dios y sacramentos, cantos sagrados y jaculatorias.

El rito religioso ya no debe ser un desafío contra el resto del mundo.

La pertenencia a una u otra religión debe ser vaciada de toda importancia, de todo simbolismo externo, de todo intento publicitario.

La fe debe ser personal e íntima, no una bandera que ondear. En su lugar, demos prioridad al pleno respeto hacia personas y animales que hablan otra lengua. Demos prioridad absoluta a la buena educación.

Dios está en todas partes y no tiene necesidad de oraciones, ni reverencias, ni signos de la cruz, ni cantos ni aguas sagradas. Ciertamente no está ni en Roma, ni en Arabia, ni en Palestina, ni en Israel. Para él no existen los lugares santos y no santos. Groenlandia y la Patagonia cuentan tanto para él como el Vaticano y la Meca. Está en cualquier lugar del planeta donde no haya violencia y fanatismo.

Todos los seres vivos son hijos de Dios y dignos de gran respeto.

Hombres y mujeres, ciudadanos y extranjeros, blancos y negros, occidentales y orientales. No hay fieles e infieles.

Aquellos que creen en Dios no valen un céntimo más que aquellos que no creen en él. Por mi experiencia vivida, puedo decir que los ánimos más malvados y libertinos pertenecen a quien con más regularidad va a la iglesia, a las misas y los servicios religiosos. Cuenta mucho más la bondad de ánimo y la buena educación, de las que nunca deberíamos cansarnos.

El valor de una persona no se mide por la fe que predica o que profesa.

Demasiado a menudo, el único lugar donde no está Dios es en el corazón de cada uno de nosotros, y especialmente en el de los poseídos y los violentos.

Quien agarra un cuchillo, quien blande un arma, quien se pone encima una carga explosiva y hace de falso héroe, quien presiona el gatillo de las armas de fuego, quien lanza bombas y misiles siempre es un diablo con cuernos, igual que quien lo dirige.

No hay excusa ni descarga de responsabilidad, ni coartada política o social.

Una cosa es cierta: las raíces de la violencia son siempre las mismas. En el centro del mal está la falta de respeto por los demás, sea persona o animal.

Todas las formas de violencia son aborrecibles.

Pero la peor violencia, la más intolerable e imperdonable, es la que se ejerce contra el más débil e indefenso. La intimidación y la cobardía conducen sólo al infierno más nauseabundo y atormentado.

Los más débiles e indefensos son los ciudadanos que caminan por la calle o suben a un tren, a un avión, a un autobús y al metro.

No llevan armas o escudos de protección.

Y son atacados por fragmentos de metal que desgarran la carne y destrozan la vida. Los más débiles y los más vulnerables son padres y madres, hijos e hijas, esposos y esposas, amigos y novios. Todas las personas sorprendidas y destruidas por el dolor de la pérdida de seres queridos.

Sin embargo, los seres todavía más débiles e indefensos y atormentados siguen siendo siempre los mismos; es decir, los animales destinados a la reproducción y la persecución.

Ahí es donde se origina toda forma de violencia en este planeta.

Si aprendemos a respetar a los animales, especialmente a los que no nos molestan y no son causa de daños y peligros, también seremos respetuosos con los seres humanos que nos rodean.

Eso sí será un paso hacia el progreso y hacia el conocimiento.

24. Una experiencia directa en el interior de un matadero elimina toda duda

Poco importa si el propietario del matadero confiesa increíblemente que él también ama a los animales, a pesar de que ya ha masacrado a centenares *de miles, a pesar de que todavía masacrará a otros tantos, o incluso a más.*

Vemos dos vacas, o más bien dos terneros con grandes ojos intranquilos, ya asustados ante la muerte –explican Berati y Tettamanti–. Tendemos estúpidamente nuestras manos hacia ellos para darles una última caricia, pero se retiran aterrorizados. Estamos aquí para ver qué pasa, aunque con el corazón roto y los latidos desbocados, pero ellos en cambio están a la espera de su propia muerte, su ración de pistola y cuchillos afilados. Acaban de ver a sus hermanos morir. Los tienen grabados en los ojos y en el alma mientras pataleaban y gritaban, mientras trataban en vano de ver la zona en la que habían entrado, mientras exhalaban los últimos sollozos y gemidos de muerte.

Pero ya ha llegado el momento. Se oye un crujido metálico y se abre la puerta del horror a un pequeño recinto, diseñado a medida del ternero, lo que lo obliga a quedarse quieto y erguido, con la cabeza insertada e inmovilizada, a cómoda disposición del verdugo.

El primer ternero duda un poco, pero al final mete la cabeza y las patas delanteras. Un pequeño paso adelante y una barra desciende por detrás, y el joven vestido con un mono y un delantal de cuero, que está delante de él, parece tender la mano para acariciarlo, pero en cambio le apoya una pistola en la cabeza y, con mecánica precisa y desenvoltura, dispara el percutor. El animal se estremece y se desploma aturdido. Todavía tiene sensibilidad y está atento a lo que pasa a su alrededor. Se necesita más para acabar con un organismo de esa magnitud. El pobre siente todo el dolor de las peores formas y variaciones. No está anestesiado. Le clavan un gancho metálico en una de las patas traseras y lo arrastran por el suelo tirando de él con un torno. El peso del enorme animal desgarra los ligamentos de la delgada pata entre espasmos de dolor mucho peores que el golpe en la cabeza. El aturdimiento no es total. Se necesita algo más para dejar sin sentido a un ternero de unos meses, una bestia que ha crecido muy rápido, pero que sigue siendo una desgraciada criatura adolescente, no acostumbrada al dolor insoportable causado por la fractura de la pierna. El animal todavía lo oye y lo ve todo, aunque ahora esté boca abajo. Se agita y se retuerce, pero el dolor aumenta, y gime a pleno pulmón, como si le pidiera ayuda a alguien. Pero no hay nadie en el mundo que quiera escuchar sus súplicas y hacer algo por él. En todo caso, hay una interminable serie de platos especiales y de menús en la red mundial de restaurantes, donde escriben su nombre en todos los idiomas, para asegurarse de que nada de su cuerpo va a ser desechado, y hay una enorme masa de clientes en todo el mundo feliz de los bípedos, lleno de luces y música y sonidos de tenedores y cuchillos, solamente con ganas de hacerlo pedazos. Solomillo de buey, filete de ternera, hígado de res, lengua de ternera, rabo y testículos de toro. Pero no hay ayuda.

Sus lamentos siguen sin respuesta, llenan la sala de torturas y reverberan alrededor. Aterrorizan al segundo animal que está esperando su turno.

Pero mientras tanto llega un segundo joven. Lleva en la mano izquierda un largo cuchillo de sierra, y en la derecha un hacha afiladísima. Le corta la garganta de un tajo y la sangre comienza a fluir copiosamente llenándole boca, nariz y ojos.

Todavía tiene tiempo para asistir, como en un mal sueño lleno de pesadillas, a su doloroso destripamiento, con cuchillas que desgarran despiadadamente la espesa piel de arriba abajo, con fuerza despiadada.

El despelleje le hace perder toda la majestuosidad y toda la protección estética. Las manazas enguantadas y sangrientas de los jóvenes se introducen en las profundidades de su vientre y arrancan la masa de entrañas humeantes violenta y despiadadamente. Son precisamente los últimos instantes más débiles, cuando ya el dolor físico da paso a las últimas sensaciones escalofriantes, las últimas escenas tórridas de su vida destruida.

El desprendimiento final de la cabeza acaba con los restos de la pesadilla infinita que ha sufrido. Se ha convertido en una cadáver desnudo, privado de piel, goteando los últimos humores y la última orina, listo para ser marcado, etiquetado y colgado en una cámara frigorífica. Lo peor ya ha pasado. Aun así, aún tiene pequeños espasmos. Pero ya no lucha, ya no da más patadas, y tampoco emite gemido alguno. Ahora ya no da ninguna señal de vida.

Se convierte en carne para las carnicerías. Sólo su alma pisoteada y su espíritu ofendido vuelan alrededor de las paredes de los mataderos para observar desde el éter las escenas y los acontecimientos posteriores.

Los verdugos con su delantales continúan con su trabajo mecánico, como si fueran robots, con total desenvoltura. El que aún lleva el cuchillo en la mano incluso se las arregla para silbar una melodía. Después de todo, éste es el vigésimo ternero sacrificado durante las primeras horas de la mañana, y pronto llegará a la cuota requerida de 30 reses, cuando termina su turno. Un euro por cabeza significa 30 euros, no está mal como cuota diaria a añadir al magro salario de 1500 euros al mes, más horas extras.

Los dos chicos están listos para pasar al segundo ternero. Ni siquiera se dan cuenta de que nos quedamos horrorizados, y que nuestra visión se nubla por las lágrimas. Como le dijo el dueño, uno de los dos nos conduce a una enorme cámara frigorífica, donde hay una docena de filas de cadáveres colgados y desollados. Las filas son tan largas que no podemos vislumbrar el final. Se trata de un matadero de tamaño pequeño a mediano, con un potencial de almacenaje de unas mil cabezas. Al final nos acompaña a otra cámara de los horrores, donde los estantes están llenos de centenares de cabezas cortadas de vacas, terneros y bueyes.

Cuando llegamos a la salida, nos damos cuenta de que el aire tiene un sabor totalmente distinto del que respirábamos dentro. Señal de que, aun estando allí dentro sólo un par de horas, te acostumbras al aire, aunque esté impregnado de sangre. Pero todavía no hemos visto lo peor. Faltan los mataderos de cerdos, donde el infierno supera todo lo imaginable. Porque matan a cientos y cientos cada día, porque el aturdimiento a menudo no funciona, y los animales son sacrificados y luego arrojados a los tanques de agua hirviendo todavía vivos y conscientes. Mueren ahogados y quemados a la vez, un récord mundial de dolor para estos seres indefensos. Nos vamos a casa destruidos.

25. El hombre perseguidor de todas las demás criaturas

Sigue siendo el momento de pensar en los demás seres perseguidos por el hombre. De hecho, qué decir de los pobres peces, cuya muerte es aún peor.

Son sacados de su entorno por la acción violenta e inesperada de las redes, y son asfixiados en una agonía sin fin. Su sufrimiento es grande, pero en silencio, sólo porque no estamos preparados para captar sus gritos de dolor, que también existen. A menudo llegan vivos a las pescaderías, para poner fin a su desesperación entre el hielo. O permanecen vivos y atormentados en el agua viciada y el espacio estrecho de las peceras de los restaurantes, esperando a que un cliente se fije en ellos y los elija, y el verdugo los recoja con una red y luego les corte la cabeza y el vientre.

Lo que les sucede a los atunes en las almadrabas es increíble. Es una matanza de las más difíciles de contemplar y escuchar, con la sangre roja que burbujea sobre las olas y las ondas de agua causadas por cientos de atunes en continuo movimiento, enloquecidos de dolor y terror durante horas, durante días.

Un vegetariano no hace distinciones entre las especies.

Un delfín, tan amable y divertido e inteligente, no es mucho más importante que un atún. Ambos merecen vivir sus vidas lejos de la influencia humana. Y qué decir de la persecución de las ballenas y sus crías llevada a cabo con medios tecnológicos, con radar y arpones torpedo.

Los crustáceos y los moluscos aún lo tienen peor. Su captura no parece tan dramática. Pero lo que les espera en la siguiente etapa es poco menos que sorprendente. Las gambas se sumergen vivas en soluciones alcohólicas, y son asadas a llama viva, mientras lloran y gritan su desesperación.

Las langostas gritan su dolor a medida que son hervidas vivas. Y hay comensales que disfrutan oyendo los gritos de los pobres crustáceos en la lengua y entre los dientes mientras los devoran.

Casi una demostración de resistencia a la náusea y el asco.

Pero en los anuncios publicitarios las vacas pastan libres y felices sobre pastos verdes repletos de margaritas. Los terneros se divierten y trotan junto a sus madres, y maman una gran cantidad de buena leche. Los cerdos están orgullosos de convertirse en salchichas y ver sus muslos colgados en un lugar destacado de los establecimientos de fabricantes de jamones y embutidos. Los atunes se alegran de ser cortados a tacos. Los más afortunados son tal vez los cientos de millones de faisanes, liebres, patos, animales salvajes, que se matan a tiros anualmente sólo en Italia. Por lo menos no son sometidos durante semanas, meses o años a las cárceles y las cadenas, a la humillación y la angustia, antes de recibir el desafortunado golpe mortal. El impacto de los perdigones de plomo, la caída torpe en la hierba, el perro hundiendo sus dientes en la carne desgarrada, y se acabó.

26. La brutalidad humana gana al peor demonio del planeta

EL PARAÍSO ESTÁ RESERVADO A LAS CRIATURAS INOCENTES Y SIN PECADO

Las vacas lecheras en realidad no pastan en el campo, ni siquiera saben lo que es un prado ni la forma que tiene la hierba. Están encerradas en establos de hormigón, bloqueadas por pernos y ganchos que impiden que se muevan, alimentadas con pienso repelente y superproteínico, el exacto contrario a su alimento natural. Un alimento que las enfermará pronto, pero que multiplicará por 10 su producción de leche. Tienen, de hecho, enormes mamas que les duelen horrores y que a menudo están infectadas. En 7-8 años la vaca ya no produce la misma cantidad, y se sacrifica, evitando la aparición del cáncer que perjudicaría o anularía la venta de su carne. En la naturaleza vivirían de 20 a 40 años. Sencillamente, les roban toda la leche, les quitan a todos sus terneros y 30 años de vida. Tal vez sea mejor así, ya que otros 20-30 años de prisión las volvería completamente locas. Pero la esperanza es siempre la última en morir, y ningún animal, aunque sea maltratado hasta límites más allá de la tolerabilidad, accede a que le quiten lo que le pertenece, lo poco que le queda.

A nadie le gusta morir por orden de otro, en el plazo y en la forma elegida por otro, de la mano de cualquier verdugo listo para cortarle la garganta y abrirle el vientre.

Los más a atormentados son los pequeños de la vaca. Son un todo con su madre, necesitan la leche y la ternura materna, son como imanes unidos a ella, como si fueran conscientes de que no pasará mucho tiempo antes de que llegue alguien y los arranque de su lado.

Vaca y becerro forman una pareja inseparable, como toda madre humana con su hijo.

Pero los pequeños son separados sin piedad y para siempre, arrancados del cuidado y la calidez de la madre unos pocos días después del nacimiento. Como premio y como consolación son entonces forzados a vivir inmovilizados por un perno dentro de un minirrecinto donde no tienen espacio para tumbarse ni estirar las piernas, que no los deja dormir ni mantener el sueño REM, el profundo y verdadero descanso, el del sueño que necesita todo niño, todo cachorro, porque el ternero es un niño de verdad, que tiene infinitas ganas de jugar, y es el hijo de una verdadera madre vaca. Imagine un cachorro lleno de energía y vitalidad, que siente la llamada de la madre, que todavía oye su voces no demasiado lejos, o que quiere jugar y saltar con otros terneros, también atados como él, pero que permanece encerrado inexorablemente en su cubículo.

Necesita calmar su desesperación y sus lágrimas, relajarse y dormir.

Pero debe enfrentarse a comer de más y crecer rápidamente. Necesita con urgencia la leche de su madre, pero esa leche termina en envases para los bípedos insaciables. Necesita aunque sea soñar con su madre ya casi perdida lamiéndolo y mugiendo de alegría a su lado, paseando por el heno con los otros pequeños del establo.

Pero le han robado todos los sueños. ¿Se puede ser más vil y más maléfico que eso?

¿Podría nunca el peor de los demonios del universo llegar a este nivel de brutalidad?

¿Cómo se puede robar y destruir incluso los sueños de un niño de cuatro patas?

En cuanto a los cerdos, de carácter juguetón, su vida en la naturaleza se compone de carreras en libertad, cavar en la tierra y en el barro en busca de bellotas y patatas y trufas, jugar con sus hijos, incluso hacer amistad con cualquiera que los trate bien, jugueteando con los pavos o los gansos, gruñendo de felicidad y rodando por el suelo caliente por el sol. Pero estos animales casi nunca ven el sol. Entre la crianza y el matadero, excepto por la angustia y el terror, están realmente mejor en el matadero, sobre todo cuando todo ha acabado. El lugar donde los crían no es un refugio, sino una prisión llena de gente y del mal olor del aire irrespirable. Los alimentan con comida basura, no apta para su organismo herbívoro. Alimentos cargados de productos químicos. Antibióticos para protegerlos de las epidemias. Compuestos artificiales para estimular el hambre, de lo contrario nunca se comerían esa porquería, sustancias prohibidas, hormonas como el estrógeno, diseñadas para hacerlos crecer más deprisa.

La carne no proviene de una granja biológica rodeada de naturaleza, sino de las inmundas salas de tortura que son los establos modernos, y de edificios siniestros donde se realizan ejecuciones y matanzas.

Quien ama a los animales no los cría y se los come. Quien ama a los peces no los pesca y se los come.

¿Cómo es posible que alguien ame más a los perros que a los cerdos, a los gatos que a los conejos, a los caballos que a las vacas, a los delfines que a los atunes o las ballenas?

La decisión de alimentarse de productos de origen animal no es un camino a seguir. Es un callejón oscuro lleno de sufrimiento, de tragedia, de amarguras indescriptibles. Cada animal tenía, antes de ser asesinado, su propia personalidad. Era una persona de cuatro patas, con cabeza, corazón, mente, ojos, voz, alma. No una sola persona de dos patas y sin alma, como su ejecutor y como el instigador de la ejecución.

Los animales objetivo son básicamente los más inofensivos, los más bondadosos, los más dóciles. Animales que no hacen daño a nadie, que no molestan a nadie, que no matan a nadie, que no le roban la leche a nadie. Son veganos como nosotros y más que nosotros. Nosotros somos aprendices de veganos, veganos tendenciales, pero ellos son veganos perfectos. Si realmente existe un lugar donde se premie, un Edén, un paraíso para los perfectos, un lugar de indemnización y justicia, estos seres estarán en primera fila. Y realmente hay que deseárselo de todo corazón.

27. Los hábitos humanos extraños son muchos, pero el peor es el de querer chupar de las ubres de la vaca

También la leche y los huevos matan a los animales, por así decirlo, tanto que la carne no se considera el producto imperante, sino incluso un subproducto de la industria de los productos lácteos y, en cierto sentido, el pollo es un subproducto de la enorme industria de los huevos.

Este hecho debería hacer pensar a los vegetarianos que adoran visitar con demasiada frecuencia los mostradores de productos lácteos y de helados.

Realmente se siente la angustia y la furia que provocan los mataderos, los barcos de pesca y las piscifactorías, la barcos balleneros, las trampas, las escopetas.

Sí, pero la leche se ha presentado durante años como la principal fuente de calcio.

Sobre este punto existe casi total unanimidad entre los pediatras y nutricionistas clínicos, objetando frente a las mamás incrédulas.

La leche contiene calcio. ¿Y qué? ¿Sabe que la leche de vaca es como un usurero? Enseguida te presta un poco de calcio, pero muy pronto se te lleva mucho más.

La leche rompe los huesos lentamente.

Los quesos, sin duda sabrosos y de buen sabor, sin duda cómodos y convenientes para saciar rápido el hambre, son aún peores, siendo leche concentrada. Hasta los dos años los niños deben ser alimentados con leche, pero con la leche de su madre, excepto en casos desgraciados y de emergencia. Después de los dos años, hay que olvidar cualquier tipo de leche, si realmente ama a sus hijos, si quiere que crezcan fuertes y sanos, concentrados y proporcionados. El niño destetado, y más los jóvenes, los adultos y los ancianos, no tiene razón alguna para aferrarse a los pechos de nadie, y en particular a los de una vaca, diseñados por el Creador para la exclusiva alimentación de sus terneros.

Después de toda esta charla sobre la leche, hay que añadir que los criadores y sus socios, los dueños de mataderos, reciben grandes subvenciones estatales. En la práctica, son financiados por todos los ciudadanos a través de los impuestos.

Mientras tanto no hay un solo Estado en el mundo que establezca subsidios y premios a los que nunca se enferman, no toman drogas, no se hacen recetar carísimos medicamentos que luego tiran a la basura.

Volviendo al discurso de los huevos, la yema de huevo es el alimento más rico en colesterol que hay, después del hígado bovino y el de oca. Un nivel alto de colesterol aumenta el riesgo de ataque al corazón, incluso a una edad temprana. Los huevos sirven como espesantes o para hacer tortillas, o para dar consistencia a los pasteles y galletas, pero tienen un sustituto perfecto en la excelente y conveniente harina de garbanzos, que le da un sabor y una nutrición a otro nivel. Pero los cocineros son incapaces de hacer nada en la cocina sin la ayuda de los huevos, poco importa que dejen un rastro de olor insoportable.

En cuanto a los chinos, desde hace años ofrecen comidas vegetarianas basadas en la soja, pero que se parecen a la carne, e incluso saben como la carne, y la verdad es que hay que ser crítico y contrario ante este tipo de imitaciones nocivas y absurdas. Hay tantas cosas buenas para comer que no es en absoluto necesario preparar imitaciones de cadáveres cocinados.

28. El fastidio de los síntomas

La mayoría de las enfermedades tienen origen tóxico y no microbiano. la mayoría de las enfermedades tóxicas son enfermedades alimentarias

El síntoma es algo que se siente físicamente, y eso molesta. Todos estamos de acuerdo en que, al final, tendrá que acabar de una manera u otra. Ya se trate de un dolor de cabeza o de un dolor de muelas, o de un sobrepeso evidente, es siempre una sensación o una situación desagradable y molesta.

Sólo en raras ocasiones el síntoma está relacionado en la mente de las personas, y de los médicos, con el concepto de causa. Tanto es así que la medicina oficial sigue definiéndose como una medicina sintomática, es decir, basada en la eliminación inmediata o casi del síntoma, y en ignorar pura y simplemente las causas que han derivado en tal enfermedad.

Eliminar un síntoma, actuar sobre él, sin saber la causa y el origen, como hace la medicina, es realmente un método sin sentido en muchos casos, puesto que se ataca al sistema de autosanación y al sistema inmunitario del organismo.

Es evidente que algunos de los síntomas por desgracia comunes, como el dolor de muelas, exigen su eliminación inmediata y sin florituras, aunque dejando de comer ciertos alimentos ya se puede limitar el dolor.

Muchos accidentes de tráfico o accidentes en casa o en el trabajo necesitan una acción rápida en la que el tratamiento de los síntomas y el uso de la farmacología son inevitables.

Los síntomas, sin embargo, de acuerdo con la perspectiva higienista natural correcta, deben desparecer solos una vez hayamos identificado sus causas, y tan pronto como hayamos desactivado el mecanismo productor, el error comportamental o nutricional o ecológico que lo ha determinado, y esto es un principio fundamental del que nadie se debería alejar demasiado.

Está claro que el tema de los síntomas tiene una importancia fundamental. Para cualquier médico se convierte en un tema candente, ya que desbarata la propia manera de ser médico, su filosofía de intervención, las reglas establecidas por el orden, incluso la comodidad y la conveniencia práctica de recurrir al eliminador del síntoma que, para este tipo de medicina predominante, es el fármaco. Especialmente porque la eliminación pura y simple del síntoma es fácil y accesible de forma estandarizada, de forma rápida y segura, mientras que una identificación y una eliminación de las causas implicaría complejas visitas y estrategias a largo plazo, diversificadas para cada individuo. Sin contar, colmo de los colmos, que el paciente finalmente no tratado y no medicado según los principios de la inviolabilidad del síntoma no sólo no estaría dispuesto a pagar por la consulta, sino que además tendería a cambiar de médico para obtener una receta de medicamentos de otro médico de la competencia, que quizás luego acabará en el contenedor de basura, porque, ¿qué más da si sólo es dinero del Estado?

En la práctica, la defensa del síntoma conduciría a una pérdida de empleo, de recetas, de oportunidad económica para todos los médicos dedicados al tratamiento con medicamentos.

El hecho es que la eliminación del síntoma no es de ningún modo una eliminación del problema. El verdadero problema, el causante de los síntomas, sigue allí dispuesto a agravarse en cualquier momento.

En el curso de su historia, la medicina ha hecho todo lo posible por identificar los síntomas con la enfermedad.

De hecho, la migraña se define como *dolor de cabeza,* ciertamente no como *placer de cabeza.* Sin embargo, el verdadero mal no es el dolor de cabeza, sino las causas ocultas que lo determinan. Y eso sirve para todos los males, todos los síntomas, todo el dolor, todas las patologías evidentes u ocultas que nos afligen. Causas que, como veremos en los siguientes párrafos, son casi siempre toxicológicas y casi nunca de naturaleza microbiana. El *casi* se ha puesto más por una cuestión de educación y respeto, que por una auténtica justificación científica. Y se ponen en danza las causas toxicológicas, porque pueden participar en el juego muchos factores ambientales, psicológicos, relacionales. Pero el factor fundamental en la gran mayoría de los casos será simplemente el factor alimentario.

29. Más zanahorias y menos campos de maíz. La importancia de consumir

EL FENÓMENO DE LA DIARREA. LA TOTAL AUSENCIA DE BUENAS ESCUELAS

Comer, comer y comer. Tragar indiscriminadamente, sin siquiera molestarse en leer las etiquetas y comprender los contenidos, sin tener en cuenta los orígenes y los caminos que ese alimento ha recorrido antes de llegar al plato.

Con la fruta no hay ningún problema. Es desclasada sistemáticamente a la categoría de alimento demostrativo y marginal, tímidamente colocada en un frutero en el que casi ninguno de los comensales se fija.

La falta de uso continuado y sistemático de la fruta natural a menudo conduce a fenómenos degenerativos, alergias, incluso a la llamada *cagalera,* repitiendo la simpática terminología utilizada por mi amigo Mauro, que ha adoptado y aplicado con diligencia mi buen consejo, convirtiéndose, según sus propias palabras, en un usuario asiduo del lavabo menos distante posible.

Hay que descubrir si la culpa es de la fruta en sí o, más probablemente, del tracto digestivo en el que los restos de comidas anteriores se mezclan con la fruta y fermentan.

Sabemos, sin embargo, que la fruta tiene por sus características específicas efectos limpiadores y refrescantes, así como nutrientes y energéticos. El mismo discurso sirve para Paola, que se hartaría de fresas, albaricoques, y de un montón de frutas de temporada si no se lo impidiera un buen número de alergias. De nuevo, más que una cuestión de alergias, es un problema de la falta de uso y de mezcla inadecuada, que se puede combatir y ganar mediante una reintroducción progresiva de esas frutas, tal vez después de un breve descanso o ayuno fisiológico, con el fin de liberar el intestino de los viejos residuos.

Hay muchas personas que se autoproclaman vegetarianos tendenciales a pesar de que comen un poco de carne, dos o máximo tres veces por semana. O a veces son vegetarianos *absolutos* pero comen pescado, sin darse cuenta de que la carne que vive bajo el agua no es menos carne que la de los que viven en tierra.

Hay otros que finalmente han dado el gran paso de no comer más carne. Sólo que, abandonado el bistec, se hartan de huevos y queso, en el habitual período de reincorporación de proteínas. Todavía no se han dado cuenta de que la carne no debe ser reintegrada, y que la peor comida para la humanidad son precisamente las proteínas concentradas, y, en particular, aquellas llamadas *nobles.*

Comer mal, comer proteínas, supernutrirse, es un factor causal de sobrepeso, uno de los peores síntomas que afectan a la humanidad de hoy en día.

La obesidad ya es visible entre los niños de las escuelas de párvulos y entre los alumnos de primaria.

Hay que darles las gracias a los que les han impuesto los alimentos homogeneizados para bebés, la leche, el pan y la mortadela y las bebidas azucaradas y refrescos.

Se debería consumir lo necesario, y permitir digerir completamente aquello que se ha ingerido, pero sabemos lo laborioso y difícil que es reducir el peso correctamente.

Todas las dietas para bajar de peso son una auténtica ofensa contra los principios operativos del organismo y un engaño colosal para los incautos. Se necesita una mejor preparación de padres y maestros, antes de que esa tendencia degenerativa alcance aún mayores proporciones.

Consumir más proteínas de las que el cuerpo necesita disipa energía vital en el esfuerzo por deshacerse de los subproductos tóxicos del metabolismo proteínico, tal como el ácido fosfórico, el ácido sulfúrico y el ácido úrico. Como el cuerpo humano es muy diferente al de los cánidos y los felinos, no está equipado para desintegrar el ácido úrico, que trata con gran esfuerzo y pobres resultados de neutralizar este ácido y hacerlo menos agresivo, mediante elementos alcalinos eficaces, como el calcio. Pero el ácido úrico permanece como residuo y termina por originar la enfermedad de la gota y por depositarse en las articulaciones, causando el desarrollo de la artritis.

Los mismos subproductos acidificantes aceleran la desmineralización ósea, con la transferencia de calcio vivo (oseína) del hueso a tejidos blandos tales como las arterias, causando por un lado arteriosclerosis y por el otro osteoporosis; o a las retinas, causando cataratas; o al sistema urinario, formando cálculos renales; o a la piel, formando arrugas; o a las articulaciones, causando osteoartritis.

La estructura ósea, tributaria de todas estas transferencias, se hace más porosa y propensa a fracturas espontáneas, a la flexión de la columna vertebral. Un precio muy alto a pagar. No proceder de esa manera casi es una advertencia divina, al menos para aquellos que creen en la sabiduría de la creación.

El cuerpo humano no es capaz de utilizar directamente las proteínas, sean nobles o no.

Las proteínas también son tóxicas para el cuerpo. El organismo debe descomponerlas en aminoácidos (23 en total, y 9 consideradas esenciales en cuanto no fabricables por el propio organismo).

Una dieta básicamente frutariana realiza dicha tarea a la perfección.

La zanahoria cruda proporciona 21 aminoácidos, de los cuales 8 son esenciales, listos para su uso. Los átomos de los alimentos naturales están vivos y son orgánicos, y son excelentes materias primas para reconstruir rápidamente un cuerpo libre de problemas. Hoy en día hay excelentes licuadoras para producir millones de hectolitros de zumo vivo de zanahorias y para revitalizar y proteinizar a personas con bajo nivel de proteínas, y hay campos inacabables donde se cultivan toneladas, en lugar de las interminables extensiones de maíz destinadas para el ganado de sacrificio, maíz que es una fuente de grave contaminación del agua subterránea. Los herbicidas, la mortal azidrina, los fertilizantes químicos que empobrecen y arruinan irremediablemente las llanuras fértiles del mundo, deben ser prohibidos por la ley para evitar que los campos mueran por completo. La cultura del maíz destinado a la carne también está causando la deforestación de la selva amazónica.

Esto es una locura total, el suicidio colectivo de la humanidad, una enorme catástrofe.

30. La cría de renacuajos y ranas, conejos y avestruces

El tormento y la tortura de los pobres animales no termina nunca. No deja de sorprenderme la estupidez humana, que sigue buscando obstinadamente nutrientes en la dirección equivocada. La rana, como tal vez nuestro pequeño lagarto local, es un animal muy bueno, digno de una protección especial. Tiene un gran sentido musical que le permite poner en escena estribillos perfectos que resuenan allí donde hay agua y humedad. Las ranas son los animales favoritos de nuestros hijos, mucho más que los perros y los gatos. Planificar y anunciar el desarrollo de nuevas granjas para la producción y comercialización de carne de rana, como si se tratara de una perspectiva de desarrollo y enriquecimiento de la economía nacional, es realmente algo espeluznante.

El desafortunado destino que le espera al ganado, a los caballos, cerdos, ovejas, aves, patos, asignando a cada categoría de sistemas específicos de la cría moderna, basada en estructuras metálicas desmontables y modulares, los métodos del llamado *crecimiento racional,* de pesebres llenos de harina de huesos de otros animales a los que se le añaden fármacos y vitaminas sintéticas y suplementos minerales y hormonales, y el espacio reducido increíblemente superpoblado, de sistemas de tortura increíbles basados en la iluminación continua para favorecer la alimentación continua y el aumento más rápido del peso, los sistemas de masacre en serie y antes de que aparezcan signos de cáncer, alcanzan niveles antes impensables e inesperados. Los planificadores y diseñadores de la muerte en serie trabajan a toda velocidad. Otras especies están ahí listas para convertirse en el próximo objeto de deseo. Una granja de avestruces gana enormes cantidades de dinero. Pero también las ranas, tan pequeñas e indefensas, parecen prometer mucho. Pronto los renacuajos, tiernos y sin huesos, desarrollarán en pocos días las patas dentro de los tanques. Su precio sin duda se pondrá por las nubes. Y quién sabe qué nuevas sustancias habrá en esa nueva carne. Quizá seremos capaces de saltar alegremente y de capturar a estas nuevas razas los secretos de su entusiasmo y de la salud que ahora escasea en los hombres deshumanizados. En lugar de proceder hacia un auspiciable y urgente arrepentimiento, nos estamos hundiendo, descendiendo en caída libre hacia la oscuridad.

Todo eso es suficiente para alejarnos de este tipo de género humano con el que no tenemos nada en común y nada que hacer, ni siquiera la posibilidad de entablar un simple diálogo.

31. Recuperar y revivir a Pitágoras

Una diferencia importante entre el hombre y el buey es que el buey no siente la necesidad de mirarse a sí mismo en su historia pasada. El buey se limita a seguir estrictamente las tendencias, preferencias, gustos, el instinto de su especie, siempre que tenga la libertad de expresarse y vivir. El buey sabe contentarse y vivir verdaderamente al día.

Pero el hombre, al no ser capaz de confiar mucho en el instinto, necesita encontrar referencias y señales en su pasado. Los abuelos mueren, los padres desaparecen, los tíos fallan, se interrumpe el contacto con los ancianos, se apresura a meter a los viejos en asilos o terminan prematuramente bajo una lápida, y de repente se da cuenta de que no ha hablado lo suficiente con ellos, que no los ha interrogado, que no les ha pedido información a fondo, que no les ha preguntado quiénes eran sus padres y sus abuelos. Se le mueren el padre y la madre, y el dolor, la desesperación, la tristeza son demasiado grandes y prevalecen sobre todo lo demás. Demasiado grandes para pensar en la pérdida cultural grave que se da en paralelo a la tristísima separación de los seres queridos. Y al final termina con mil preguntas nunca hechas y mil interrogantes para los que tal vez ya no podrá obtener una respuesta que transmitir a sus hijos. Estará destruido por la nostalgia, sólo tendrá un nudo en el estómago, algunas fotos antiguas y nada más.

Y le darán ganas de maldecir su propia estupidez y su negligencia inexcusables. Al menos los aristócratas logran volver atrás varias generaciones y durante varios siglos, e incluso contar historias de personajes y episodios de sus linajes.

Su historia y la de su familia están bien escritas en los libros. Pero para la gente común las únicas fuentes son las de sus seres queridos. Existe la heráldica para los apellidos populares, pero es algo general y frío, y ciertamente no puede darle la satisfacción de conocer uno a uno a quienes lo precedieron.

El hombre, decíamos, siente una atracción irresistible hacia su pasado.

Ahora imagine que pudiéramos crear un enlace mágico no sólo con el propio padre, o abuelo o bisabuelo, no sólo con nuestros antepasados de hace uno o diez siglos, sino de incluso hace veinticinco siglos.

Tratemos de tomar contacto con nuestro gran maestro Pitágoras, el que iluminó toda la cultura humana desde el siglo VI a. C. en adelante, a lo largo del esplendor único de la antigua Grecia, de las grandezas y las atrocidades del Imperio romano, de los largos siglos de la oscura noche de la Edad Media iluminada por los escritos de Pitágoras que acabaron en la hoguera, e incluso la totalidad de las grandes bibliotecas quemadas por las llamas de la Inquisición, a lo largo del Renacimiento y hasta nuestros días.

Después de todo, se trata de una incursión en la imaginación. Sucedió apenas ayer. Basta con ir a Crotona, en Calabria. Aún quedan las piedras y los signos de la escuela fundada por Pitágoras.

Sin embargo, este monumento, este punto de referencia que ningún incendio papal ha sido capaz de borrar y oscurecer, tiene un valor inestimable para todo ser humano, y especialmente para los niños y los jóvenes que se preparan para hacer frente a una vida no siempre fácil.

Hemos perdido a nuestros padres, sí, pero por lo menos podemos recuperar a nuestro antiguo padre, que dedicó la mitad de su vida a aprender y a enseñar, a absorber como una esponja las grandes culturas anteriores (egipcias, mesopotámicas, hebreas, hindús, chinas), y la otra mitad en enseñar y transmitir con gran habilidad y generosidad todo su valioso conocimiento a los jóvenes con más talento y más propensos a sacrificarse al placer del estudio.

Pitágoras combinó datos, conceptos, ideas, sentimientos, experiencias, documentos, historias, parábolas, ecos, vibraciones, que eran no sólo los de su famoso maestro Tales de Mileto y los de su época, sino también los de otros cinco o diez mil años de civilización humana precedente, que ningún otro estudioso había pensado reunir, o había podido reunir. Su carácter encantador y humilde, siempre dispuesto a escuchar y aprender con atención, las recomendaciones de los muchos maestros que lo conocieron, constituyeron el único salvoconducto para sus andanzas culturales y científicas en las capitales de la época antigua. Pitágoras es el eslabón perdido que, si no lo recuperamos y relanzamos, si no lo estudiamos y lo comprendemos de nuevo, estaremos irreparablemente alejados de nuestros orígenes tan llenos de misterios por aclarar.

Por tanto, conocer a Pitágoras es un objetivo no sólo obligado, sino también muy fructífero y estimulante.

Su única obra escrita, *Los versos dorados,* que escapó milagrosamente a la inexcusable furia incendiaria de la Iglesia Católica Romana, no sólo es una reliquia de infinito valor, sino también un resumen de su mensaje al mundo. Un manual de qué hacer y no hacer, qué decir y no decir, qué pensar y no pensar. Un breve texto que vale mil veces más que incluso los teoremas matemáticos y geométricos que todo estudiante conoce.

Si somos dignos de nuestro gran antepasado común, podremos dar un salto en el tiempo de 25 siglos atrás, sin pasar por el medio milenio de los orígenes del cristianismo, sin ningún propósito de competencia, dado que Pitágoras no nació 5 o 10 años antes de Cristo sino 500 años antes.

Existe una tendencia creciente a revisar nuestro pasado, a frecuentar exposiciones de arte y museos, para acercar a los estudiantes y grupos de estudio a los antiguos tesoros que nos rodean.

Esperemos que los jóvenes revisen a Pitágoras más de cerca y que aprendan y comenten en la escuela y en el hogar sus versos, uno a uno, en lugar de hipnotizarse con los habituales y vacuos programas televisivos moralmente nocivos.

Nosotros no hacemos una nueva religión, no pedimos signos o posiciones particulares de las manos, que hasta molestarían a Dios, maestro de pura y auténtica fe laica, pero es justo reclamar un momento de atención y concentración, una adecuada disposición mental y espiritual mediante la lectura *Los versos dorados.*

32. Los versos dorados de Pitágoras

En primer lugar honra
y venera a los dioses inmortales,
a cada uno según su rango.
Luego respeta el juramento,
y reverencia a los héroes ilustres,
y también a los genios subterráneos
como mandan las leyes.
Honra luego a tus padres
y a tus parientes de sangre.
Y hazte amigo del virtuoso.

    Cede a las palabras gentiles
y a los actos provechosos.
No guardes rencor al amigo
por una falta leve.

    Hazlo en la medida de tus fuerzas,
pues lo posible va unido a lo necesario.

    Cumple estos mandatos,
pero preocúpate en dominar
ante todo las necesidades
de tu estómago y de tu sueño,
después los arranques
de tus deseos y de tu cólera.

    Nunca cometas una acción vergonzosa,
ni con nadie, ni a solas.
Ante todo, respétate a ti mismo.

    Practica la justicia,
en palabras y en obras,
Aprende a no comportarte
sin razón.

    Recuerda que la muerte
nos llega a todos,
que las riquezas
unas veces te plazca ganarlas
y otras te plazca perderlas.

Soporta el sufrimiento que llega
por orden divina,
pero búscale remedio
en la medida de tus fuerzas;
porque no son muchas las desventuras
que azotan a los hombres buenos.

Muchas voces, unas indignas, otras insignes,
que hieren el oído:
que no te turben,
pero tampoco las desoigas.
Cuando oigas una mentira,
sobrellévalo con calma.

Pero lo que ahora te digo
cúmplelo siempre:
que las palabras o los actos de nadie
te conmuevan para que digas o hagas
nada que no sea lo mejor para ti.

Piensa antes de actuar
para no cometer errores.
Actuar y hablar sin juicio
es de necios.
Haz siempre aquello
que no te perjudique.

No hables de lo que ignoras,
pero aprende lo que es necesario
si quieres tener una vida grata.

No descuides tu salud,
modera la comida y la bebida,
y ejercita el cuerpo.
Adopta una vida sana, sin molicie,
y evita lo que atraiga la envidia.

No malgastes como hacen
los que ignoran la honradez,
pero no dejes de ser generoso,
porque no hay nada mejor
que la mesura en todo.

Haz pues lo que no te dañe,
y piensa antes de actuar.
No permitas que el dulce sueño
te cierre los ojos
sin que hayas repasado
tus acciones del día:
«¿En qué he fallado? ¿Qué he hecho?
¿Qué deber no he cumplido?».
Comienza desde el principio
y llega al final,
y repróchate los errores
y que los aciertos te alegren.
    Estas cosas hay que hacer.
Estas cosas hay practicar.
Estas cosas hay que amar.
Por ellas embocarás
el divino camino de la perfección.
    Ponte al trabajo y ruega a los dioses
que lo lleven a la perfección.
Si haces estas cosas
conocerás el orden
que reina entre los dioses inmortales
y los hombres mortales,
en qué se unen las cosas
y en qué se separan.
    Sabrás que la naturaleza es una
y la misma en todas partes,
para que no esperes
lo que no hay que esperar,
ni nada se oculte a tus ojos.
    Conocerás a los hombres,
mártires de los males
que ellos mismos se infligen,
ciegos a los bienes que los rodean,
que no ven ni escuchan
porque pocos saben

librarse del infortunio.
Tal es el destino que determina
al espíritu de los mortales,
como cuentas infantiles
ruedan de un lado a otro,
esclavizados por incontables males:
porque sin saberlo
los castiga la Discordia,
su triste acompañante natural,
a la que no hay que provocar,
sino cederle el paso
y alejarse de ella.
  ¡Oh, padre Zeus!
¡De cuántos males
librarías a los hombres
si tan sólo les hicieras ver
a qué demonio satisfacen!
  Pero ten confianza,
porque los seres humanos
son una divina raza,
y la sagrada naturaleza
les descubre todas las cosas.
Y de todo tomas lo que te pertenece,
cumplirás mis mandamientos,
que serán el remedio
de tales males del alma.
  Contente en los alimentos como ya dijimos,
tanto para purificarte,
como para liberar tu espíritu,
juzga y piensa sobre todas y cada una de las cosas,
alzando alto tu mente,
que es quien mejor te guía.
  Si te separas del cuerpo para volar
hasta los libres orbes del éter,
serás un dios inmortal e indestructible,
ya no sujeto a la muerte.

33. Toda la verdad en una página

Siempre he sentido una especial simpatía por la síntesis y por lo esencial de las cosas, aunque después tenga que entregarme a la necesidad de aclarar algo, de explicar los detalles.

No poseo ninguna solución mágica, pero, con toda humildad, trataré de desarrollar las mejores estrategias posibles, basadas en lo que la ciencia higienista natural y mi experiencia personal son capaces de ofrecer.

Muchas personas también me han solicitado la preparación de un manual ágil y sintético, de veinte páginas más o menos, para explicar en pocas palabras, claras y sencillas, qué hacer en la práctica y qué no hacer en términos concretos, para sentirse bien hoy, mañana y el resto de nuestros días, basándome en la premisa fundamental de que todo el mundo quiere vivir el mayor tiempo posible y estar bien de principio a fin.

La tentación de decirlo todo no en veinte páginas, sino más bien en un puñado de hojas, es genial y quiero intentarlo. No voy a hacer una fría lista de alimentos, sino un resumen de los principios y reglas básicas que deben adoptarse. Digamos que una docena de conceptos y reglas básicas.

Estos 12 puntos vienen resaltados, y representan mi respuesta a los que me pidieron un manual sintético.

Extrapolados del texto que los acoge pueden servir como un auténtico *Manual de pensamiento y comportamiento higienista-natural*.

Revisar las propias convicciones equivocadas e instruirse desde cero. El hombre es vegetariano por diseño y proyecto de la creación

Olvidemos todo lo que sabemos, hagamos un buen lavado general del cerebro y dispongámonos de un modo receptivo para aprender desde cero, de la A a la Z, el comportamiento y los alimentos correctos que debemos incluir en nuestra vida cotidiana. Asumamos de una vez que somos primates, que estamos dotados de un patrón fisiológico y unos órganos particulares. Incluso las ciencias anatómicas y antropológicas confirman de forma inequívoca, sin sombra de duda, que el hombre es

118

un ser frutariano-vegetariano crudista. Por tanto, será obligatorio alimentarse exclusivamente con los alimentos establecidos por el Creador para la especie humana; es decir, con los alimentos de la propia especie; evitando en todo caso los alimentos prohibidos y dando preeminencia absoluta a limpiar el interior del cuerpo, según lo recomendado por el gran maestro Pitágoras.

Alinearse a las exigencias de nuestro organismo

Aunque parezca difícil comportarse de una manera consistente y de acuerdo con nuestro plan original, es absolutamente esencial alinearse a las características y necesidades biológicas de nuestro organismo físico, de nuestra mente e incluso de nuestra alma, y respetar de modo riguroso algunas reglas básicas.

Conocerse a sí mismo y respetar al prójimo (animales y humanos)

La regla básica es conocerse a sí mismo, respetar al prójimo, respetar a todas las criaturas de la creación, en especial a los animales más desgarrados y ofendidos, los más dignos de protección. Sacar de la vida el máximo beneficio, satisfacción, diversión, cuidando de que todo ello nunca signifique la explotación de los demás. Dar la bienvenida a las habilidades especiales innatas o adquiridas, a las oportunidades y circunstancias favorables, a la suerte, siempre que todo ello vaya acompañado de dosis adecuadas de humildad y generosidad hacia los demás.

Dar prioridad y preferencia a la salud

Poner siempre en primer lugar la salud, reflejándose en las palabras eternas de Herófilo.

Evitar el estrés y los ruidos molestos

Optar por la tranquilidad y el buen humor, mantenerse lo más posible en armonía con uno mismo y con los demás, hacer cosas que nos gusten y que sean útiles, evitar el estrés y las imposiciones, mantenerse lo más alejado posible de los malos pensamientos, del ruido de la música ofensiva para los tímpanos, del zumbido ensordecedor de las autopistas y las grandes ciudades, del violento tañer de las campanas que impiden escuchar los sonidos y los motivos de la naturaleza, que inhiben e interrumpen el canto de las aves multicolores, los coros increíbles y divinos de los grillos, las ranas y las cigarras, todos seres inventados por Dios, mientras que seguro que ninguna campana tiene procedencia divina.

Anteponer el aire fresco a cualquier alimento

Asegurarse de tener disponible en todo momento aire fresco y abundante y respirable, aire sujeto a la milagrosa obra de cambio operado por el follaje de nuestros amigos los árboles.

Nada de cigarrillos ni humos, ni de frecuentar ambientes cerrados y llenos de gente, abrir las ventanas tanto como sea posible o al menos entreabrirlas y nunca tenerlas completamente cerradas, incluso en invierno, en las aulas escolares y en los dormitorios. Sobrevivimos sin alimentos durante semanas, mientras que sin aire morimos en menos de cinco minutos, y sin aire fresco y sano nos vamos consumiendo sin darnos cuenta. La cuota mínima de supervivencia saludable para aquellos que están en una habitación para cada individuo se calcula en 75 metros cúbicos/hora de aire fresco, o 1500 metros cúbicos/hora para una clase de 20 alumnos.

No es extraño que al mediodía los estudiantes salgan de las aulas pálidos y nerviosos después de un tratamiento intensivo y no deseado de aire viciado, ya respirado por los demás y saturado con los venenos de descarga de demasiados organismos encerrados en las aulas.

Introducir la exposición al sol, el ejercicio, el buen humor entre los factores básicos de la salud

Se estima que cada criatura viva debe permanecer desnuda al sol al menos media hora al día, no tanto para broncearse como para absorber energía y vitamina D para el sistema óseo. Por las exigencias del trabajo, los días sin sol, las estaciones frías es difícil seguir la regla, es importante contar con una reserva de energía electromagnética solar cada vez que se nos permita. Incluso las exposición parcial de la cara y los brazos tienen valor.

En cambio hay que evitar las lámparas de bronceado, altamente perjudiciales.

Hay que hacer ejercicio físico, intenso o relajado, preferiblemente no competitivo, especialmente caminar, nadar, ir en bicicleta, trabajar en el jardín, practicar gimnasia libre, danza, posiciones de yoga y respiración, todas opciones buenas y necesarias. Mantienen el corazón en una aceleración constante y funcional y dan profundidad y ritmo a la circulación, especialmente a nivel de los vasos capilares.

Nunca olvidarse de sonreír y tomarse la vida con filosofía. Si los niños sanos se ríen y hacen bromas una media de 400 veces al día, no es justo ni saludable que el adulto lo haga sólo 15 veces.

Elegir agua ligera

No somos grandes bebedores de agua, excepto en casos de emergencia. En todo caso, son mejores las aguas más ligeras y con menos iones minerales, como el agua de lluvia filtrada o la nieve derretida. En Estados Unidos se da ahora una carrera comercial por vender agua de icebergs, debidamente envasada, y vendida a precio de oro. También es cierto que incluso el agua del grifo más modesta es mejor respuesta a la sed que cualquier bebida embotellada. El hombre, recordémoslo, es un gran consumidor de agua naturalmente destilada y libre de minerales duros y no asimilables, de agua biológica, acompañada por sustancias mágicas que la naturaleza ha creado para nosotros, sopesando y midiendo las dosis perfectas de proteínas (que siempre deben ser muy pocas para mantenernos en la máxima forma), de minerales, vitaminas, carbohidratos y azúcares naturales.

Las únicas fábricas que nos garantizan este precioso líquido son los árboles frutales y las plantas frutales (pepino, melón, sandía, calabaza, tomate, berenjena, etc.), mediante frutos madurados en su punto justo y cargados de linfa vital enriquecida por los rayos del sol, un concentrado inimitable de fuerza bioquímica y electromagnética. Si nuestra dieta incluye comidas adecuadas de frutas y verduras jugosas y acuosas, no tendremos el impulso de beber otras cosas, ni tampoco de beber litros de agua como prescribe descuidadamente un cierto tipo de teorías alimentarias paracientíficas. Probadlo para creerlo.

Optar siempre por los alimentos de la propia especie

Hay que recordar que todas las especies vivas tiene su propia comida, preferentemente natural, un alimento determinado por las intenciones y la inspiración del Creador, o también si queremos por el desarrollo evolutivo.

Un alimento ideal, capaz de nutrir mejor, de modo integral y perfecto y libre de deficiencias y efectos secundarios adversos para ese tipo de organismo. Un alimento que nutre afectando al mínimo las delicadas estructuras digestivas y obstruyendo al mínimo el tracto digestivo. Un alimento que haga uso mínimo de nuestra energía física, química, mental, en los delicados procesos digestivos-asimilativos.

Debemos recordar que un alimento de calidad no se clasifica y no se valora basándose en contenidos numéricos teóricos y abstractos de las sustancias nutrientes contenidas en él, sino más bien en los índices de digestibilidad, de asimilación, de no toxicidad y de no leucocitosidad.

Todas las tablas del mundo, que se presentan con pompa y prestigio sobre resultados de estudios pediátricos y de salud, son lo peor que se puede proponer a las personas. Privadas de sentido, de lógica, de valor y siempre referidas a los alimentos en crudo, que son muy diferentes a cuando están cocidos o guisados de cualquier manera posible.

¿Qué sentido tiene decir que el cerebro de los cerdos tiene fósforo y zinc, y los testículos del toro contienen vitamina E acompañada de abundantes aminoácidos?

¿Por qué no añadir también el contenido del esperma humano, particularmente rico en hormonas y factores vitamínicos, o la sangre cuajada de niño, llena de enzimas? No tiene sentido. Para la gente que llega a la atroz fealdad anterior, nada está prohibido.

Para los cerdos y jabalíes los alimentos de su especie son los tubérculos crudos, las patatas, las mazorcas de maíz, las bellotas, las trufas. Para los grandes animales salvajes, como elefantes, rinocerontes, hipopótamos, búfalos, jirafas, cebras, antílopes, gacelas, orangutanes, el alimento de su especie son las frutas, las hierbas, los matojos. Para los felinos y las hienas, así como para las fieras de la selva, el alimento de su especie son, por desgracia, los animales herbívoros, atormentados de por vida por estos depredadores sedientos de sangre.

Para el ser humano, la comida de su especie es principalmente la fruta dulce y no dulce, los frutos secos, las raíces comestibles, las hojas verdes, los brotes y las semillas.

Hay que sacarse de la cabeza la carne, la leche y el queso, los huevos y el pescado, la falsa idea de comer un poco de todo. Hay que olvidarse de las proteínas, desde siempre enemigas juradas de la salud por sus efectos acidificantes y otros daños graves que causan al organismo humano, y también de todos los alimentos concentrados, porque son un verdadero golpe para nuestro organismo, que necesita alimento diluido en su agua biológica original e integrada por sus distintos componentes. El error conceptual más serio y grave que se comete regularmente es valorar los alimentos basándose en el contenido que presenta desde un punto de vista cuantitativo y químico. Cuantas más cosas tenga un determinado alimento, más rico es, más concentrado es, y mayor será la consideración y el interés en él.

¿La leche de vaca tiene mucho calcio? ¡Hurra, resolverá nuestra intensa demanda de material alcalinizante y antiácido! ¿La sangre del filete de ternera y de potro tiene mucho hierro? Bueno, satisfará nuestra necesidad de este mineral; sobre todo porque el hierro está en forma concentrada, que llamamos *hemo,* mientras que el hierro de la hojas verdes está en forma *no-hemo,* menos concentrada, *menos noble.*

Un poco como en las proteínas de la carne. ¿La carne tiene todas las proteínas en su forma más concentrada?

Entonces las llamaremos *nobles*. Así no hay quien pruebe las proteínas pobres de la uva o del melón.

¿El pescado contiene ácidos grasos poliinsaturados concentrados? Vamos a darle así un sentido de nobleza, una etiqueta distintiva, una denominación de origen. A los ácidos grasos poliinsaturados que se encuentran por todas partes en la naturaleza, entonces, les llamaremos pomposamente *omega-3* y ya está. Habrá multitud de ingenuos y vegetarianos poco convencidos listos para sentir la falta de tales nutrientes.

Éste es el momento adecuado para dejarles por fin todas las verduras y todas las frutas a los conejos y a las ovejas, *como debería ser,* dirá la asociación de cortacadáveres y matarifes. Pero las cosas no se dan en absoluto en estos términos.

Recordemos que la comida, por definición y lógica, es cualquier sustancia orgánica no venenosa, no excitante, no dopante, que el organismo sea capaz de convertir en su propia estructura celular.

Los elementos de la comida que utiliza el cuerpo son los aminoácidos, los carbohidratos (almidones y azúcares), las grasas, los minerales y las vitaminas. Pero ninguno de estos elementos, en forma aislada o concentrada, es capaz de mantener la vida o el crecimiento. Es la complejidad y la entereza de la comida, así como su integral o al menos aproximativa naturaleza, lo que determinan su capacidad para mantener la vida.

Toda sustancia en la tierra o es alimento o veneno para el cuerpo humano. Los alimentos naturales como las frutas, las nueces, las semillas, las raíces, las hojas verdes, son todos nutrientes, dotados de los factores esenciales en las proporciones adecuadas, y no en las proporciones concentradas y ennoblecidas hasta el arte de la cultura carnívora.

El etiquetado tipo omega-3, hemo-no-hemo, proteína noble, son simples y auténticos abracadabras para captar a los incautos, poco importa si provienen del titular de una cátedra universitaria o de un charlatán cualquiera. La verdad es que los incautos creen más en las siglas pomposas y misteriosas que en las explicaciones simples y claras de la información científica. Si uno conoce la materia de verdad no necesita recurrir a siglas extrañas, a trucos y artificios que en última instancia revelan su insuficiencia mental o su falta de transparencia.

Tenemos un cuerpo alcalino, y no podemos permitirnos acidificarlo con leche, queso, huevos, carne, comida basura, conservas y alimentos cocinados, ésta es la realidad que hay que afrontar con los propios argumentos. Todo alimento distinto de las frutas y las verduras en su estado natural (no tratada, sin modificar, no irradiada, no cocida, sin congelar), se convierte en un no-alimento, un alimento que actúa como portador de calorías graves y peligrosas (sustancias macronutrientes), un alimento que da esas calorías al instante pero que al mismo tiempo extrae y roba del organismo, en el delicado acto de la digestión-asimilación, los valiosos micronutrientes que cada alimento desvitalizado no posee (vitaminas, minerales, enzimas). Lo mismo sucede con todos los alimentos y bebidas estimulantes, excitantes, picantes, saladas y dulces, y con casi toda las hermosas confecciones coloridas, plastificadas y perfumadas que ocupan las estanterías de los supermercados.

Nos gustaría hacer aquí una declaración importante; a saber, que la fruta es el alimento más rico en proteínas nobles y limpias y adecuadas a las necesidades reales del hombre.

¿Qué sentido y qué valor puede tener la sobrecarga de proteínas que no son absorbibles ni utilizables, y que ni siquiera son eliminables con facilidad? Ninguno.

Y eso es lo que les ocurre exactamente a los consumidores de sustancias animales. Para nosotros, ser rico en proteínas significa que contiene la justa medida mínima asimilable, esa medida que no provoca fenómenos perjudiciales como la acidificación de la sangre.

No es de extrañar que la fruta sea la base de las dietas bajas en proteínas fuertemente reclamadas por los filósofos y los médicos sabios de la Antigüedad, iluminados por el gran maestro Pitágoras.

Acostumbrémonos por tanto a considerar la fruta como un alimento no sólo rico en vitaminas, minerales, azúcares buenos, sino también en proteínas.

Por otra parte, es lógico pensar que todos los seres vivos, incluyendo las plantas, viven en una atmósfera compuesta por un 80 por 100 de nitrógeno, saben cómo autodotarse del elemento N (nitrógeno) que caracteriza, en combinación con el hidrógeno, a todas las sustancias proteicas.

No esperar la perfección, pero al menos acercarse a ella

Nadie en el mundo es perfecto. Nadie en el mundo puede decir que nunca se tomó un té, un café, una copa de vino, una tazón de café con leche, o bebidas gaseosas y azucaradas, un zumo de fruta conservado, varias *pizzas,* un sinnúmero de platos de pasta, un huevo, un bistec o un pescado.

El esquema comportamental y cultural enunciado en este manual, las propuestas nutricionales incluidas, no son obligaciones inalcanzables, no son búsquedas de originalidad y pecado de presunción, no son vuelos de fantasía o aproximaciones a la utopía. Ni siquiera son una forma de perfeccionismo.

Se trata de un programa realizable en la práctica por cualquier persona que tenga el deseo y la voluntad de cambiar y mejorar, en su propio interés actual y futuro. No hay necesidad de dramatizar demasiado si de repente uno se da cuenta de que lo ha hecho casi todo mal en la vida.

Lo importante es entender y, a partir de este instante de toma de conciencia, cambiar radicalmente de dirección.

El objetivo a partir de ahora será maximizar y optimizar el uso de nuestra capacidad de pensar racionalmente y de sentir profundamente, de adoptar en la práctica una línea coherente con nuestras características de primates, de seres frugívoros y crudistas al máximo, pero especialmente de seres pensantes.

El objetivo es acercarse el máximo posible al modelo perfecto, y mantenerse en esas posiciones sin recaídas y sin crisis de rechazo, y perseguir constantemente la perfección.

Las posibilidades de compromisos aceptables son infinitas. Reducido el plato de pasta con tomate de una vez al día a una o dos a la semana ya es un pequeño paso adelante. En cambio, no hay compromiso posible para los platos de sangre y orina. Realmente se necesita un rechazo inmediato y absoluto, sin vacilación ni dudas, para beneficio de la salud y la belleza del cuerpo y el alma.

En palabras de Napoleón Bonaparte: «Confía en buenos principios, todo el resto son detalles».

No se baja de peso deshaciéndose de kilos, sino eliminando la causa de la acumulación de kilos, que es algo muy diferente

He incluido este detalle entre los principios básicos por la magnitud del problema y de la ignorancia grave que sigue acompañándolo, con todos los dramas que siguen, sobre todo cuando se trata de jóvenes que deberían ser ágiles y estar sanos como un junco, y que en cambio ya muestran signos de degeneración, sin que nadie les dé los medios ni las herramientas cognitivas para evitar su drama.

Ningún pediatra en todo el mundo, excepto los fuertemente disidentes y en lucha heroica contra la Orden a la que pertenecen, que existen, puede ayudar a los niños ya afectados.

Después de todo, es la falta de conocimiento científico auténtico y, con demasiada frecuencia, de honestidad profesional cristalina por parte del ambiente sanitario, pediátrico y nutricionista en todo el mundo, incluyendo WHO, OMS, las Naciones Unidas, las organizaciones de los Estados de Europa, la causa principal de la mala educación y de la obesidad, y no es concebible que a corto plazo aparezca algo alternativo y resolutivo por parte de los que imperdonablemente han promovido e impuesto desde hace años a la comunidad mundial océanos de leche, montañas de carne, avalanchas de proteínas, toneladas de vitaminas sintéticas y de suplementos minerales, o por aquellos que han ignorado o tolerado los ríos de las bebidas de cola y bebidas carbonatadas, los miles de millones de botellas de vino, con DOC y sin DOC, y los barcos y camiones cargados de cigarrillos.

Sería un milagro nunca visto y nunca oído, que no creeríamos.

Reducir más o menos rápidamente el exceso de kilos es pura locura, aunque se puede entender la debilidad humana, el deseo de un toque de varita mágica. El peso extra es un síntoma, el exceso de grasa es un síntoma, la obesidad en sí es un síntoma. El síntoma es una manifestación clara de irregularidades y errores anteriores que deben cesar inmediata y drásticamente.

Síntoma significa manifestación resultante de algo. Síntoma significa efecto evidente y palpable. Incluso el dolor es un síntoma. El dolor y el peso extra son ambos desagradables y no deseados. Al final todos queremos que desaparezcan.

Pero la culpa no es del propio dolor o del propio sobrepeso.

No hace falta, por tanto, lanzarse contra ellos. Sólo hay un camino en el mundo para resolver el problema definitiva y relativamente rápido: con paciencia, perseverancia y determinación. Y hay que concentrar todos los esfuerzos y toda la atención en los motivos causales de los síntomas, olvidándonos del síntoma en sí.

Hay que concentrarse al 100 por 100 en las acciones sobre las causas del aumento de peso y cambiar el sistema de vida y de alimentarse, la elección cualitativa y cuantitativa de los alimentos y las elecciones combinatorias de éstos, y la relación entre la energía adquirida y la energía consumida.

Lo básico es abandonar cualquier fuente de grasa y proteína y optar por las dietas naturales bajas en proteínas donde la fruta y la verdura no cocinada dominen, con la integración de algunos cereales válidos como el mijo y el alforfón y la avena, y mantenerse alejado de las carnes y los quesos y los alimentos basura, de pastas y pasteles y alimentos azucarados y salados, y bebidas energéticas y refrescos.

Pero lo que hay que evitar en realidad como la peste son los gurús de las dietas, auténticos peligros públicos en circulación intensa y continua por las salas de conferencias del mundo, acompañados de montajes de publicidad indigna.

Elementos siniestros y mediocres que, después de obtener una licenciatura en medicina, en lugar de comportarse con honestidad profesional o de dedicarse al estudio y a la investigación, no encuentran nada mejor que venderse vergonzosamente a los fabricantes de vitaminas sintéticas y suplementos minerales, a las cadenas de tiendas pseudobiológicas y pseudonaturales, a las *tiendas-trampa-para-jóvenes-e*-ingenuos, dispuestos a rodearse de los apóstoles famosos del momento, de las dietas según el grupo sanguíneo y de las dietas por zonas que, entre un suplemento y otro, ofrecen incluso cucharadas de aceite de pescado a todas horas.

También en nuestra época, cuando éramos niños de primaria en los años cincuenta, llegaban a las aulas médicos equipados con garrafas de aceite de hígado de bacalao para darle su dosis a cada alumno. Afortunadamente, el experimento no tuvo éxito, ya que esta sustancia daba tanto asco que no se podía soportar, y sólo habría empeorado y acortado la vida. Y ahora, en 2007, hay personas increíblemente dispuestas a dejarse engañar por esas tonterías y esas estafas, esas americanadas de mal gusto que le hacen un flaco favor y le dan una reputación ambigua al gran país de procedencia.

Volviendo a la cuestión del síntoma, si ese concepto no entiende al 100 por 100, tendríamos en serios problemas. Y sería inútil continuar incluso la lectura de este texto.

No aceptar acríticamente las tonterías y las bromas sobre el sida y el virus VIH

No hay apestados y apestadores en el mundo. Ni siquiera existieron en las leproserías del pasado. Hay personas que enferman a la vez y en el mismo período de tiempo con enfermedades causadas con mayor frecuencia por situaciones de salud imposible e inconciliables con los requisitos mínimos de higiene externa y sobre todo interna requeridos por la naturaleza. En todo caso, existen crisis internas complejas y muy personales que cada individuo asume y gestiona, y que no son transmisibles ni transferibles. Debido a que cada uno tiene su propio sistema inmunitario virtualmente impenetrable. Esto no es una invitación a mimar a cada animal, a acariciar y tocar a la primera o al primero que pase. Puede que sea mejor concentrar toda la atención en la pareja, para aquellos que la tienen. Más bien es una advertencia para no ver en el prójimo, ya sea blanco, negro o amarillo, o cubierto con pelo o con plumas, un contaminante a esquivar.

Sabemos que millones de células mueren continuamente a cada segundo, minuto, hora y día de nuestras vidas. Esto forma parte de la normalidad fisiológica. El cuerpo está dotado de herramientas y métodos para la recuperación y el reciclaje de los desechos celulares reutilizables, y de las células blancas de la sangre que pueden absorber y expulsar las partes inútiles y perjudiciales. También es sabido que una muerte intensa y anormal de células, causada por miedo-medicamentos-insomnio, compromete el proceso fisiológico de limpieza y reciclaje, y carga de trabajo extra y de tensión el sistema inmunitario, evitando que los leucocitos hagan frente a la gran masa de desechos virales internos y provocando un verdadero colapso de obstrucción.

De la debilidad inicial se pasa al agotamiento y a la asfixia del sistema, dado que las células siguen muriendo mientras tanto, en parte por las reglas biológicas y en parte por el empeoramiento de las condiciones.

Esto es típico en la crisis final del sida, en la que el culpable no es nadie que haya transmitido nada desde el exterior, o que haya transmitido sexual u oralmente una lluvia de virus o de desechos, sino el sujeto mismo, que ha comimos y bebido mal, que no ha descansado, que se ha enfrentado a tareas físicas o sexuales por encima de su precarias fuerza y energía, y que por tanto se ha *apestado* a sí mismo, y no por culpa de otros.

Mientras tanto, sin embargo, hemos sobrepasado el límite de dos o tres hojas. Las páginas se han convertido en seis o siete. Otra demostración práctica de que nadie es capaz de ser siempre perfecto.

34. *Masse miedes, masse predes, masse cogos, masse pissighes*

Para aquéllos no familiarizados con el lenguaje de la gente de los alrededores de Udine, significa: «demasiados médicos, demasiados sacerdotes, demasiados cocineros, demasiados sepultureros». Carlo Marco, conocido como Markin, no necesita ni publicidad ni honores póstumos. Él no poseía licencia de artista internacional, pero era muy conocido localmente, tanto es así que su acordeón decimonónico todavía se ve en la pared de la entrada del famoso restaurante Al Grop de Tavagnacco. Sólo o con su pareja artística, Arnést, tocaba en las tabernas y en las bodas canciones alegres y divertidas que arrancaban aplausos y bises. Eran temas alusivos y satíricos, transgresores e irónicos, tipo *Tira la gamba col trambài,* donde hacía referencia al tranvía blanco de la línea Tarcento-Udine, y cuyos altos escalones de acceso obligaba a las bellas damas de la época de levantar las piernas hasta mostrar de manera descarada unas emocionantes pantorrillas; o *Tintine tintone,* otro *best seller* de la época, lleno de escenas atrevidas y picantes, con sacerdotes transgresores que bailaban en los tejados con damas alegres y un coro final que decía *«ninine voltiti, ninine voltiti col cul in su»,* que ni siquiera hace falta traducir. Música y palabras en agudo contraste con los aires intolerantes y sexofóbicos de entonces, donde las misas larguísimas y las procesiones religiosas casi diarias a lo largo de la calle principal alternaban con los coros sombríos de *Mortem aeternam y Porta inferi* reservados a los cortejos fúnebres, como para añadir una sobrecarga de sufrimiento y una pesada carga extra de escalofríos y ansiedades gratuitas a los familiares de los fallecidos, ya demasiado entristecidos y doloridos por la muerte de su familiar.

Era un mundo libre de distracciones, de radio, de televisión, de carreteras asfaltadas, de automóviles. Sólo había campanas, ya entonces animadas por propósitos de constante destrucción de tímpanos, y privadas de críticas, dado que la ecología aún no había nacido. Pero al menos no tenían esa maquinaria sustitutiva de amplificadores que ahora las hace aún más mortales para molestar la tranquilidad pública y el divino silencio natural inventado por el Creador. Bastaría que sonaran una vez al día, al mediodía, o que tocaran las horas, olvidándose de cualquier otra ambición campanil poco realista para fines publicitarios y autocelebrativos, y nadie se quejaría.

Nadie repropondría el chiste de Fisio, que no por casualidad vivió largos años debajo del entonces ruinoso campanario del pueblo. *«Dove ci sono campane ci sono puttane»*,[1] era una de sus frases favoritas.

Digamos que el choque entre lo sagrado y lo profano, entre el lloriqueo y el escarnio, entre el lamento y la diversión, era frontal y estaba a la orden del día. Se vivía en pueblos sometidos al régimen parroquial, donde reverendos, párrocos, sacristanes, campaneros, beatas, maestros de doctrina, tenían demasiadas grietas por las que entrar e influir en la vida privada e íntima de los individuos, en las decisiones, y limitar la imaginación y la libertad de pensamiento y de acción. Y sabemos lo valiosa que es la libertad también para la salud.

Era necesario entonces desdramatizar y liberarse de alguna manera de la capa opresiva de aquel tipo de clero hijo de la infame y aún no suficientemente ausente Inquisición, deshacerse de los dogmas y las distorsiones mediante la explosión liberadora y juguetona de las canciones de taberna.

Markin era un tipo pacífico y no partidista, pero estaba claramente de parte de lo profano y secular, por su carácter campechano, así como por su posición artística. También era visceralmente alérgico al agua bendita. Don Mansutti lo detuvo un día junto a la iglesia y le dijo:

—Markin, ¿cómo es que un buen hombre como tú no va a la iglesia los domingos?

—No tengo nada contra usted, señor párroco. Es sólo una cuestión de líquidos. El merlot Pieri di Grop me entra bien hasta el segundo vaso, pero sólo dos gotas de agua bendita me marean y me desmayo).

Y así, cerca de la puerta de la iglesia, mi abuelo prefería embocar la calle que, a sólo un tiro de piedra de distancia, lo llevaba hasta la posada Del Fabbro.

Mi abuelo era un elemento solar y simple, y al conde Antonino di Prampero, en sus paseos diarios, le encantaba hablar largo y tendido cada vez que se encontraba con él en la calle, más que con sus amigos de la nobleza. Él se conocía todos los chistes, todas las historias divertidas, jocosos episodios subidos de tono que contar. Los únicos enemigos que

---

1. «Donde hay campanas hay putas». *(N. del T.)*

tenía, aparte de los clientes de Pagnacco y Martignacco a quien había recortado o reciclado de manera informal un carrito de sandías demasiado maduras o demasiado crudas el verano anterior, eran las espinas de las acacias a las que se enfrentaba diariamente sin guantes de protección en su trabajo como leñador por cuenta de Prampero.

Una manzana, una sardina a la plancha con una rodaja de polenta y un trozo de queso envueltos y metidos en la bolsa, además de un puñado de pasas, y se iba al bosque de la mañana a la noche. También era una buena excusa para deshacerse de su mujer y alejarse de las disputas familiares con la abuela Marina.

Ya la soportaba por la noche y por la mañana, y tenía que atarle y empaquetarle una docena de manojos de espárragos que ella llevaba diariamente en el tranvía a la Piazza delle Erbe en Udine, así que la limpieza del bosque durante el día le descargaba toda la tensión. A veces no desdeñaba recoger hierbas silvestres, patatas, o vendimiar las Baco, Clinton y American Blanc de sus viñas. Cualquier cosa, siempre y cuando fuera al aire libre.

A menudo, lo seguía a casa de vuelta de la escuela y me contaba cosas fantásticas y chistes que yo no entendía del todo. Como aquella de *Masse miedes, masse predes, masse cogos, masse pissighes,* una verdadera crítica higienista *ante-litteram,* que a la luz de los hechos ahora se vuelve profética. Si todo aquello parecía cierto entonces, con el excesivo proliferar de médicos y medicamentos, de parábolas y bendiciones, de cocineros que ofrecen casquería o morcillas de cerdo, tripas e hígado de ternera, ranas y caracoles, con la presencia de empleados que trabajan duro para los cementerios, qué decir de hoy, donde, además de la caída de las vocaciones (compensado ampliamente por los poderes de condicionamiento y de interferencia del Estado Vaticano), médicos, cocineros y sepultureros han evolucionado y amasado fortunas nunca vistas antes. Baste pensar que en aquel tiempo los médicos te daban a lo sumo unas pocas aspirinas, los cocineros asaban sólo o sobre todo en Pascua y Navidad y no estaban a tiempo completo junto a los carniceros, mientras que los sepultureros sudaban la gota gorda fabricando a mano los ataúdes y abriendo las tumbas con pico y pala, y no esperaban la llegada inmediata de auge de los entierros, como sucede con los sepultureros modernos, que se llaman a sí mismos eufemísticamente *honradores fú-*

nebres, aunque sepan que a nadie le interesa su honor, porque siempre hay tiempo de ir *a mangjà el ledrec cul poc de bande dal poc* (es decir, a comer achicoria con la raíz por la parte de la raíz).

Markin comía poco, bebió poco y no rezaba en absoluto, pero en compensación respiraba mucho aire fresco en libertad, se tomaba la vida por el lado bueno, y tenía una sonrisa y una broma para cada ocasión. Ésta era, después de todo, su manera de estar en armonía con la naturaleza y el Ser supremo.

Que la risa, la sonrisa y tomarse las cosas un poco a broma reparan la salud es un hecho establecido por la investigación científica sobre el estrés.

Muchos no saben que la media diaria de risas, bromas, expresiones vivas de humor, episodios cómicos, chistes es, para un niño sano, algo así como de 400 al día.

En el mundo actual, en el que casi todo el mundo se mueve a un ritmo aceleradísimo, maldiciendo y en plena tensión, con impuestos que te oprimen y compromisos y plazos que te persiguen, con un estrés continuo, las 400 sonrisas se transforman para los adultos en 400 palabrotas e improperios, con el internacional *que te den* siempre en la punta de la lengua, que también utilizan ahora libremente en África y Asia.

Markin tenía la capacidad de propagar a su alrededor la broma y el buen humor. No era un vegetariano al 100 por 100, pero casi. Y seguro que era un gran higienista natural, sin siquiera saberlo.

Que me perdonen la debilidad, pero me siento orgulloso de ser su nieto, de la misma manera que me siento orgulloso de ser, incluso en mi pequeñez e indignidad, bisnieto de gente de la dimensión de Leonardo y de Pitágoras.

Además, estoy seguro de que cada uno de nosotros, cada uno de los lectores que me honran con su atención, puede encontrar algún antepasado digno de simpatía y mención, mirando hacia atrás en el pasado.

35. Terapias médicas y atenciones higienistas naturales

Ninguno de los métodos utilizados por la medicina está diseñado para combatir o para descubrir las causas de las enfermedades. Todo apunta a la eliminación drástica de los males evidentes y sensibles. Y todo se resuelve tratando los síntomas de la enfermedad, los signos de la enfermedad, las consecuencias de la enfermedad. El objetivo primario y exclusivo de la medicina es satisfacer la petición del paciente. No curar su estado de salud, sino más bien interrumpir sus sufrimientos. Aquí, pues, es cuando los médicos se ven obligados a apuntar sus armas contra el dolor, la incomodidad, los kilos de más, los aspectos perjudiciales que acompañan a cualquier enfermedad.

En cambio, no se presta atención al responsable número uno, el verdadero enemigo, la causa real de la enfermedad. Y este enemigo se queda firmemente en su lugar, listo para atacar de nuevo.

A menudo, el verdadero enemigo no es una amenazadora entidad maligna exterior, sino el mismo paciente que con sus opciones de vida y de alimentación se autointoxica continuamente. En este punto, parece claro que la medicina es un castillo de naipes que caen uno por uno.

Las enfermedades del corazón han alcanzado proporciones epidémicas en todo el mundo. El cáncer mata a una de cada tres personas. Y estamos rodeados de gente con sobrepeso, sobrealimentada, pero desnutrida. Con este alarmante estado de la población uno esperaría que se realizaran estudios serios y en profundidad sobre las causas reales de las enfermedades por parte de las instituciones de salud, las universidades, las entidades privadas, pero nadie parece interesado en avanzar en esa dirección. Se prefiere saltar a los brazos de la medicina, mitigar y suavizar los síntomas con una andanada de píldoras, pociones, paliativos.

Actualmente en Estados Unidos, los analgésicos se consumen a toneladas diarias, y todo el mundo sabe que siempre son medicamentos particularmente peligrosos. Los estadounidenses consumen diariamente 8 millones de kilos de aspirinas y 3 millones de pastillas para dormir, y se gastan 61 millones de dólares en sustancias tranquilizantes. Faltan estadísticas precisas sobre el resto del mundo, pero parece que todos siguen más o menos a América. Es una tendencia muy destructiva y perjudicial.

Hay que darle la vuelta a todo y volver a aprender a reverenciar y respetar profundamente la vida. Hay que relanzar en el mundo una ciencia nutricional libre de ideas preconcebidas. Hay que convencer a la gente que la mayoría de las enfermedades dependen de los alimentos y las bebidas equivocadas y consumidas en exceso. Con demasiada frecuencia, los remedios médicos ponen patas arriba el delicado equilibrio del cuerpo, y destruyen los mecanismos naturales de defensa contra las enfermedades. La enfermedad no es un enemigo a combatir y derrotar, sino más bien un amigo valioso para nosotros. Debemos enseñar a todo el mundo que el poder sanador y restaurador no está en medicamentos y en las vacunas, sino en los remedios naturales.

En el caso de la enfermedad, es esencial identificar la causa. Los procesos naturales de curación y la recuperación parecen ralentizar sólo a los impacientes.

36. Isaías y el simple pan de cada día

LA CLARA CONEXIÓN ENTRE EL ALIMENTO EQUIVOCADO
Y LA ENFERMEDAD.
LAS ESCUELAS NO EXISTENTES Y LAS CLÍNICAS DE LAS ESTRELLAS
DE CINE

«¿Por qué tirar el dinero en cosas diferentes que no son el simple pan de cada día?». Esta advertencia del profeta Isaías lleva la fecha de 700 a. C. y significa que ya entonces se compraban cosas innecesarias. Deberíamos traer a Isaías a que viera a los más jóvenes de nuestro tiempo, cargados con una increíble variedad de necesidades artificiales y sofisticadas, como videojuegos, teléfonos, impresoras, escáneres, módems, cámaras digitales y demás artilugios electrónicos.

Le provocaría un terrible dolor de cabeza y un deseo de desaparecer inmediatamente de este mundo actual basado en el desenfrenado y estresante consumismo agudo.

La doctora Moore, famosa higienista y caminante americana del siglo pasado, cruzó Estados Unidos desde San Francisco a Nueva York en 45 días. Lo único que llevaba en la mochila eran plátanos y apio. Fue uno de los muchos ejemplos de disruptores del común perjuicio estadounidense sobre la necesidad de la nutrición cárnica en apoyo de los esfuerzos físicos intensos y prolongados. Los hechos demuestran en cambio que la fuerza y la resistencia vienen de alimentos increíblemente simples y naturales.

Volviendo a las verdaderas causas de la enfermedad, decíamos que el paciente en sí es más a menudo la causa real.

Por tanto, es un problema cultural fácil de resolver. Pero, paradoja increíble, ninguna de las materias que se enseñan en las escuelas, ni en el jardín de infancia, ni en la escuela primaria ni secundaria, ni en la universidad, tiene por objeto la salud. La salud ¿está o no antes que las matemáticas, el latín, la historia y la geografía? Así, salen de las escuelas buenos estudiantes en casi todos los temas, pero perfectos ignorantes de cómo se vive y cómo se debe comer para mantenerse en forma.

Las escuelas no enseñan que existe una clara relación entre el consumo de carne y lácteos, los edulcorantes, los productos horneados y los alimentos *basura* por una parte, y las enfermedades del corazón, el cáncer, la diabetes y la obesidad por la otra.

Este vínculo entre los alimentos equivocados y las enfermedades graves no es actualmente objeto de disputa en los círculos científicos. De hecho, nadie habla de ello. En las cadenas de televisión de todo el mundo encuentran amplio espacio los programas degradantes y confusos, los anuncios engañosos, los concursos donde no hay nada importante que aprender más que datos y nociones mnemotécnicas.

Si vamos a América, la gente rica, las celebridades del espectáculo y del deporte, están muy atentas a su propia salud, y antes de hacer una elección recurren a los consejos de los mejores consultores, los cuales evitan claramente enviar a sus clientes a las garras de los médicos.

Incluso en estos entornos el fracaso de la medicina está a la orden del día, a pesar del penoso triunfalismo de la medicina, siempre dispuesta a autoexaltarse por cualquier nuevo descubrimiento y por alguna perspectiva nueva que se pueda vislumbrar en el horizonte.

Descartadas entonces las opciones escalofriantes de los quirófanos y las salas de trasplantes, dejadas a un lado las opciones precementerio de los cuidados radiológicos y quimioterápicos, las estrellas de Hollywood y los estadounidenses superricos terminan regularmente en las clínicas higienistas y crudistas de California.

Y estas clínicas de salud, eso sí, no tienen complejas curas milagrosas que ofrecer, ni tampoco poseen tratamientos específicos para cada tipo de síntoma o sufrimiento físico evidenciado por estos artistas de la pantalla. Todos bien alineados en la fila, como tantos colegiales, para pasar sus días de ayuno, bebiendo litros y litros de agua destilada, dando cortos paseos para oxigenarse y echarse a dormir en sus relajantes tumbonas. Ayunos liberadores, purificantes, reequilibradores, con duraciones que varían según el estado de salud del cliente, y con la normal alimentación basada en comida ligera vegetariana y cruda, adecuada para sentirse bien de forma permanente y sin medicamentos ni suplementos de ningún tipo.

Ayunos que equivalen a descansos digestivos, sensoriales y emocionales. Ayunos donde se asiste a una continua autólisis de las grasas y de las posibles excrecencias tumorales, una especie de canibalización del propio exceso de grasa. Ayunos comparables a la de auténticos bisturís que cortan y extraen la grasa de los lugares del cuerpo donde se han depositado.

Y la gente se cura de verdad. Sin operaciones y sin medicación.

Cuando las molestias derivan del ruido mortal de la vida moderna, de la contaminación acústica y electromagnética de los teléfonos móviles, ordenadores, televisores y motores, de los dolores de cabeza y el estrés que inevitablemente surgen, de la tendencia a ser sedentarios y quedarse hipnotizados frente al vídeo, la mejor medicina que el higienismo y el sentido común proponen es un sencillo paseo a buen ritmo, de treinta minutos por lo menos, que se realizará todos los días, preferiblemente bajo el sol o entre los árboles o a por la orilla del mar. El higienismo reconoce que sólo la naturaleza, es decir, sólo los procesos de autosanadores de nuestro cuerpo pueden restaurar y recuperar la salud.

Por otro lado, se necesita una buena dosis de apertura mental y también una considerable presunción para poner las manos con el bisturí y el láser y los medicamentos invasores sobre los delicadísimos instrumentos autoequilibradores del cuerpo, que ya tienen sus propios perfectos sistemas inmunes de autodefensa. Es evidente que en la cirugía también hay heroísmo, abnegación y alta profesionalidad. Basta pensar en los muchos casos de accidentes y emergencias resueltos en las hábiles manos de los cirujanos. Evidentemente no hay que descartar absolutamente todo lo relacionado con la medicina, que tiene un papel muy importante en la curación de los traumatismos, por poner un ejemplo.

En cuanto a las enfermedades comunes, no son más que luchas automáticas iniciadas inteligentemente por nuestros propios cuerpos en busca del remedio. Enfermedades, por tanto, comparables a un verdadero médico sanador que viene al rescate. Las enfermedades crónicas y graves son más a menudo el resultado de interferencias médicas precedentes, de indebidas intervenciones curativas.

Las enfermedades degenerativas como el cáncer, las enfermedades del corazón, la diabetes, la obesidad irreparable, el alzhéimer, etc., son el resultado de las indulgencias continuadas ante las causas o de tratamientos farmacológicos repetidos continuamente.

37. La humildad de alinearse con lo que hace la gente común

Está claro que nosotros los vegetarianos y los veganos partimos del supuesto de estar en lo cierto y de desear dar un buen ejemplo. Esto no es presunción ni arrogancia, sino una convicción íntima. Y es natural que a veces deseemos recibir aprobación y consentimiento.

Por lo general, nos encerramos en nuestra pequeña torre de marfil, a tomar el sol de nuestra verdad o, si se quiere, de nuestras ilusiones. Preferimos medirnos sin parar con los que piensan diferente, y estamos a su disposición en todo momento para hablar largo y tendido y al detalle sobre los temas que importan. El nuestro es una especie de reto científico continuo. No se trata de perseguir un sesgo ideológico y entrar en conflicto con los que piensan diferente. Tampoco se trata de poseer la verdad absoluta o los dogmas intocables. De hecho, ponemos a prueba todas nuestras teorías y todas nuestras afirmaciones. Nos gusta medirnos no en temas abstractos y teóricos o sobre el sexo de los ángeles, sino en cosas concretas. Si decimos que un alimento es bueno o malo, no lo hacemos por prejuicios, sino porque ha sido verificado más veces que es bueno que malo.

No pedimos ni pretendemos confianza. En cambio, invitamos a comprobar directamente la veracidad y lógica de nuestras observaciones.

Sin embargo, a diario escuchamos críticas. La última, el 25/05/07, viene del profesor Rino Polci, íntimo amigo de Milán: «Recuerda, Valdo, que también debemos tener la humildad para alinearnos con lo que hace la gente común, incluyendo sus errores».

La observación es excelente y también relevante, por lo que se lo agradezco de corazón. Con este tipo de críticas punzantes es como se puede avanzar.

Pasar tiempo con la gente común es una cosa hermosa y justa, que siempre deberíamos hacer. Y aquí no hay discusión.

En cambio, alinearse acríticamente con la mayoría de la gente común y sobre todo con los errores que a menudo cometen, no tiene sentido ni prospectiva. Sería como decir que ir contra la corriente significa automáticamente pecar de soberbia. Unirse a los demás sin hacer ninguna contribución de lo que pensamos y sabemos es como adocenarse, como formar parte de un rebaño de dóciles ovejas.

Si de verdad somos seres inteligentes en continua evolución, es correcto y adecuado hacer nuestra contribución de calidad y de crítica constructiva. El riesgo de sonar arrogante, de aparecer como seres tocados por la luz y la verdad, existe de verdad, y hay que tratar por todos los medios de evitarlo. Pero esto no se consigue aceptando las formas y las tendencias equivocadas, cómo para obedecer al dicho: quien no bebe ni come en compañía es un enemigo o un espía.

38. La importancia de las maneras y los tonos

La necesidad de preparación cultural en el higienismo

Alessandro y Sabrina son dos jóvenes amigos queridos de Tricesimo. Una pareja feliz que tiene una niño fabuloso llamado Andrea. Hace años, Alessandro perdió a ambos padres en un trágico accidente de tráfico. Así, Odilla y Bruno, los padres de Sabrina, todavía jóvenes y robustos, se han convertido un poco en el padre y la madre de ambos y en los abuelos de su único hijo.

Todo va bien. Sin embargo, no faltan las tensiones. Alessandro es un buen chico, aficionado a los deportes, serio, educado. Él y Sabrina han optado de momento por un estilo de vida vegetariano, y sobre todo por su nueva y amada creación, están luchando con uñas y dientes contra todo lo que pueda contaminar al pequeño. Es un clásico. Los abuelos, personas generosas y civilizadas, viven de una manera tradicional, y la carne, el jamón y el pescado entran normalmente en la dieta.

Como la joven pareja también tiene compromisos de trabajo, el niño está a veces a cargo de su abuela.

Odilla es una persona razonable y preparada. No le falta incluso una notable apertura mental. Sin embargo, no tiene una preparación higienista. ¿Y quién la tiene, en el mundo en que vivimos? Al ver que el niño, aunque crece bien, tarda un poco en cambiar los dientes, y puede que no esté tan gordito como le gustaría a ella (o como le han hecho creer que debería), compra un par de frascos de papillas para bebés y algunos otros productos proteínicos para su nieto.

¿Cómo condenarla? Después de todo, para ella la carne significa sustancia, mientras que las frutas y las verduras significan *agua privada de poder nutritivo.* Sus padres se lo enseñaron e inculcaron desde muy pequeña. Se lo reafirman cada día los médicos, la televisión. ¿Podría ser que el pequeño *sufriera de desnutrición?* No hay duda de que su razonamiento es equivocado, pero aún merece comprensión y respeto. Ama al pequeño como si fuera suyo. Lo adora. Es atenta y cariñosa con él.

141

Compró los frascos para el bien del nieto, no para darle algo malo. No lo habría hecho.

Alessandro se entera, y por primera vez desde que la conoce, se permite ofenderla: «¿Quién te ha autorizado a darle esa asquerosidad y esa basura?».

Profundamente herida, Odilla se enfada y no habla con Sabrina y Alessandro durante días. Una especie de guerra fría en familia. Son dramas reales que alteran los corazones de las personas, especialmente cuando se quieren.

¿Dónde está el error? El problema está en la diversidad de preparación técnica y cultural dentro del mismo entorno familiar. Si dos familias viven en diferentes casas y comen diferentes tipos de cocina, no importa si una es vegetariana y la otra come carne. Todo el mundo va a lo suyo y siguen viviendo en amistad. Pero cuando se sientan a la misma mesa, con el niño profundamente amado por los padres y abuelos, y cuando al mismo tiempo hay diferencias extremas en cuanto a alimentación infantil, no faltan los encontronazos. Para convivir en estrecho contacto se necesita una cierta linealidad cultural e ideológica, además de unidad de propósitos. Alessandro y Sabrina, evidentemente, no han encontrado el tiempo para dar instrucciones adecuadas a los abuelos, para ayudarlos a compartir sus opiniones y su nuevos hábitos vegetarianos, y así han llegado al enfrentamiento. En estos casos es necesario tener mucha paciencia y mucho tacto. El niño necesita las mejores atenciones de los padres y de los abuelos. La verdadera indecencia de este episodio no está en el plato equivocado que la abuela le da al niño, sino en la información incorrecta con la que los medios machacan a las familias, y también en la forma y el tono nervioso, del todo inusual, de Alessandro, que no debería haber ofendido a la abuela de su pequeño bebé. Otra fuente de tensión, en cuanto a la abuela, es someter al niño al trauma de hacer muchos viajes en coche para visitar a amigos cercanos y lejanos, a veces volviendo a casa cuando ya es noche cerrada. Sabrina y Alessandro son jóvenes treintañeros, y como debería ser, cultivan sus amistades, y quizás tienen pocas ganas de estar siempre metidos en casa.

Ambos trabajan y tienen coche, y son frecuentemente invitados por otras parejas con niños que viven en el mar o en la montaña. Con lo que cuando hace demasiado calor, el coche se convierte en un horno, y cuando ponen el aire acondicionado se convierte en un refrigerador. Aventurarse entonces por las carreteras llenas del tráfico vacacional es estresante para los adultos, y mucho más para un niño.

Así que el coche no es el mejor lugar para un pequeño en pleno crecimiento, que tendría que estar tranquilo y en silencio entre las paredes del hogar, en lugar de andar de un lado para otro. Odilla le da merecidamente una gran importancia al factor ambiental. Es justo estar atento y ser estricto en cuestiones alimentarias, ultraprudente o contrario a los medicamentos y las vacunas, pero se necesita un mínimo de coherencia con todo el resto. Si impedimos que el bebé viva con serenidad lejos del ruido, de la contaminación, de la velocidad y los frenazos, con sueño irregular, está claro que eso le afectará y que sus intestinos le provocarán berrinches. Planificar la vida y el tiempo libre basándose en las propias necesidades egoístas está bien para una pareja sin hijos. Pero cuando llega un bebé, las cosas cambian. Hay que sacrificar más y planificar las cosas de acuerdo a las necesidades del niño y no al revés, o recurrir como alternativa a los cuidados amorosos de la abuela, que aún es joven y está en buena forma. Sobre este punto, Odilla tiene razón, pero Sabrina y Alessandro realmente lo están haciendo lo mejor que saben.

39. ¿Niños veganos igual a padres irresponsables?

Los intentos de desacreditar el movimiento vegetariano y vegano

Toda ocasión es buena para desacreditar el vegetarianismo, y cada excusa es válida para disuadir y desalentar a cualquier persona que desee abandonar para siempre la carne y la comida animal en favor de las frutas y hortalizas, a favor de los alimentos que están diseñados y asignados a la especie humana por la creación.

El último ejemplo, en orden cronológico, es la noticia de que, en EE. UU., una pareja, por culpa de la dieta vegana habría causado la muerte de su hijo. La periodista, una tal Nina Planck, sin soporte justificativo ni evidencia científica, se lanza contra la dieta vegana, condenando la insuficiencia, según ella, de los alimentos de origen vegetal. Que la dieta vegana es perfectamente compatible con cualquier individuo, ya que contiene todos los nutrientes necesarios para mantenerse saludable de forma estable, no lo declaramos solamente nosotros, sino también algo llamado *Asociación Americana de Dietética*, que es la mayor organización de nutricionistas estadounidenses y canadienses. De hecho, dice que: «Las dietas vegetarianas y veganas bien equilibradas son correctas y apropiadas para cada etapa de la vida, como el embarazo, la lactancia, la infancia, la niñez, la adolescencia».

Así, el instituto de investigación científica más fiable dijo sobre la nutrición humana: «Criar a un niño de una manera vegana no sólo es justo, útil y beneficioso, sino también deseable».

El intento de Plank y de la mayoría de los que están detrás de ella para desacreditar el movimiento vegano parece entonces inútil.

Si pensamos que todos los días en Italia muren sin clamor 1400 niños, hijos de padres omnívoros, entenderemos lo vergonzosa y ridícula que es esa noticia dada de esa manera.

Compárese el número de dos niños veganos muertos en América con las decenas de miles de niños menores de un año de edad, de padres omnívoros, que murieron en los últimos cuatro años, para extraer la moraleja de la historia.

Es evidente que la difusión de la cultura vegetariana representa una gran preocupación, difícil de aceptar, una molestia insoportable para las multinacionales agroalimentarias y zootécnicas y su gran grupo de acólitos. Sólo podemos esperar que los organismos de radiodifusión y los medios de comunicación den, por una vez, una prueba de objetividad al mostrar los hechos sin tergiversar, antes de aventurarse a declaraciones que pueden promover la difusión de una cultura a favor del *lobby* mundial de la carne y la leche.

Esto no es sólo por el bien de la verdad, sino por el bien de todos, y no sólo de los niños.

40. La iglesia católica: una fuerte y eterna alergia a los animales

La Iglesia Católica Apostólica siempre ha sido alérgica a los animales, nos recuerda FLM (Franco Libero Manco) en su *email* del 05/24/07.

En los cuatro concilios del pasado ha reiterado solemnemente la obligación del clero a comer carne, bajo pena de excomunión y destitución del propio ministerio si algún prelado se abstuviera no por mortificación personal (cosa aceptable), sino por respeto a los animales (cosa prohibida de modo severo).

Esto sucedió en los Concilios de Ankara (314), Gangrense (324), Braga (577) y Aquisgrán (816), tiempos muy distantes a los nuestros.

Hoy en día sería lícito pensar que el clero es más sensible y menos bruto.

Pero si rebuscamos a través de las opiniones de nuestros tiempos, las que cuentan y establecen tendencias, encontramos declaraciones autorizadas e impresionantes, que hacen que se nos ericen los cuatro pelos que nos quedan.

Como la del cardenal Giacomo Biffi, quien durante la conferencia de Bolonia (03/14/2000), inspirado por las palabras del filósofo ruso Solovev («El Anticristo será un espiritualista convencido, una admirable filántropo, un pacifista comprometido y atento, un vegetariano observante, un animalista determinado y activo») le recordó al papa y a la curia romana que el *Anticristo (es decir, el diablo con cuernos) se presenta como un vegetariano pacifista.*

O como la del obispo de Orvieto, Lucio Grandoni, que en mayo de 2003, en una llamada telefónica con un animalista que protestaba civilizadamente por los derechos de los animales y contra el sacrificio de una paloma por el Pentecostés, dijo, inspirado más por el peor Hitler que por su Dios misericordioso: «A los animalistas los ponía a todos contra la pared, o en el horno».

O como la pronunciada por monseñor Caffara en una homilía la Clínica Veterinaria de la Universidad de Bolonia (en mayo de 2003), que se resume en unos pocos puntos atroces:

1. Diferencia esencial entre el hombre y el animal.

2. Superioridad ontológica (como ser) y axiológica (como valor) del hombre sobre el animal.
3. Ser persona es más que ser animal, ser persona es mejor que ser animal.
4. La naturaleza no tiene en sí misma nada de sagrado ni de divino.
5. El animal (que está en la naturaleza) no tiene en sí mismo nada de sagrado ni de divino.
6. Es en la obediencia al Creador cuando el hombre ejerce su dominio sobre toda la creación.
7. Hay derechos y deberes recíprocos entre las personas, pero no existe una correlación similar entre personas y animales.
8. El hombre tiene límites y normas de comportamiento. Estos límites se basan en la naturaleza razonable del hombre.
9. *Los comportamientos de crueldad objetiva contra los animales no interesan a los animales, pero son posiblemente indignos del hombre que los lleva a cabo (porque el animal, sustancia inerte, no posee dignidad).*
10. *Los comportamientos de equiparación del animal al hombre no son un signo de respeto hacia el animal, sino un acto de injusticia para el hombre mismo, porque lo degrada de su dignidad real.*

Efusivas felicitaciones a monseñor Caffara.

Expresó con rigor científico y claridad brillante, mejor que cualquier otra autoridad religiosa, el verdadero bestiario de la Iglesia, el núcleo del pensamiento católico sobre el tema.

La Biblia verdadera y auténtica absuelve y consuela a muchos sacerdotes desde siempre asiduos devoradores de jugosos y sanguinolentos bistecs, de pollos guisados, de capones asados, expertos acaparadores de salami y jamones ahumados en sus bodegas, bebedores inefables de los mejores vinos en circulación por la península italiana.

Mucho más útil, significativo y franco, este decálogo eclesiástico de monseñor, que las muchas bromas papales al efecto, tan retóricas como rancias e incoherentes, como «Dios no ama a los que matan» (Benedicto XVI que, por suerte para él, tiene tiempo para profundizarlas y completarlas), o como «Expreso mi apoyo al trabajo de protección de los animales, nuestros hermanos menores» (Juan Pablo II, noviembre de 1981).

Son pocas y raras las voces en defensa de los animales dentro de la Iglesia Católica y, cuando existen, son aisladas y no concluyentes, y nunca se traducen en acción. ¿Alguna vez se ha visto a un papa que en la homilía dominical de la plaza de San Pedro invite a los fieles a respetar a los animales? ¿O que cualquier sacerdote durante la misa del domingo recuerde a los cristianos que el amor de Cristo debe extenderse a todas las criaturas vivas?

Si pensamos entonces que en las parroquias rurales los primeros defensores de los párrocos, a los que siempre les han llevado con diligencia y regularidad pollos y botellas de vino, salami y cerdo asado, son por tradición los agricultores y los ganaderos, nos daremos cuenta de lo inapropiada y vergonzosa es la segunda pregunta.

41. El concepto católico antropocéntrico de la vida

Los animales son sucios, inertes, sin alma ni dignidad

La Iglesia Católica es la principal responsable de la visión antropocéntrica de la vida. Principal responsable de esa diabólica tendencia que está llevando a todo el planeta al caos y al colapso.

En diciembre de 2003, en la basílica de San Juan de Letrán, monseñor Angelo Scola, patriarca de Venecia, en un simposio celebrado a propósito de reafirmar la centralidad del hombre en la creación, dijo: «El antropocentrismo y el cristianismo están juntos o caen juntos». Una especie de unión indisoluble. Es como decir que poco importa si los bosques desaparecen, si las especies se extinguen, si las criaturas son sometidas a la vivisección, si los animales inocentes *pero sin alma y sin dignidad* son enviados en masa hacia los mataderos del mundo, si el agua subterránea y las corrientes son irremediablemente envenenadas. Lo importante es que el hombre no pierda su centralidad en la creación.

Cuando Juan Pablo II en 1993 afirmaba que «Quien desfigura el ambiente tendrá que pasar cuentas con el tribunal de Dios», tal vez intuía que entre los primeros en ser juzgados y condenados estaría precisamente el clero, aunque sólo sea por su papel impulsor y por el pésimo ejemplo dado constantemente a los fieles y al pueblo en general a través de los siglos.

El mismo currículo de la Iglesia Católica es, por otra parte, muy rico y significativo en términos de antropocentrismo. Los prelados degenerados de hoy (no todos, por suerte, pero todavía demasiados) encuentran una amplia justificación para sus ideas perversas e indignas de un ser pensante, especialmente si se empeñan en predicar valores como la bondad, la generosidad, la misericordia, la amabilidad, y la tolerancia.

Si se revisa cuanto han dicho y escrito los padres fundadores de la Iglesia, es realmente para ponerte los pelos de punta. No es extraño que, con tales maestros e inspiradores a las espaldas, los obispos y los sacerdotes lleguen hoy a los niveles más bajos antes mencionados.

San Pablo (Corintios 10, 25): «Todo lo que está a la venta en el mercado, cómetelo sin pensar en motivos de conciencia». Y (Corintios 9,9): «¿Es que Dios piensa en los bueyes?». Es probable que san Pablo, que se convirtió al cristianismo 35 años después de la muerte de Jesús, haya forzado y personalizado algunos aspectos del mensaje del Evangelio, ya que es lógico suponer y deducir históricamente que Jesús y los propios apóstoles eran todos estrictamente vegetarianos.

Posteriormente, san Agustín dice: «Las animales están absolutamente privados de inteligencia, pero pueden servir para divertir y entretener al hombre. A menudo me cautiva la visión de los perros que atrapan liebres en las cacerías. En otras ocasiones me atrae la tarántula que captura a una mosca o la araña que envuelve a un insecto en sus redes».

Estamos frente a un santo, es decir, un hombre que debería ser en justo por definición.

Pero no podemos no percibir trazas de sadismo en sus palabras.

Bueno, para santo Tomás los animales no tienen alma: «Comete un error quien cree que matar animales es un delito. La divina providencia los ha dado para el uso humano. Como matar a un esclavo no es ofender al esclavo sino a su amo, así es para los animales. Sus vidas y sus muertes están subordinadas a nuestra ventaja. No se puede amar o sentir amistad y amor por una criatura irracional. Todas las criaturas deben ser sometidas por el hombre. El amo no tiene obligaciones para con el siervo».

También en este caso nos encontramos ante un santo. Pero ¿cómo puede un santo decir que matar a un esclavo no es un delito? Su puede tener una cierta paciencia al escuchar que los animales no tienen alma, ¿pero los esclavos tampoco tienen alma?

En tiempos más recientes, el tomista jesuita Viktor Cathrain escribió, con un cierto tono irónico: «El bruto [es decir, el animal] no tiene ningún derecho de ningún tipo. ¿Cómo podríamos tener deberes hacia las criaturas que a nuestro capricho podemos descuartizar, asar y comer?».

Otro tomista, Iosef Rickaby, pone su granito de arena al afirmar: «Las bestias son cosas, bienes muebles. No hay deberes de caridad, ni deberes de otro tipo hacia los animales inferiores, como no los tenemos hacia palos y piedras».

Y según Malabranche: «Los animales comen sin placer, gritan sin dolor, crecer sin saberlo, no desean nada, no temen nada, no saben nada».

San Eduardo el Confesor realza incluso la caza como una alegre actividad recreativa. Para los representantes de la Iglesia, los animales siempre han sido símbolos negativos y representan a la bestia por antonomasia, la última y más vergonzosa etapa de la creación. La manera más evidente de demostrar el propio desprecio por la materia sobre el espíritu era torturar, matar, quemar animales vivos de todo tipo, sapos, cabras, murciélagos, palomas, gatos, etc., por lo que no debería causar consternación las fechorías de los viviseccionadores de hoy, a la luz de estos escalofriantes antecedentes.

42. La nostalgia del opus dei por la inquisición

LA DEMONIZACIÓN DE LOS VEGETARIANOS
PITÁGORAS EL ANTICRISTO

Con fecha de agosto de 1993, en *Civiltà Cattolica,* prestigiosa revista del Opus Dei, aparece un artículo titulado «El hombre y su destino», donde se ataca directa y explícitamente, como en la Edad Media, a los que se abstienen de comer carne. En este artículo se dice que «Es fácil ver cómo, frecuentemente, elementos que se declaran vegetarianos, son presa de repentinas crisis de rabia agresiva, y miran el mundo con desconfianza, como si fueran atacados. Están fascinados por el espectáculo de la violencia y la muerte. Los vegetarianos suelen tener un comportamiento sadomasoquista y de las profundidades de su inconsciente emerge una potencial destructividad. Con la compasión por los animales disimulan su crueldad».

Sinceras felicitaciones al Opus Dei por este valioso documento a enmarcar, por esta demonización no privada de ideas freudianas y psicoanalíticas que le daría celos incluso a los máximos dirigentes de la carnicería mundial. Una dura crítica contra el adversario vegetariano al más puro estilo de la Inquisición, cuando a tales palabras seguían la tortura y la estaca. Si fuera verdad una milésima parte de lo que allí se dijo, no podríamos más que hundirnos en la vergüenza y escondernos. Pero la realidad, mucho más simple y clara, es que el autor del artículo, claramente inspirado en un clima de exorcismos que aún perdura, que no ha desaparecido ni mucho menos, de caza de brujas y endemoniados, trata de destruir la personalidad, la imagen y la reputación vegetariana, que comete el grave error de defender a seres que son torturados y son dignos de protección. Desde la atmósfera freudiana es fácil ver la rabia impotente y la crisis de conciencia, los celos hacia cualquiera que se atreva a declararse aún más bueno y compasivo que el católico.

El malvado, incluso el criminal y la oveja negra, son muy convenientes para la causa. Pero la oveja blanca que está en otro rebaño, lo bueno que se propone como alternativa, es lo peor que puede existir para este tipo de mentalidad enferma pre-medieval. Es un poco el mismo tipo de rabia, de furia destructiva, de neurosis existencial, a la que se ha aferrado la Iglesia Católica a lo largo de la historia, llevándola a incendiar bibliotecas enteras, a poner en la lista negra obras de gran valor, a limpiar y eliminar de la faz de la tierra todo escrito de Pitágoras. Los del Opus Dei son parte integrante de este abominable diseño histórico y por tanto no tienen la conciencia tranquila. Tampoco es que su predisposición a hartarse durante años de pollos y capones asados, patos y estofados de liebre, salami y jamón, los haya ayudado a ponerse a limpiar la propia casa. He aquí, pues, que en lugar de arrepentirse y reconocer los propios errores, como hace incluso el nuevo pontífice Ratzinger, estallan violentamente contra una categoría vegetariana que se atreve, con sólo su propio ejemplo de vida, a destacar sus graves y angustiantes deficiencias, su mezquindad pasada y presente.

¿No son las corridas de toros, organizadas con el apoyo y bendición de la Santa Iglesia Romana, espectáculos por excelencia de violencia y muerte? Y la quema de herejes y mujeres *endemoniadas,* las decapitaciones, el garrote, las masacres, los empalamientos, y todos los medios de tortura utilizados por la Inquisición contra cualquiera que se atreviera a oponerse al poder clerical, que en la Edad Media causaron la muerte de más de 50 millones de personas, ¿simplemente fueron quizás muestras de alegría y buen corazón?

¿De qué púlpito llegan acusaciones difamatorias de esta magnitud? ¿Cuándo los vegetarianos han soñado nunca con hacer atrocidades contra cualquier hombre o animal vivo? ¿Dónde está la lógica, la coherencia y la piedad de este tipo de personas? Es una pregunta que es lícito hacerse.

Si el hombre ha demostrado ser un explotador insensible y codicioso, la Iglesia sin duda tiene grandes pecados que expiar. No es nada extraño que el enemigo de Dios, el Anticristo que interrumpe el sueño y las almas de los sacerdotes, tenga la apariencia de un vegetariano sensible, de un defensor de los seres más vulnerables y maltratados. Basta con pensar en la acción destructiva hacia la obra del vegetariano-higienista-ecologista de todos los tiempos, de aquel Pitágoras que vivió 600 años antes de Cristo, que dijo e hizo cosas al menos tan magníficas como las atribuidas a Jesús. Sus escritos fueron sistemáticamente prohibidos y quemados, sin distinción, por todos los papas de Roma de los siglos pasados. Un Anticristo incómodo, que había que eliminar y erradicar de todas las bibliotecas.

La grandeza y la santidad del noble Pitágoras se encuentra en *Los versos dorados (véase* página 114), único escrito milagrosamente salvado y que ha llegado hasta nosotros. Es suficiente leer con atención y devoción esos pocos versos, y del mismo modo compararlos objetiva y libremente con cualquier otra oración cristiana o de otras religiones, para darse cuenta inmediatamente de la infinita profundidad moral del filósofo de Samos, que pasó la mitad de su vida en nuestra Crotona. Se puede apostar que a personas como el cardenal Biffi y el obispo Grandoni, si alguna vez se leyeran esta auténtica perla de Pitágoras titulada *Los versos dorados,* se les revolvería el estómago.

Que el cristianismo no es seguro la peor de las religiones, y que dentro de ella hay multitud de personas dignas de gran respeto que juntas tratan de levantarlo sobre una nueva base, nadie lo duda. Pero los títulos altisonantes de las jerarquías religiosas no deberían, en sí mismos y *a priori,* llevar a sentimientos de reverente intocabilidad.

Lo importante es, si cabe, evaluar de vez en cuando la integridad moral de las personas y el contenido de lo que dicen y escriben y hacen, sopesando la linealidad y la coherencia.

De lo contrario, seguiríamos reverenciando y respetando a personas como, sólo como ejemplo, el arzobispo Marcinkus, que, por un lado, compartía la tradicional política opresiva y sexofóbica de la Iglesia, y por otro seguía todos los días con interés y con energía las tendencias del mercado de valores de su Hatù, la mayor fábrica italiana de condones, que estaba, al menos en aquella época, directamente en las firmes manos del Vaticano, en el ámbito del grupo industrial Maccaferri.

Al final de este largo discurso sobre la Iglesia, alguien puede tener una visión errónea; a saber, que somos anticatólicos y estamos cargados de prejuicios. No es así, en absoluto. Somos laicos, esto es cierto. Pero tenemos un respeto absoluto por una Iglesia que sepa estar en su lugar y que no invada y no entre sin medida y más allá de lo debido en la vida y las elecciones de los ciudadanos, por una Iglesia moderna que sepa ofrecer a sus creyentes y al mundo una imagen decente, propositiva pero no fanática, y especialmente por una Iglesia que opere un rechazo claro hacia un pasado que ha comprometido enormemente su credibilidad y que le pesa encima como una losa.

Y somos especialmente respetuosos con la gran masa de fieles y con las comunidades cristianas de todo el mundo, y con la multitud de hombres que siempre han antepuesto a la difusión de la fe el puro y simple hacer el bien y dedicarse a los demás.

El creciente intrusismo, vehemencia y fanatismo de algunos otros credos no cristianos que tienen poco o nada mejor en términos de propuestas de comportamiento, estéticas, morales y espirituales, adecuadas a la vida, a los valores y gustos de la civilización contemporánea, hace que el cristianismo finalmente pueda desempeñar un papel no de conquista y lucha por la prevalencia religiosa, sino de armonización y mediación universal sobre bases totalmente nuevas, de modo que creer o no creer en Dios, creer o no creer en el mensaje cristiano, pueda ser para los pueblos del mundo ya no una razón de discriminación y odio, sino de diálogo pacífico basada en la libertad de conciencia y en la búsqueda de los valores éticos comunes aceptables para una convivencia entre grupos humanos de raza y tradiciones diversas.

Los últimos papas de Roma, y especialmente Benedicto XVI, parece que se mueven precisamente en esta dirección, y este hecho no puede no encontrar la aprobación y el apoyo de todos.

43. El buen sabor de la carne

T<small>REINTA MILLONES DE LITROS DE SANGRE AL DÍA</small>
L<small>A BESTIA, EL MONSTRUO HORRIBLE, NO ES EL LEÓN O EL TIGRE,</small>
<small>SINO EL HOMBRE</small>

Decir que *como carne porque me gusta,* como a menudo declaran los amantes de del bistec, es una justificación sin sentido. Si se pone en el centro de nuestras acciones el puro placer separado de todas las demás consideraciones, se puede llegar a conclusiones aberrantes tipo *mato y hago daño porque me gusta; me drogo porque me divierte, violo porque me relaja.*

Nuestra sociedad materialista y superficial nos permite satisfacer los pseudoplaceres que causan grave sufrimiento a otras criaturas sensibles, del mismo modo en que justificó y permitió en el pasado la sumisión y el comercio de esclavos.

Pero si nos encontráramos entre las víctimas en lugar de entre los torturadores, sin duda haríamos de todo para rebelarnos contra esa situación.

Esta opresión, esta actitud tiránica del hombre, se ha convertido en una costumbre aceptada y consolidada sólo porque las víctimas animales, como los esclavos del pasado, no son capaces de organizarse y reaccionar, ni si quiera de entender qué sucias tramas urde este tipo de humanidad en su contra.

El animal depredador que mata por hambre se considera un monstruo salvaje y una bestia feroz, incluso si tiene la justificación de estar estructurado de esa manera por la naturaleza. El hombre no necesita matar, no está diseñado para matar, y está dotado de abundantes recursos y del conocimiento de las medidas adecuadas para sobrevivir. Por esta razón, el hecho de matar para satisfacer los placeres de su estómago pervertido o por simple oportunismo comercial se antoja una acción depravada y carente de justificación ética.

La verdadera bestia violenta, el monstruo horrible, no es el león o el tigre, sino el hombre.

Si todavía tiene un mínimo de conciencia y sensibilidad, desde aquí lo invitamos a reflexionar sobre los ríos de sangre que se vierten por los canales de drenaje (30 millones de litros al día como mínimo), lo invitamos a considerar los años de cautiverio de estas criaturas condenadas a muerte antes de nacer, privadas en vida incluso del inalienable derecho natural a hierba verde y a sus rayos de sol.

Una gran multitud de animales de todas las especies han cesado dramáticamente de vivir a lo largo de la historia, sólo para satisfacer el pérfido placer gastronómico del hombre y, al mismo tiempo, los cementerios del mundo están lleno de personas que han dejado de vivir prematuramente a causa de tales perversiones alimentarias, comprometiendo los propios valores kármicos o espirituales ante su creador.

Si los consumidores de carne sólo echaran una mirada atenta fuera y dentro de esas casas de los horrores que son los mataderos, si sólo pudieran oír a los animales llorando como niños aterrorizados frente a sus captores, aunque sólo pudieran escuchar el eco de sus gritos desesperados de dolor, es probable que la carne elegantemente colocada en su plato de repente adquiriera un sabor muy diferente, y que su banquete macabro cesara por completo.

A los desinformados y a los ausentes, a los distraídos y los gandules, les decimos que la carne no es una elección como cualquier otra, no es como comer pasta o patatas.

Por el medio hay algo muy serio, la vida y el sufrimiento de un ser vivo como nosotros, que no quería ser privado de su vida para terminar en los platos y las mesas.

Antes ha habido mucha violencia, y al tocar esa carne no hace más que extender indefinidamente esa misma violencia.

El hombre demuestra mucho respeto por sus muertos. Gasta cifras altísimas en honrarlos.

Graba nombres y fotos en el mármol, les brinda sus lágrimas y les lleva flores.

Sería justo y lógico esperar que tuviera un mínimo de respeto para estos cadáveres anónimos que alguien ha puesto en sus platos.

No puede haber placer alguno en llevarse un pedazo de cadáver a la boca.

No se puede profanar y al mismo tiempo pensar en gozo y diversión.

¿Es que es igual dejar vivir a un becerro, a un conejo, a un cabrito, que rajarle el corazón con un cuchillo? ¿Es lo mismo dejarla en paz en su entorno que meter una langosta viva e agua hirviendo?

Respetar la elección de los que comen carne no es un índice de civilización, de tolerancia, de generosidad hacia los demás. Es como respetar la ideología de los que justifican la esclavitud, el racismo, la tortura y la pena de muerte infligida de modo gratuito y casual.

44. No se puede coger una flor sin turbar a las estrellas

El universo existe en virtud de la diversidad de los elementos que lo componen, donde todo interactúa con el Todo y forma el vasto mosaico de la vida. En la creación ningún componente es más importante o prioritario porque nada es separable, hasta el punto de que, como dijo Einstein, «Si sólo las abejas desaparecieran, a la tierra le quedarían cuatro días de vida». En el Todo armónico, toda falta de armonía generada por la violencia y el dolor que produce recae como némesis kármica no sólo en aquellos que la han causado, sino en toda la humanidad de la que forma parte el individuo, por lo que cada individuo debe sentirse responsable del destino colectivo. Como en una familia, si una persona comete un acto criminal, todos los componentes pagan indirectamente las consecuencias. Del mismo modo, si un individuo realiza un acto meritorio, toda la comunidad se beneficia de ello, ya que todo es consecuencial.

Hay una profunda correlación entre delegar en alguien descuartizar animales en el matadero y matar a hombres en la guerra, entre la indiferencia al sufrimiento de los animales y la insensibilidad a la difícil situación de los propios semejantes. Si el hombre es educado para no dar valor a la vida a su alrededor, si es capaz de romperle el cráneo a golpes de palo a un bebé de foca y luego desollarlo vivo frente a los ojos aterrados de la madre, difícilmente será sensible hacia los seres humanos. Si un hombre es capaz de dispararle a un pájaro, a un conejo, a un faisán o a un ciervo, es poco probable que sea capaz de compartir las condiciones del otro.

Si un hombre es capaz de infligir sufrimiento con experimentos de laboratorio a un perro, un gato, un mono, un ratón, un conejillo de Indias, difícilmente podrá prodigarse en el bien hacia el prójimo. Si un hombre es capaz de disparar en el cráneo a una vaca, a un buey, a un caballo o a un cerdo, y luego puede cortarlo en trozos pequeños, difícilmente será capaz de cultivar la compasión hacia la vida y el dolor de los demás. Si un hombre es capaz de atrapar los peces del mar, arponearlos, desgarrarlos con el gancho y dejarlos agonizar fuera de su entorno, difícilmente será justo con los seres humanos. Si un hombre es capaz de comerse las partes del cuerpo desmembrado de un animal matado específicamente para satisfacer el placer de su estómago, difícilmente sabrá amar la verdad y la justicia. Mientras un animal sea encarcelado, explotado, torturado, asesinado, ningún hombre será libre ni capaz de realizar el verdadero bien para sí mismo ni para la comunidad a la que pertenece.

Es la indiferencia ante el dolor ajeno lo que convierte el mundo en un lugar de dolor.

> Nosotros los universalistas –afirma Franco Libero Manco– estamos profundamente convencidos de que sólo a partir de la capacidad de valorar y respetar al pequeño, al diferente, al desamparado, el ser humano puede desarrollar dentro de sí mismo los valores que le permitan lograr una sociedad más justa. Somos la voz del 99 por 100 de la creación, de todas las criaturas que durante milenios han sido esclavizadas, subyugadas y asesinadas por el hombre, esas criaturas a las que se les ha negado la libertad de vivir de acuerdo a su naturaleza y que se vieron obligadas a servir al hombre, a las que les ha arrebatado todo. Acusamos la indiferencia y la somnolencia del hombre hacia estos comportamientos indignos de los que es responsable.

45. La sensación de asco y la capacidad de identificarse

Alguien tendrá que explicar cómo no verse trastornado frente a una alimentación necrófila. Cómo no estremecerse ante la idea de que los seres humanos consideran bueno para comer un pedazo de cadáver descompuesto, repleto de bacterias, toxinas, de enfermedades, de dolor.

¿Cómo es que el hombre se ha acostumbrado a considerar alimento las partes del cuerpo de un animal, un ser hecho como él?

¿Cómo es posible cocinar las entrañas de un animal, el hígado, el corazón, los pulmones, y no asociarlas a nuestras propias entrañas y a nuestros correspondientes órganos? ¿Cómo ha podido acostumbrarse a dar muerte a otros seres sensibles cuando es presa del terror ante el peligro de su propia muerte?

¿Cómo ha podido acostumbrarse a la vista de la sangre cuando él mismo es presa del pánico aunque sólo sea herido? ¿Cómo ha podido llegar a causar deliberadamente dolor, pena de prisión, angustia, cuando él mismo se desespera hasta estar dispuesto a hacer cualquier cosa para no sufrir?

¿Por qué su sufrimiento es importante mientras que el de un animal no tiene ningún valor, hasta el punto de que puede disfrutar y regocijarse mientras frente a él el animal está gritando de dolor por su culpa?

¿Por qué su salud y su vida tienen un valor tan inestimable que estarían dispuestos a invertir todos sus recursos con el fin de recuperarse, mientras que la salud de otro tiene tan poco que considera normal y admisible torturarlo y matarlo?

¿Qué ha hecho al ser humano tan insensible ante la muerte y el dolor de otro, y tan indiferente a la vista de la sangre? ¿Cómo es que el ser humano, desprovisto de armas naturales para la agresión, se ha convertido en el más insensible y cruel de todos los depredadores?

Hay personas que se comen la lengua, el cerebro, la sangre, los testículos, los ojos del animal, sin sentirse culpables o experimentar asco. Si comparamos estas partes del cuerpo con las nuestras veremos que no existe una diferencia sustancial, pero los que las devoran no parecen sentir disgusto alguno. Cocinar la pata de un cerdo es uno de muchos hábitos macabros de los seres humanos. Sin embargo, la idea de cocinar el pie de un ser humano le horrorizaría.

Se horrorizaría ante la idea de desayunar cereales con leche de mujer, pero considera normal hacerlo con leche animal. Se horrorizaría ante la perspectiva de comer óvulos del útero de una mujer, mientras que considera normal comerse los huevos de una gallina.

¿Cómo puede haber ocurrido semejante degeneración moral y estética? ¿Cómo puede un ama de casa triturar alegremente los miembros de un pobre animal que antes vivía, dormía, comía, respiraba, soñaba, jugaba? Sin embargo, cuando por error el carnicero, el ama de casa o el cocinero, se lesiona accidentalmente y prueba el filo del cuchillo, sufriendo la millonésima parte del dolor de la víctima, debería ponerse a reflexionar. ¿Y qué pasa con la carne picada con la que las buenas amas de casa y los cocineros confeccionan las salsas, y las salchichas y salchichones, y la mortadela, para las que se usan las partes más inesperadas del animal y se añaden productos químicos para evitar la putrefacción y disimular el típico hedor y el color marrón del cadáver?

Y el hombre no se avergüenza nunca de ésta su miserable incoherencia.

Por tanto, es necesario educar a la gente, especialmente a los niños y a los jóvenes, para que se identifiquen, como una alternativa al lavarse las manos y al cinismo actualmente tan practicado.

Ésta es una responsabilidad que recae en los centros de formación ética y cultural, y en primer lugar en las escuelas de todo el mundo. Pero también en las cadenas de televisión, que de hecho es la escuela más eficaz, que entran en todos los hogares a través de la puerta siempre abierta de la antena. Pero eso sería creer en cuentos de hadas, porque todas las televisiones del mundo están ahora ocupadas y colonizadas por los que tienen un interés permanente en difundir el cinismo y la indiferencia.

46. Bases científicas del veganismo

Que el ser humano ha sido planificado, diseñado, construido pieza a pieza por el Creador como consumidor frutas, verduras, semillas y raíces se demuestra por una avalancha de indicios, detalles grandes y pequeños, que van desde su físico externo e interno (manos, postura vertical, sistema gastrointestinal extralargo) hasta su estructuración psicológica, estética y espiritual.

Mientras que los animales carnívoros que matan por instinto y necesidad no tienen problemas de elección, porque simplemente capturan a su presa y se la comen, el hombre, en cambio, siempre ha debatido si es o no justo y necesario comer carne de otros seres vivos. El simple hecho de que exista esta pregunta continua y angustiosa demuestra la mayor complejidad y particularidad del enfoque humano hacia este problema, y la existencia dentro del hombre de un termómetro moral, un monitor que no es instintivo sino más bien moral y espiritual.

Diferentes ciencias como la antropología, la anatomía, la biología, han confirmado de modo inequívoco la estructura vegana de los primates, y el hombre, como todos sabemos, es el rey de los primates a todos los efectos. Pero si uno no se contenta con lo que acabamos de escribir y quiere pruebas concluyentes, llamativas, estratosféricas de la fórmula *hombre igual a vegano*, las exponemos a continuación.

La sangre humana tiene un valor de 7,50 en la escala ácido-alcalina que va de 0 (acidez máxima) a 7 (neutra) y a 14 (alcalinidad máxima).

Quien nos haya construido, ya se trate de un Creador divino o de un proceso evolutivo automático (dejo a cada uno sus propias convicciones internas), nos ha dotado de una sangre alcalina, a diferencia de los animales carnívoros, que tienen una sangre ácida. Este detalle es crucial para determinar cuál es el alimento de la especie humana, y qué comida no es adecuada para nuestro sistema. De hecho, las frutas y las verduras en su estado natural no cocinado, poco importa si son dulces como las cerezas, ácidas como los limones o picantes como la guindilla, tienen todas un efecto alcalinizante en el interior de nuestro organismo, por lo que son consumidas, digeridas y asimiladas de un modo rápido, natural, libre de efectos secundarios adversos. Por el contrario, todos los alimentos de origen animal, desde la leche hasta la carne en sus distintas formas, son formadoras de ácido en el interior de nuestro sistema y producen una tremenda acidificación de la sangre, haciendo que, cada vez que se ingieren, el sistema inmunitario responda a dicha emergencia al reconocerlas como sustancias extrañas, invasoras e incompatibles. Para remediar los efectos acidificantes, que por sí mismos serían suficientes para matarnos al instante si no tuviéramos un sistema de protección de emergencia, el hipotálamo envía a través del sistema endocrino una orden perentoria al sistema compensatorio óseo para que libere una cierta cantidad de calcio interno para contrarrestar al instante el efecto perverso de la leche y la carne y las proteínas.

Con el fin de bloquear los efectos de las sustancias cárnicas contaminantes, el hipotálamo envía otro mensaje al sistema inmunitario para que intervengan los linfocitos de la sangre y los fagocitos del interferón celular para que fagociten las cosas peores que se encuentran en la carne (índoles, fenoles, antibióticos, hormonas, putrescina, cadaverina) y que no pueden ser eliminadas tal como están porque producirían daños graves a los órganos excretores (hígado, páncreas, riñones, piel).

Toda esta actividad frenética de fagocitosis linfo-fagocítica, de limpieza interior de basura, no es gratuita y tiene costos más altos en términos de vitalidad, rendimiento energético, consecuencias negativas a corto y largo plazo, y envejecimiento prematuro.

Una comida cárnica mantiene cuerpo ocupado y en agonía durante unas cuarenta horas, antes de ser procesada y expulsada de manera aún incompleta por el sistema.

Y en estas cuarenta horas pasa casi de todo.

El corazón tiene que latir más rápido, la temperatura del cuerpo debe elevarse al menos en un grado, el sistema inmunitario debe estar alerta ante la situación de emergencia, los sistemas de compensación deben liberar valiosos recursos internos que empobrecen nuestra dotación orgánica (enzimas vivas, minerales, vitaminas verdaderas, azúcares auténticos, agua biológica), con el fin de abordar las deficiencias dietológicas de los alimentos inadecuados introducidas en el cuerpo (alimentos que no son de la especie o no-alimentos, alimentos cocinados y enzimas desvitalizadas).

Por eso se dice que la carne tiene efectos no nutrientes sino estimulantes. Un organismo bajo presión puede incluso dar señales muy equivocadas al sujeto implicado. Notará oleadas de calor y sensación temporal de potencia, y vivirá esa actividad frenética en el interior de su cuerpo como una experiencia positiva determinada por la ingestión de carne, algo así como una fuerte aceleración de un motor impulsado por algún aditivo capaz de potenciarlo y pasarlo de vueltas.

Al final, superada la situación de emergencia, se hace el recuento de muertos y heridos, y se evalúan los daños.

El veneno de la carne y el veneno de la leche han causado la acidificación de la sangre y el desgaste óseo con el consecuente proceso de osteoporosis, se han producido estimulaciones y descompensaciones, se ha afectado al sistema de compensación y al sistema inmunitario (que están mejor en modo latente, o en todo caso siendo usados sólo en raras ocasiones que implican emergencias reales y extraordinarias), se han agotado nuestras reservas orgánicas, se han tomado enzimas de nuestras reservas produciendo fatiga y envejecimiento, se ha aportado una cifra calórico-energética la mayoría de las veces inferior a las calorías gastadas durante toda la operación de eliminación de residuos, se ha quitado espacio útil a los alimentos correctos y verdaderos (fruta y verduras) con la consiguiente infraalimentación del sistema celular, se han provocado graves fenómenos de fermentación y putrefacción en el tracto gastrointestinal, causando estreñimiento y pérdida de apetito, contaminando la lengua, provocado halitosis y mal olor en todos los humores del cuerpo, se ha puesto en peligro todo el metabolismo provocando muerte anormal de células, se ha empujado al sujeto a beber cosas inadecuadas y perjudiciales como alcohol, café, refrescos de cola, digestivos y tal vez un poco de ayuda farmacológica, todas ellas cosas que pueden causar más problemas y daños.

No está mal, para ser el capricho frívolo de disfrutar de la vida arrebatada a un pobre cuadrúpedo.

Es una especie de némesis o de venganza póstuma por parte de ese pobre ser asesinado, o una especie de ajuste de cuentas provisional por parte del Creador que ha hecho al hombre ciertamente no para matar al animal y devorarlo, sino más bien para protegerlo y ayudarlo.

165

47. La voz del Creador

EL ESTRECHO VÍNCULO HOMBRE-ANIMAL-PLANTA
LOS SERES HUMANOS QUE AMAN A LOS ANIMALES SON
SIMPLEMENTE PERSONAS MÁS EVOLUCIONADAS
SIN ANIMALES Y PLANTAS EL HOMBRE ES COMO UN VIANDANTE
CIEGO EN LA OSCURIDAD

Este párrafo proviene de las comunicaciones extrasensoriales de una vidente con el mundo espiritual del más allá.

Los humanos aún no han comprendido plenamente la importancia de su relación estrecha e íntima con el mundo animal y con la espiritualidad de los animales.

Todos los seres vivos, como participantes en el proceso evolutivo, ocupan un papel vital en la manifestación de la esencia divina. Todas las criaturas evolucionan y se desarrollan, y poseen dentro de sí la fuerza y el espíritu del devenir divino y de la realización interna.

Todas las criaturas, sin excepción, conducen y guían a la Propuesta, a la Iluminación, al Destino, y representan mi propio espíritu central.

Si vosotros los hombres amáis a estas criaturas también significa que me amáis a mí.

No olvidéis que sin estos animales y sin estas plantas no seríais nada más que pobres viajeros confusos, viandantes ciegos y desorientados en la noche más negra.

La esencia de su materia constitutiva es la misma esencia que constituye vuestro cuerpo y vuestro espíritu. Sois parte de ellos y ellos son parte de vosotros, para siempre. Las personas que aman a los animales están objetivamente en los niveles más altos de la cadena evolutiva, pero esto no debe ser motivo de orgullo personal o arrogancia y presunción, sino motivo de mayor responsabilidad en ayudar a crecer al que se tiene cerca.

No podemos amar a los animales si no ayudamos al mismo tiempo a los hombres que están en los planos inferiores y en la mediocridad para que tomen nuevas medidas para su progreso espiritual y evolutivo.

La tarea específica y la responsabilidad de los vegetarianos es ayudar y rescatar a todos los animales a través de la evolución de todos los seres humanos. El propósito y la necesidad es establecer y mantener una unión y una interdependencia equitativa entre el reino humano, el reino animal y el reino vegetal. El reino humano, por encima de los otros en la escala evolutiva, no puede permitirse dejar atrás ni siquiera la más pequeña parte de la creación.

Debes estar atento, oh, hombre de la Tierra, y olvidar tu presunción de ser el más fuerte y el dominador de los más débiles. No puedes someter, subyugar ni esclavizar a las demás criaturas.

En este mundo espiritual perfecto y reactivo, toda tu prepotencia, opresión, abuso, volverá y caerá sobre ti como vibraciones negativas.

La especie humana, especialmente en las últimas décadas, se ha construido un karma muy negativo en relación a los animales. Hasta el punto de que muchos animales se encuentran en posiciones kármicas mucho más altas y evolucionadas que los hombres y las mujeres. También los animales tienen su propio karma y su propio destino divino. El hombre no puede crecer si se olvida de sus hermanos menores. La deidad está dentro de ellos tal como lo está en los seres humanos.

Tus hermanos son criaturas inteligentes y son muy sensibles a los sufrimientos y a las penas.

Incluso las verduras son una manifestación de la vida, aunque un poco lejos de la vida animal.

En los millones de años por venir, los humanos tendrán que superar incluso el vegetarianismo y aprender a vivir sólo de la fruta y de la energía que nos regala el universo. Erradicar y ofender a una planta será entonces considerado una forma de crueldad.

El amor por los animales es verdadero y noble como el amor por los seres humanos y aún más, ya que es un don perfecto, libre de malicia, de cálculo y de intereses ocultos.

Segunda parte

HIERRO Y MINERALES TRAZA

1. Elementos plásticos y minerales traza

Durante mucho tiempo se pensó que la materia viva se componía únicamente de 12 elementos, llamados *plásticos:* nitrógeno, calcio, carbono, cloro, hidrógeno, magnesio, oxígeno, fósforo, potasio, silicio, sodio y azufre. Estos elementos forman en efecto casi el 99,98 por 100 del cuerpo.

Pero un análisis más detallado mostró que junto a estos 12 elementos hay una veintena más que, a pesar de su pequeña masa total aparentemente insignificante (0,02 por 100), son en realidad fundamentales e indispensables para la vida.

Se trata de metaloides (arsénico, boro, bromo, flúor, yodo), y de metales (aluminio, cobalto, cromo, cobre, estaño, hierro, molibdeno, manganeso, níquel, plomo, selenio, silicio, titanio, zinc), en un tiempo de considerados impurezas, y hoy llamados oligoelementos o elementos traza o minerales traza.

Los minerales son, en efecto, factores cardinales para el mantenimiento del equilibrio ácido-alcalino de la sangre en los niveles óptimos, ligeramente alcalinos, correspondientes al valor de 7,40 en la escala, así como para el mantenimiento de la gravedad específica de la sangre.

También abundan en todas las secreciones internas. Cualquier deficiencia determina, de hecho, insuficiencias hormonales. Los minerales también sirven como agentes desintoxicantes y juegan un papel importante en el sistema inmunitario. Cosas más o menos sabidas que todo buen diccionario enciclopédico reporta.

Entre los minerales hay simpatías y antagonismos, sinergias y neutralizaciones, beneficios y efectos nocivos.

La deficiencia de yodo puede conducir primero a esfuerzos de la tiroides y al bocio, y luego incluso al cretinismo. Pero un exceso de yodo puede inhibir la síntesis tiroidea, sólo por poner un ejemplo.

Será útil un examen de los destinos minerales importantes, lo que hacen y dónde se pueden encontrar.

El calcio está en la col rizada, las almendras, el diente de león, los berros, el girasol, los higos. Sirve básicamente como un antiácido o alcalinizante.

El magnesio es esencial para la activación de las enzimas musculares y nerviosas. Es excelente por su acción antiestrés y anticontracción muscular. Se encuentra en el germen de trigo, las almendras, los anacardos, las nueces, el alforfón, el mijo, los dátiles, los higos, las pasas, las patatas y los plátanos.

El potasio, el sodio y el cloro son llamados electrólitos; es decir, sales minerales que conducen la electricidad en los líquidos. Se encuentran en los aguacates, los albaricoques, las naranjas, los plátanos, el melón, los espárragos, las patatas, las zanahorias y los tomates.

El azufre es un elemento nutritivo clave, excelente para las estructuras de proteínas de las articulaciones y del cabello. Trabaja en estrecha colaboración con el molibdeno. Entra en la estructura de 4 aminoácidos: metionina, cisteína, cistina, taurina. El glutatión, una sustancia desintoxicante producida por el hígado, contiene azufre.

Se encuentra en las legumbres, los cereales integrales, el ajo, la cebolla, la col, las coles de Bruselas, el brócoli.

El boro tiene un efecto positivo en los estrógenos y es útil para activar las vitaminas del grupo B.

Los vegetarianos son menos susceptibles a la osteoporosis, también gracias a la vitamina K1 y por el alto nivel de minerales asimilados en general, y por la particular riqueza de boro en su dieta.

El cromo es un sensibilizador de la hormona insulina, que es una enzima clave que regula el azúcar en la sangre. Tanto el exceso como la falta de azúcar-glucosa en la sangre provoca consecuencias muy graves, por lo que el organismo trata de mantener un nivel de azúcar en la sangre estable dentro de una banda estrecha de valores, con la ayuda de hormonas tales como la insulina y el glucagón. La insensibilidad a la insulina es una de las características clásicas de la obesidad y la diabetes. El cromo es activo en el factor de tolerancia a la glucosa. Si el cromo es bajo, el azúcar en la sangre se eleva y causa crisis diabética porque la insulina no se sensibiliza.

El cobre desempeña funciones básicas en la producción de hemoglobina y en la producción de colágeno. El zinc y el cobre son complementarios y se equilibran entre sí. Las nueces y las legumbres son ricas en cobre y zinc al mismo tiempo. El cobre se encuentra en las almendras, las pipas de girasol, el alforfón, la cebada, las zanahorias, el coco, el aceite de oliva, los cacahuetes.

El yodo, que hemos visto antes, está en los nabos, la col, la mostaza, el mijo, la soja, los piñones. Todos alimentos que limitan el hipotiroidismo.

El hierro, en el que nos centraremos en varios apartados de este capítulo, desempeña un papel clave en la molécula de hemoglobina de los glóbulos rojos. Participa en la producción y en el metabolismo energético y en la síntesis de ADN mediante numerosas enzimas clave. Las necesidades de hierro son constantes. Su deficiencia causa anemia, una condición en la que la sangre tiene deficiencia de glóbulos rojos. Un adolescente comiendo bocadillos envasados y bebidas gaseosas corre un en alto riesgo de deficiencia de hierro. Se tiene carencia de hierro:

- Porque disminuye el índice de asimilación de hierro.
- Porque falta ácido clorhídrico en el estómago (situación muy común en los ancianos).
- Porque hay situaciones de diarrea crónica y mala absorción intestinal.
- Porque se ha hecho una extirpación quirúrgica de parte del estómago.
- Porque se come carne y se acidifica la sangre.
- Porque hay uso de antiácidos.
- Porque existen dietas altas en lácteos acidificantes y totalmente carentes de hierro.
- Porque hay una situación de emergencia por embarazo, lactancia, sangrado menstrual, heridas, hemorragias o donaciones.

La opinión de los productores de carne es que el hierro *hemo,* animal, o el de los filetes sangrantes por así decirlo, se absorbe mejor que el hierro *no-hemo* de los vegetales y las frutas.

Sin embargo, ésta es una de las muchas flagrantes mentiras comerciales, idéntica a la de las proteínas. Una mayor concentración de sustancia específica no reviste ningún significado positivo. Lo que realmente importa es el índice de digestibilidad, el grado de equilibrio y la integridad nutricional de los alimentos. Todas las verduras y frutas, por el hecho de estar vivas e íntegras y diluidas en su asignación de agua biológica, son mejor asimiladas por el organismo, sin contraindicaciones. El efecto bofetada de un filete crudo puede muy bien ser visto y confundido como una inyección concentrada de hierro, pero en realidad es una estimulación excesiva, y no una verdadera mejor asimilación. A veces en el propio paciente se desarrolla la convicción psicológica y el efecto placebo. En cualquier caso, la carne cruda se convertirá en una necesidad de carácter casi dopante, y será como beberse una taza de café, con resultado de alivio inmediato pero de asimilación deficiente, y se intensificará el envejecimiento, que es el efecto típico de todo tipo de carne.

El hierro es abundante en las semillas de calabaza (que también tienen mucho zinc), los cereales integrales, el germen de todos los cereales. Pipas de girasol, mijo, nueces, almendras, castañas de cajú, pasas, alcachofas, arándanos, ciruelas pasas también son excelentes fuentes del valioso mineral.

El manganeso asegura una buena funcionalidad de la glándula tiroides, y una prevención contra los radicales libres. Es esencial en el uso de glucosa en el interior de las neuronas. La deficiencia de manganeso causa epilepsia y convulsiones. Se encuentra en las nueces, las almendras, la cebada, el centeno, el alforfón, la avena, los cereales integrales, los cacahuetes, el brócoli, las uvas pasas, las espinacas, las acelgas.

El selenio es un componente de la enzima antioxidante glutatión peroxidasa, que actúa junto con la vitamina E para prevenir el daño causado por los radicales libres. Su deficiencia produce envejecimiento prematuro, cáncer, cataratas. Se encuentra en el germen de trigo, las nueces, los cereales integrales, los nabos, los ajos, las naranjas.

El vanadio entra en el desequilibrio de los azúcares hemáticos, es decir, en los saltos entre la diabetes y la hipoglucemia. Se encuentra en el trigo, la soja, el perejil, la avena, el aceite de oliva, el maíz, las pipas de girasol, el ajo, las zanahorias, los repollos, los tomates, los rábanos.

El molibdeno es útil para la desintoxicación de alcohol y en el metabolismo de azufre. Está en las lentejas, los guisantes, la coliflor, el germen de trigo, las espinacas, los cereales integrales, el ajo, las patatas, las cebollas, el coco, el melón, los albaricoques, las uvas pasas.

El silicio contribuye a la formación de la retícula de fibras de colágeno, de la cual depende la fuerza y la integridad del tejido conectivo que forma la matriz del hueso. Se encuentra principalmente en los cereales integrales, especialmente en el centeno integral.

El zinc entra en la composición de más de 200 enzimas conocidas.

La comida humana es a menudo deficiente en zinc. Es esencial para la función del sistema inmunitario. Esencial para permitir que el timo (en correlación con la tiroides, pituitaria y glándulas suprarrenales) sintetice y secrete las hormonas tímicas. Esencial para la vista, el gusto, el olfato, para la curación de heridas y la recuperación de operaciones quirúrgicas. Sirve para la funcionalidad de los órganos sexuales y funciona como un antiengrosamiento de la próstata (un problema común en el 60 por 100 de los varones).

Es un buen catalizador de la insulina, útil para aquellos que tienen propensión a la diabetes. Se encuentra en los cereales integrales, las legumbres, las semillas, las nueces, los nabos, las patatas, el perejil, el ajo, la zanahoria, las semillas de calabaza.

2. El hierro y los suplementos

Nadie se espera que le pidan un texto sobre el higienismo natural y la salud. Ya hay demasiadas ideas y demasiadas publicaciones sobre todos los temas, y cada vez menos tiempo e inclinación a escuchar sermones, discursos, consejos, enseñanzas coordinadas.

Todo el mundo parece saberlo todo y hay poca disposición a seguir las enseñanzas. Como máximo se escucha con poca atención, distraídamente, con escepticismo e incredulidad. Pero si hablamos del hierro, no hay nadie que no escuche con atención.

Y la verdadera razón para detenernos y hablar sobre el hierro en este libro sólo tiene que ver con la objetiva popularidad del tema.

El tema ha sido hinchado artificialmente por las farmacéuticas con fines precisos. ¿Quién pensaría nunca en comprar suplementos y aceptar alimentos con añadidos químicos sin que antes hubiera una presión psicológica machacando a los consumidores cada vez más dispuestos a dejarse atrapar por los anuncios publicitarios engañosos, imprudentes, y en los límites de la tolerancia y de la ley?

Hace tiempo que el valor del dinero supera siempre el de la salud y la legalidad en los medios de información, por lo que se nos inunda a diario con información errónea y manipulada.

La regla de la publicidad es la habitual. La verdad, enunciada y sugerida de vez en cuando, no afecta y no es permanente, y por tanto no es verdad, mientras que la mentira y la trampa, que se repite regularmente, se convierte milagrosamente en la verdad y el dogma.

Por tanto se habla mucho, demasiado, bien y mal, del hierro, en todos los lugares y en todos los idiomas, dado que el asunto fármaco-alimentario-sanitario es el más sujeto a la globalización y el monopolio cultural de los intereses que hay detrás de todo el fenómeno. La lógica impondría resolver el asunto con sólo unas pocas líneas al final del texto. Pero entonces parecería más un deseo de escapar del problema de la fatiga física y mental y de la anemia que realmente existen, y que sobre todo preocupa a las mujeres.

Por tanto, vamos a dedicar una atención desproporcionada y recurrente al hierro, con el firme propósito de aclarar al detalle las dudas e incertidumbres y para ayudar con enseñanzas correctas a los que sufren.

Y mientras tanto, trataremos de desenmascarar a los que desempeñan roles oscuros en el campo de la nutrición y la salud en todo el mundo. En medio de tantas biblias corrompidas por la venalidad y diezmadas por la falta de preparación, debe haber espacio para posiciones responsables, transparentes, verificables, científicas, a las que este texto trata de pertenecer.

3. Hierro, sangre y anemia

El hierro es el más importante, o al menos el más nombrado, de los oligoelementos. Es especialmente conocido como antianémico por ser un componente fundamental de la hemoglobina o glóbulos rojos. Una hemoglobina de excelente calidad garantiza una resistencia adecuada a la enfermedad y el estrés. El hierro es el componente principal de los glóbulos rojos y les permite capturar oxígeno en los pulmones y transportarlo a todas las células del cuerpo. La anemia se define como una falta de glóbulos rojos y del elemento básico hierro en la sangre. De hecho, la deficiencia de hierro en la sangre provoca no sólo anemia, sino debilidad, palidez, dificultad para respirar, dificultad para concentrarse, falta de interés y vigor, apatía sexual.

Un sujeto humano contiene un promedio de 3,5 a 4,5 gramos del preciado mineral.

Todo ser vivo tiene su propio tipo de sangre, su jugo individual, que se caracteriza por una fórmula que debe permanecer dentro de un rango de características aceptables, entre los mínimos y máximos de la escala ácido-alcalina, de la escala de azúcar, de la escala de vitaminas, de la escala de minerales, de la escala de hormonas. Aun así, atención, la fórmula de la propia sangre está cambiando constantemente durante las 24 horas, en función de lo que uno piensa y hace, come y bebe.

Es algo similar a las huellas dactilares, sólo que éstas son constantes en el tiempo, mientras que la sangre está en constante fluctuación cualitativa.

El hierro le da su característico color rojo a la sangre y también le da color a nuestra piel. Por tanto, hablar de hierro implica hablar de sangre, y viceversa. En todas estas funciones, el hierro por sí sólo no es suficiente, y siempre existe una copresencia proporcional de cobre y manganeso y otros minerales que operan en sinergia, con el fin de hacerlo asimilable.

La sangre proporciona el oxígeno desde los alvéolos pulmonares y proporciona los nutrientes absorbidos desde el intestino y procesados principalmente en el hígado. Además manda a los órganos excretores (vejiga, riñón, piel) los materiales de desecho para ser eliminados.

En los 5-7 litros de líquido rojo que todo adulto lleva consigo está el verdadero secreto de la salud y del estado de forma. Una sangre de buena calidad, líquida y fluida, ligeramente alcalina, energizada convenientemente a partir de azúcares buenos y vivos, circulando a presión mínima, ya es una garantía de una salud óptima. Una sangre pobre es causa en cambio de una multitud de problemas y de una salud mediocre.

El verdadero problema, que nos quede claro, es saber cómo mantener el propio jugo rojo personal, es decir, la propia sangre, en perfecto estado, porque ahí es donde se juega nuestra partida vital.

Todas las intervenciones médicas y farmacológicas que se hacen a nivel de tejidos y órganos en última instancia parecerían juguetes inútiles para niños aburridos con ganas de experimentar si se tuviese en especial consideración la fórmula de la sangre no en un sólo punto, sino en los diversos momentos-base del día, tipo mañana-mediodía y tarde, antes y después de una comida justa y ligera, antes y después de una comida grasa y pesada. Un poco como ocurre con la fiebre, que debe ser controlada no sólo por la mañana temprano, sino sobre todo a media tarde (y que, en cualquier caso, nunca se debe bajar artificialmente con febrífugos o con otro tipos de medicamentos).

Por tanto, no es de extrañar el interés vivo y a veces espasmódico de las personas hacia el hierro, y en particular de las mujeres, cuyos ciclos menstruales requieren periódicos reajustes ferrosos.

E cuanto la anemia, hay diferentes formas de este trastorno:
- Anemia por deficiencia de hierro, con una producción reducida de glóbulos rojos, debido a la disminución de la síntesis de hierro.
- Anemia de deficiencia de vitamina B12 o anemia perniciosa, debido a la falta del factor intrínseco en la mucosa gástrica.
- Anemia macrocítica, causada por la falta de ácido fítico en la dieta (pocas verduras).
- Anemia hemolítica (talasemia, esferocitosis, etc.), debida a la destrucción periférica de glóbulos rojos, de origen predominantemente hereditario.
- Anemia de integraciones equivocadas, debida a suplementos minerales (por ejemplo el zinc, competitivo y no sinérgico con el cobre, puede causar anemia, ya que el cobre está presente como cupreína en los glóbulos rojos).

– Anemia por intolerancia al gluten de los cereales (principalmente trigo, centeno, cebada, avena).

En Italia, las cifras oficiales hablan de 60.000 personas celíacas, afectadas por esta enfermedad, que se caracteriza por náuseas, vómitos, pérdida de peso. En realidad, las estimaciones sugieren medio millón de personas en total, con el doble de proporción en mujeres que en hombres. De hecho, en muchos casos, los síntomas de la intolerancia son extraños y aparecen enmascarados. Se puede estar frente a una anemia y los datos clínicos muestran que es una simple deficiencia de hierro, que entonces no mejora de ninguna manera mediante la administración del hierro que falta. En ese punto es necesario considerar la dieta y hacer pruebas.

Los síntomas de las diversas formas de anemia son fatiga, palpitaciones, palidez, dolor de cabeza, mareos, zumbido en los oídos, dificultades respiratorias, diarrea, anorexia, trastornos nerviosos.

4. Los diferentes grados de asimilación del hierro

FACTORES ANTIANÉMICOS Y FACTORES ANEMIZANTES
EL ENNOBLECIMIENTO DE LA CARNE Y DEL HIERRO-HEMO
REPUDIADOS POR LA CIENCIA

Hay que tener en cuenta la distinta capacidad de absorción de las diferentes formas de hierro.

Casi el 90 por 100 del hierro alimentario, una vez que ha llegado al organismo, actúa como hierro no-hemo, poco asimilable, dependiente para la asimilación de muchos factores aleatorios coadyuvantes y antianémicos, como la vitamina C, y de factores inhibidores y anemizantes, como los fitatos.

El zumo de naranja, por ejemplo, duplica la absorción del hierro no-hemo, mientras que el té, debido a sus taninos, la reduce al 75 por 100. Los Inhibidores antihierro no-hemo incluyen sustancias muy extendidas en la alimentación natural, como la soja, los cereales integrales, las fibras, los polifenoles, los taninos y los fosfatos.

Incluso el pan integral puede ser considerado un anemizante.

Existen en realidad dos sistemas de interpretación del fenómeno de la asimilación de hierro, uno procarnívoro y uno provegetariano.

Para el primero, el hierro hemo (aproximadamente el 10 por 100 del total consumido), ya biológicamente transformado y adaptado, deriva principalmente de la hemoglobina y mioglobina de la carne. El hierro hemo haría más absorbible el hierro no-hemo. El hierro no-hemo de origen vegetal se asimilaría en porcentajes que van del 2 al 5 por 100, mientras que el hierro hemo, proveniente de sangre fresca de carnicería y de los animales sacrificados para el paciente anémico, haría más absorbible el hierro no-hemo presente en la dieta, gracias a su alto nivel de capacidad de asimilación, del orden del 20 por 100.

La explicación parece lógica y verdadera, pero no lo es, como sucede regularmente con los hallazgos seudocientíficos de los carnófilos. De hecho, semejante desdén y rechazo hacia los vegetales como anemizantes es refutado regularmente por la realidad cotidiana, donde la anemia es simplemente tan desconocida entre los vegetarianos como frecuente entre los consumidores de carne.

La abundancia de vitamina C sirve, como hemos visto, para multiplicar la absorción del hierro, ya que el ácido ascórbico y el ácido cítrico tienden a equilibrar el poder antihierro de las fibras de los cereales integrales.

El ácido fítico de los cereales integrales y las legumbres, si se toma en exceso, tiene un efecto de secuestro de hierro; pero si en la dieta hay abundancia de verduras verdes y de fruta, de vitamina C natural, la inhibición fítica se neutraliza.

Parece que la cisteína, aminoácido que se encuentra en los cereales integrales, en los altramuces, en el germen de trigo, representa en última instancia el misterioso factor antianemia, el muro de protección que defiende a los vegetarianos y a los veganos de cualquier hipótesis de carencia.

Los veganos, los amantes de las teorías exóticas, en teoría sí están en riesgo de deficiencia de hierro y vitamina B12 si absorben fitato en exceso de sus cereales integrales, altramuces y soja. Pero mediante la abundancia de frutas y verduras frescas logran el milagro de restablecer el efecto inhibidor de los fitatos antihierro.

Por ejemplo, el glutatión, compuesto orgánico antioxidante presente en los glóbulos rojos, cuya carencia provoca el envejecimiento de los glóbulos rojos por oxidación, aumenta automáticamente en un 50 por 100 si hay presencia adecuada de vitamina C.

También existe la hipótesis de la adaptación de los vegetarianos a la absorción óptima de hierro no-hemo. Las pruebas de laboratorio han confirmado siempre estados excelentes en sus niveles de valores hemáticos (hierro en sangre, saturación de transferrina, nivel de ferritina en sangre).

La última palabra la tiene la relación entre hierro y antiantagonistas de los quelantes en una comida entera.

En caso de anemia, no se recomiendan los suplementos. El hierro se convierte en inmunodepresivo en dosis altas. Lo mismo ocurre con el selenio, y también un poco con todos los demás minerales traza.

5. La mucosidad y los glóbulos blancos

PADRES QUE ATIBORRAN A SUS NIÑOS DE HOMOGENEIZANTES
Y CARNE
EL DIKTAK ALIMENTARIO DE ATLANTA EN EL MUNDO ENTERO

Cuando permitimos que nuestro cuerpo se obstruya con mocos (por acidificación) y con sustancias como el calcio equivocado, el fósforo equivocado, el hierro equivocado (equivocados porque, por ejemplo, en forma inorgánica son muy poco o nada asimilables), o la carga de residuos químicos venenosos o colesterol, lógicamente podemos esperar una alta presión sanguínea o un corazón bajo esfuerzo (resultado de los vasos sanguíneos y de los capilares parcialmente obstruidos y del diámetro útil reducido). Más moco implica esfuerzos de liberación y por tanto más glóbulos blancos en acción (que siempre aumentan durante las enfermedades, y, a la vista de los famosos experimentos llevados a cabo por Kauchakoff en Suiza ya en los años treinta, también aumentan durante la digestión de los alimentos ricos en proteínas y cocinados, provocando el fenómeno negativo conocido como leucocitosis).

Hay avalanchas de padres que han atiborrado a sus hijos de leche de vaca, queso, carne y huevos, pescado, durante todas estas últimas décadas de mortal alto-proteinismo y carnivorismo desenfrenado y temerario, bajo la influencia determinante del nutricionismo médico-pediátrico y del machacante condicionamiento de los medios de comunicación, siempre y en todo lugar hipnotizados por un único director de orquesta planetario que responde al nombre de FDA (Food and Drug Administration) que se encuentra en Atlanta-Georgia-EE. UU., el hogar no demasiado casual del gigante mundial de los refrescos y la comida rápida y el Big Mac. La FDA, máxima autoridad mundial de la alimentación, al principio era escuchada y considerada de manera aproximativa, y luego año tras año, desde el desembarco de Normandía y la posguerra en adelante, no sólo escuchada, sino seguida ciegamente e incluso obedecida. La FDA, que con sus tablas alimentarias científicamente sin sentido, rubricada por la RDA *(recomended daily allowances)* ha dictado leyes para todos los pediatras, educadores, médicos y hospital del planeta. El mundo entero, con pocas excepciones, a no ser las zonas remotas ocupadas por personas no civilizadas, a no ser los ciudadanos desobedientes que no están sujetos a las presiones y limitaciones de los brutales respectivos Ministerios de Salud, ha aprendido a comer de acuerdo no a las tablas de los mandamientos traídas por Moisés, sino por la FDA americana, que va de la mano firme del poderoso *lobby* americano-mundial del maíz normal (y hoy en día del inflado y genéticamente modificado), de la ganadería intensiva, de la carne y la leche, de los helados y los alimentos para bebés y de toda una impresionante cadena de actividad entrelazada definible como el *gran inducido*.

Está claro que toda la humanidad se revuelca ahora en el moco y también, por desgracia, en problemas mucho peores.

Las razas blancas de Europa Central y del Norte, en particular, denotan a menudo un aspecto no natural y patológico.

En primer lugar les falta el pigmento coloreado, por la falta de minerales traza (particularmente hierro), y segundo muestran una constante presencia de glóbulos blancos en exceso y de moco blanquecino en la sangre. Los poros de la piel están estreñidos por el moco blanco y seco, y por eso las personas tienden con frecuencia a mostrar un aspecto anémico y pálido.

> Después de un experimento que duró varios meses con un nutrido grupo de incondicionales colegas médicos alemanes, a base de dietas limpias y dietas de temporada (cura de las cerezas de la península italiana), y de vida activa al aire libre, parecíamos todos indios y la gente pensaba que pertenecíamos a una raza de la zona tropical. Estas condiciones se debían a la cantidad predominante de glóbulos rojos, y de los niveles óptimos de hierro absorbido.

Esto es lo que escribió Arnold Ehret (1866-1922), el gran médico naturópata de Friburgo-Baviera. Hay que añadir también que los problemas causados por las malas escuelas y las enseñanzas sin sentido ya han devastado todas las razas del planeta. Y no nos referimos solamente a las dietas claramente falaces, en las que la carne y los productos lácteos se llevan la palma, sino también a las dietas que se basan en comer de todo un poco, siempre recomendadas por el médico local. La obesidad, la diabetes, las enfermedades del corazón, el cáncer, la anemia crónica, se encuentran ahora entre los negros, los orientales, los árabes y los hindúes, especialmente si se han modernizado, todos pueblos que antes no conocían este tipo de desastres fisiológicos. La llegada indiscriminada de supermercados y cadenas de comida rápida, pero también la mera supervivencia de los viejos restaurantes tradicionales con su menú siempre incorrecto, están dejando su huella en toda la población civilizada. Y el monopolio absoluto sobre la nutrición ha acabado paradójicamente no en manos de las nuevas escuelas serias y responsables que existen, sino en las de la llamada *haute cousine,* en las de las escuelas de hostelería, en las de los cocineros, o chefs si se prefiere, indisolublemente ligado a los platos refinados y procesados, a las presentaciones atractivas y sabrosas, a la sofisticación y la destrucción de los alimentos cocinados, en nombre de la garganta impura, del gusto corrompido, del paladar condicionado.

6. Compuestos férricos y compuestos ferrosos frente a la impecable dieta crudista vegetariana

Volviendo a los preciados 5-7 litros de sangre mencionados, tenemos que reafirmar tres puntos básicos:

1. La importancia esencial del hierro en la sangre humana.
2. La presencia indispensable de la adecuada sustancia azucarada, vitamínica y enzimática en la sangre humana.
3. La necesidad fundamental de mantener siempre una óptima circulación en toda la red, capilares incluidos (y este objetivo se logra sólo a través de las dietas crudistas veganas).

El color de la sangre no es más que óxido (óxido de hierro).

La calidad nutricional de la sangre es indispensable para una hemoglobina perfecta, densa como gelatina al contacto con el aire, con el fin de curar las heridas.

A partir de los alimentos naturales (frescos del jardín o del huerto, o al menos de una buena tienda de frutas y verduras) se construye una buena sangre. A partir de los alimentos basura, de los no-alimentos, de los alimentos cocinados y desvitalizados, a partir de los alimentos enriquecidos e integrados (sería mejor llamarlos empobrecidos y desintegrados) se construye una sangre ácida y una sangre enferma.

Pero los medios de comunicación, la televisión, las páginas de medicina y nutrición, en Italia y en el extranjero, siguen divulgando desde sus tribunas autorizadas y privilegiadas información falsa, recomendaciones capciosas, principios pseudocientíficos alimentados directa o indirectamente por los habituales grupos de interés.

A menudo se escuchan admoniciones irresponsables relativas a la dieta vegetariana, que requeriría, según ellos, una estrecha supervisión médica, especialmente en relación con las posibles deficiencias de hierro, zinc, calcio y vitamina B12. Es fundamental no creer una sola palabra de lo que nos dicen a diario en los medios de comunicación visuales e impresos, especialmente en términos de salud y nutrición, materiales enteramente en manos de poderosos persuasores sin escrúpulos.

Es falso que con la dieta vegetariana se corra riesgo de deficiencia de hierro, ya que, cuando existen tales deficiencias, la causa no es tanto la cantidad de hierro ingerida como la disfunción del metabolismo, la falta de calcio y cobre y otros minerales en forma orgánica, la constante escasez de vitamina C (cuya demanda es muy superior a la que se creía durante años), el poco ejercicio, la mala digestión, el exceso de sal, azúcar, café, té, vino, chocolate.

El ser humano es una máquina perfecta basada en la transformación metabólica de los alimentos y en la autolimpieza de los residuos no agresivos, tanto a nivel celular como gastrointestinal. Cuando la parte adversa intenta arrojar sospechas de que los que evitan la carne y los productos lácteos sufren de mal funcionamiento del organismo y de carencias minerales-proteínicas-vitamínicas, no entiende que precisamente estos productos son los que obstruyen el complejo canal gastrointestinal humano. En el mejor de los casos, estamos hablando de unas cuarenta horas de tiempo de asimilación y eliminación, para todo tipo de carnes y pescados. Los lácteos, especialmente si están recocidos y si se consumen con frecuencia, provocan de todo, acidifican la sangre y eliminan calcio bueno de los huesos (osteoporosis), y extienden un velo mortal de caseína coagulada y pegajosa en las paredes intestinales, inactivando y evitando de este modo la asimilación rápida y sin oposición de los nutrientes por parte de las vellosidades.

Es bueno recordar que el poco tiempo de permanencia de las heces en el intestino grueso, característico de la ingesta de frutas y verduras, previene enfermedades como el estreñimiento, las hemorroides, la diverticulitis, afecciones venosas como la flebitis, el cáncer de colon, de recto, de vejiga. Y con este sencillo sistema se garantiza también una perfecta asimilación del contenido de hierro de los alimentos.

También con el fin de minimizar el problema del hierro, hay que recordar aquí que en el ser humano, siempre prudente y equipado para emergencias, existen procesos que permiten la producción de glóbulos rojos a partir de los vegetales. Lo cual no es sorprendente, ya que la clorofila es pariente cercana de la hemoglobina.

Otro detalle importante es que en los alimentos el hierro está contenido en forma férrica, y para poder ser digerido primero se debe convertir a la forma ferrosa. Esta conversión química se produce gracias a la vitamina C (cítricos, kiwi, pimientos, ciruelas, espinacas, plátanos, piña, fresas, nabos, etc.), sujeta a los requisitos adicionales de organicidad del hierro, que siempre conduce a tener que optar por la alimentación con alimentos crudos, ya que el hierro orgánico, sometido a la cocción junto con el alimento que lo contiene, se convierte en hierro inorgánico, que no puede asimilarse, y por tanto en una inmundicia, en una escoria más a eliminar.

7. Recuperación del 95 por 100, el hierro que basta y sobra

Volviendo al hierro, nuestra RDA *(recommended daily allowance,* o cuota diaria recomendada, por citar las típicas siglas de los americanos) es de aproximadamente 10 mg/día. Pero debe tenerse en cuenta que la dosis diaria recomendada siempre multiplica por 3 el mínimo para llegar a los márgenes de seguridad, por lo que la cuota de proporción registrada caería en realidad a 3,5 mg/día.

Sin embargo, no se debe olvidar que la inteligencia y las atenciones cuidadosas del Creador han dotado al cuerpo humano no sólo de los poderes de autocuración de las enfermedades no degenerativas, y de los magníficos poderes de defensa del sistema inmunitario, sino incluso de grandes poderes de autoalimentación automática y de cuasi autonomía, a través de la recuperación y el reciclaje sistemático del hierro contenido en los miles de millones de células agotadas y muertas que el cuerpo tiene que eliminar fisiológicamente todos los días de un modo constante y continuo.

Nuestro cuerpo es capaz de reciclar de esta manera el 95 por 100 de su requerimiento diario de hierro, por lo que existe una necesidad muy baja de consumo exterior.

Vivimos rodeados de hierro. Hay más que suficiente. Y un hígado en buen estado tiene a constante disposición del cuerpo una considerable acumulación de hierro en caso de emergencia.

8. La máxima prioridad de las madres: alimentos superricos para sus hijos queridos

No es un simple descuido, sino un trágico error de evaluación

Un principio básico de la alimentación saludable es consumir lo más posible alimentos naturales, completos, equilibrados, no deficientes en valores nutricionales esenciales.

La única categoría que cumple con este requisito básico para el ser humano y el primate hombre es la fruta madura al natural, y por tanto no cocinada, no embotellada, no enlatada, como máximo seca o deshidratada para su uso invernal de emergencia.

Con la fruta y su compañera la verdura no se necesitan recuentos, cálculos, tablas de puntuación. Basta comer hasta la saciedad para asegurarse automáticamente una nutrición privada de carencias. Ningún vegano en el mundo ha tenido nunca carencia de proteínas o, más importante aún, carencia de ningún valor nutricional básico, sólo por poner un ejemplo.

La fruta, por tanto, es la reina incontestable de todos los alimentos. La idea no es una provocación, sino un hecho científico.

La fruta rica y no pobre, completa y no carente, fuente única y privada de alternativas para abastecer de agua biológica libre de minerales duros, fuente única de edulcorante perfecto como el jugo azucarado, fuente integral de vitaminas-enzimas-minerales orgánicos-auxinas-flavonas, única fuente de proteínas nobles y equilibradas, adecuada para servir de componente básico de las famosas dietas bajas en proteínas siempre recomendadas, magnificadas y glorificadas por todos los grandes filósofos y médicos de la Antigüedad.

Opinión del todo contraria, por desgracia, a la siempre cultivada por las buenas madres, deseosas de supernutrir a su descendencia con más sustancia. Entendiendo por sustancia cualquier alimento concentrado, denso, rico en proteínas, que se convierte inevitablemente en carne fresca o conservada más leche para los carnívoros, huevos y productos lácteos (combinados con frutas y verduras) para los vegetarianos imperfectos, y cereales integrales y verduras cocidas para los macrobióticos.

Ideas estas que vienen de viejos miedos y antiguas privaciones, cuando las guerras y las hambrunas y los inviernos interminables dejaban a la población sin recursos frescos, y no había mejor garantía que una bodega o un armario donde guardar una reserva secreta de salchichón y queso y tocino, y otros alimentos no perecederos para la emergencia.

Las madres del mundo buscan lo mejor para sus hijos. Es la naturaleza. Les dan sus caricias, su amor, su leche. Subirían la montaña más alta y descenderían al fondo del océano más profundo, e incluso irían a la luna, sólo para obtener el alimento más rico posible para ponerlo en la boca de sus criaturas en pleno crecimiento, para hacerlos más fuertes y para que crezcan mejor y más rápidamente.

Pero, a veces, demasiado amor conduce a fenómenos negativos como el exceso de celo.

Las madres no son estúpidas. Tienen corazón y cerebro. Pero al mismo tiempo son débiles y vulnerables, precisamente por el exceso mencionado de amor y celo. Éste es el punto débil de las madres.

Las madres forman una categoría importante no sólo para el cambio generacional, sino también para el mercado. De hecho, son las que crean a los consumidores del mañana. Las estrategias de *marketing* se basan en la psicología, y la primera regla de la psicología comercial es centrarse y explotar las debilidades de la gente.

De esta manera, las madres del mundo han sido hipnotizadas, desde hace varias décadas, por la comida mágica para sus niños pequeños, por el alimento-sustancia, por la proteína milagrosa.

La sustancia, para las madres, se ha convertido en cualquier alimento concentrado, sólido, a menudo cocinado, de origen animal.

Los huevos, la carne, el pescado, el queso, los productos homogeneizados, las mezclas grasas y aceitosas caen exactamente en la categoría justa de alimento-sustancia, mientras que todos los alimentos naturales aparecen repentinamente como alimentos diluidos, no concentrados, débiles, acuosos, pobres, de segunda clase.

Pero desafortunadamente se trata de grave y clamoroso error de evaluación y de ajuste.

9. El bueno y atento reno ha aprendido a no depender de la sangre

EL VERDADERO PROBLEMA NO ES LA TEMPERATURA, SINO LOS CONCEPTOS ERRADOS

Me vienen a la cabeza los argumentos lógicos y no privados de sentido de Eike, una amable señora alemana muy buena amiga de Italia. Vosotros los italianos podéis hablar todo lo que queráis de frutas y verduras frescas, y también podéis ser vegetarianos y puristas, porque vuestro invierno es totalmente soportable y tolerable, con la superficie terrestre casi siempre suave y trabajable. Aquí en Alemania, la tierra se vuelve dura como el acero, congelada y carente de recursos, incluso los pensamientos y las sensaciones de las personas tienden a congelarse si falta combustible, por mucho que eso sea lamentable y criticable. Es fácil hablar mal de las salchichas, de las hamburguesas y de la cerveza. Pero las personas tienen que sobrevivir a los elementos. Desde noviembre hasta mediados de mayo, la fruta fresca sólo se ve con prismáticos y cuesta una fortuna.

Eike no está completamente equivocada al exponer sus razones, y suprimir la cerveza de Bavaria será tan difícil como vaciar las bodegas de Italia de sus millones de barriles y garrafas de vino, haciéndolo correr por ríos y canales.

El mismo razonamiento podría provenir de un lapón o de un groenlandés, donde los pacíficos renos, las focas y las morsas, incluidos los cachorros, son perseguidos y masacrados sistemáticamente.

La respuesta correcta es que nunca tanto como ahora la civilización humana puede contar con un sistema de transporte capaz de asegurar la oferta completa de alimentos naturales en cualquier lugar, siempre y cuando lo queramos con firmeza.

Hasta diciembre no hay ningún problema en absoluto en el rango de los países templados del hemisferio norte. De enero a abril hay que organizarse. Las naranjas sanguinas sicilianas y rubias de España llegan a todas partes a un costo no siempre prohibitivo, el mismo discurso sirve para el pomelo de Israel, para los dátiles del norte de África, para los higos secos turcos, las castañas y caquis comestibles hasta finales de enero, para los plátanos frescos y secos. Las patatas, las batatas, las zanahorias y las calabazas se pueden almacenar. Los cereales y las nueces, las almendras y las pipas de girasol las hay en abundancia, y el aceite de oliva virgen extra proviene de Italia y España a precios asequibles. Es evidente que sobrevivir de manera natural de un modo menos problemático y mejor es más fácil si uno vive en las zonas tropical y ecuatorial bañadas por la generosidad solar. Si uno vive en Siberia y ya no tiene en la cabeza la idea de un cierto estilo de dieta, especialmente si no tiene la determinación suficiente para encontrar los alimentos adecuados, con el tiempo encontrará más fácilmente una carnicería en lugar de una tienda de frutas y verduras.

A los renos se les ha concedido llegar más allá de los límites, ya que, como buen y civilizado ser vivo que es, ha aprendido a convivir con el hielo, a alimentarse de musgos y líquenes, sin depender de la sangre de los demás animales.

Dejemos ahora a renos e iglús y volvamos al concepto de sustancia. Es decir, de alimentos inadecuadamente preferidos a la fruta. Fruta vista erróneamente como alimento opcional y accesorio, y también causante de problemas digestivos, mientras es realmente lo contrario. Lo cierto es que la fruta siempre es ligera y digerible en sí, pero la carne y los alimentos proteínicos y concentrados son la causa de las putrefacciones y de los inconvenientes digestivos.

Por tanto, la sustancia se contrapone a la fruta, sinónimo en este caso de ligereza e inconsistencia.

Sustancia que a menudo se identifica con los alimentos grasos, con comida que satisface, posiblemente cocinada y salada, o cremosa y dulce como el helado, capaces de suprimir la sensación de hambre, pero también el apetito saludable. Nada como la leche equivale a la sustancia en el pensamiento de las personas.

Y, por el contrario, nada como la fruta equivale a la no-sustancia.

Cabe señalar de inmediato que, contrariamente a la opinión común derivada de las instituciones de salud influenciadas y subyugadas, la población se ve mucho más afectada por la osteoporosis cuanto mayor es el consumo de productos lácteos.

A la leche y los huevos se le pueden atribuir al menos la mitad de todos los cánceres masculinos y más de la mitad de los femeninos. Por no hablar de que los productos lácteos, auténticos devastadores del organismo humano, disminuyen en un 30-50 por 100 la absorción de hierro.

Hay que tomarse en serio el hecho de que la leche, los huevos, el azúcar, la sal, se encuentra bien escondidos en todos los alimentos envasados, no importa si están etiquetados como productos de agricultura ecológica o son marcas industriales.

10. El dilema femenino de la leche y de la osteoporosis

Si el hierro es lo primero que les preocupa a las mujeres del mundo, lo segundo es sin duda es el calcio, especialmente el de la leche, considerada como la mejor fuente de calcio del mundo.

Muchas mujeres están aterrorizadas por la osteoporosis, y hacen bien.

Pero no pueden concebir cómo es que sus huesos se vacían por dentro tan fácilmente.

Alguien les ha enseñado que:

1. Gestar a un bebé supone un gran sacrificio en términos de calcio.
2. Afortunadamente pueden consumir leche y productos lácteos de vaca para recuperar el calcio que han cedido a sus hijos.

Ambas informaciones dadas son increíblemente erróneas.

Hablamos mal de la leche y los productos lácteos cuando todo el mundo está contaminado y enfermo de lechemanía, hasta la tierra huele demasiado a leche, mientras que nadie tiene la valentía de decir la verdad acerca de este tema.

Nosotros decimos que la leche y los productos lácteos están privados de hierro, por lo que perseguir el calcio y quedarse al mismo tiempo anémico es un riesgo real, porque cada vez que comemos alimentos con deficiencia de hierro, estos alimentos afectan al organismo como ladrones de hierro que saquean nuestros escasos recursos internos.

Decíamos que nada en el mundo como la leche y el queso es equivalente al concepto de *sustancia* en el pensamiento de la gente común.

Pero si miramos las últimas estadísticas, claras e inflexibles, encontramos que las distintas poblaciones del mundo están mucho más afectadas por la deficiencia de calcio y la osteoporosis cuanto mayor es el consumo de productos lácteos, mientras que, por el contrario, los países con menor consumo no saben lo que es la osteoporosis.

Estos datos no nos sorprenden a los higienistas ni tampoco a los científicos independientes que están interesados en la alimentación.

El mecanismo causal de la osteoporosis está completamente claro.

Una sustancia como la leche de vaca es en sí misma sin duda rica de calcio y proteínas de leche (generadoras de ácido o acidificantes del cuerpo humano, cuidado).

Pero tal sustancia, puesta erróneamente en el interior de organismo humano ácido-sensible, provoca una perjudicial y no tolerada acidificación de la sangre (que, en ausencia de un sistema inmunológico reparador de los diversos fallos y errores de los distintos alimentos, conduciría a un colapso y muerte inmediata del hombre, que posee una sangre ligeramente alcalina).

Tan pronto como la leche se ingiere se causa el fallo grave, el sistema inmunitario necesita urgentemente un tampón alcalino, es decir, un suministro inmediato de buen calcio alcalinizante para detener la acidificación que tiene lugar. Pero el calcio de la leche no es utilizable porque está en forma inorgánica (por los procesos de pasteurización y de cocción). Por tanto, el único recurso para el cuerpo es retirar calcio orgánico de sus propios huesos, y esto provoca la descalcificación y la osteoporosis, especialmente si esta acción demoníaca se repite y se convierte en una costumbre.

También debe añadirse que la mitad de los cánceres masculinos y hasta el 75 por 100 de los cánceres femeninos se atribuyen al clásico maridaje de la leche y los productos lácteos con los huevos.

Sin decir que los lácteos, auténticos bárbaros invasores de nuestro tubo gástrico y de nuestro cuerpo, reducen de un 30 a un 50 por 100 la asimilación del hierro contenido en los otros alimentos ingeridos, y también impide la absorción de otros nutrientes.

No debemos olvidar que a menudo a muchos alimentos aparentemente inocentes se le añaden leche, huevos, sal, azúcar, vitaminas sintéticas, minerales inorgánicos, con lo que se convierten en auténticas insalubres trampas alimentarias.

Las fiestas religiosas, las diversas celebraciones y también las fiestas de pueblo se han transformado en hartazgos en masa, basados en los pasteles, monas de Pascua, turrones, chocolate, asados de cerdo, chuletas de carne de res, pollos guisados, patos y pavos y avestruces a la leña, todos pseudoalimentos de los que no se recibe ninguna entrada de hierro bueno ni de calcio bueno, sino sólo procesos de secuestro y saqueo de nuestros recursos internos, dando lugar a una verdadera desmineralización en masa.

Así que ser clientes habituales de las carnicerías y de la industria láctea conduce inevitablemente a convertirse en clientes de los dietistas y farmacéuticos, y luego en clientes de médicos y hospitales. La elección es de cada uno.

11. Los peligros de las pequeñas dosis

Es necesario recordar aquí que un exceso de hierro inorgánico no es en absoluto deseable, ya que produce depósitos de hierro en el corazón, en el páncreas e incluso en el hígado, que ya tiene sus reservas de hierro.

Esta advertencia sólo afecta a aquellos que recurren a los insidiosos remedios *a pequeñas dosis* de la homeopatía y a las acumulaciones de suplementos, porque una eventual improbable exageración de hierro bueno y orgánico procedente de hojas verdes-frutas-semillas-raíces se tolera bien y se elimina rápidamente.

El hierro inorgánico en exceso es causa de enfermedades del corazón y de otros dolores de cabeza. Consumir los alimentos llamados enriquecidos se convierte así en una acción más contraproducente que reparadora o integradora.

Y también está la moda de las pastillas de B12, fáciles de producir en grandes cantidades, y muy rentables, al igual que todos los suplementos. La B12 como arma alarmista inadecuada, siempre utilizada por los defensores del binomio leche-carne. En realidad, el cuerpo tiene una reserva de vitamina B12 suficiente para al menos tres años, antes de que se manifiesten signos de deficiencias. Luego está el factor intrínseco, que es la producción interna de la vitamina que convierte en banal ese tema.

En cambio, es la putrefacción de los alimentos cárnicos, siempre presente en el tracto intestinal de quien mastica sangre de otros, la que impide la formación de vitamina B12, causando en los individuos carnívoros fenómenos de anemia perniciosa. El exceso de vitamina B12, especialmente durante los meses de calor, puede llegar a ser un factor causante de ataque cardíaco y de ictus mediante un desarrollo anormal de las plaquetas y el consiguiente aumento de la densidad de la sangre. Así que mucho cuidado con esta locura de la B12.

¿Vegetarianos débiles, anémicos, pálidos, asténicos? Más bien es cierto todo lo contrario. Lo saben hasta las piedras.

Lo saben incluso famosos ministros de Sanidad y presidentes de la investigación contra el cáncer, tales como Umberto Veronesi, vegetariano desde el nacimiento. Lo saben muy bien los médicos honestos, que cada vez son más, aunque estén amordazados por las reglas de su orden y por el sistema de salud a la que pertenecen.

Argumentos infundados, acusaciones falsas, el hombre del saco incluido en cada comunicado y en cada tabla pediátrica o escolar: éstos son los métodos de un adversario traicionero e inicuo que siempre juega con falsedades para no ser destronado de su puesto de poder y privilegio. La salud y la verdad tratadas de un modo científico y honesto, que debería ser la regla y la normalidad en un mundo civilizado avanzado, se convierten en material explosivo, en cosas incómodas y peligrosas, metas que no cuentan nada para la tríada sanitario-alimentaria-farmacéutica hoy en el poder. Sólo cuenta el dinero. La lógica maquiavélica del Príncipe, según el cual un buen monarca no es el que reina mejor por el bien de su pueblo, sino el que consigue por todos los medios permanecer en el trono, encuentra también aquí plena aplicación.

Los suplementos son sustancias peligrosas, no importa si son a base de soja o regaliz o ginko o naranjas amargas chinas o microalgas (espirulina), o, más claramente, de extractos testiculares de toro (taurinos y similares). Poco importa si las dosis son mínimas. Un veneno sigue siendo veneno. Una fármaco es un fármaco y sigue teniendo sus efectos secundarios y sus efectos indeseados, especialmente si se mezcla con otras sustancias peligrosas. Los interesados en la homeopatía pueden encontrar interesantes las enseñanzas instructivas de Paracelso, que afirma que es la dosis la que hace el veneno. Pero es precisamente la homeopatía como idea y método la que merece hoy en día una durísima respuesta científica, a la par que la decadente medicina oficial. Después de todo, a partir de la homeopatía, además de los errores de Pasteur, iniciaron su imprudente trabajo los vacunadores mundiales de todos los tiempos, grandes manipuladores de estadísticas, expertos en el autobombo de sus victorias contra enemigos inexistentes, auténticos torturadores de generaciones de niños, disimulados bajo el disfraz de héroes salvadores de la patria. Pero la gente parece haber caído en la homeopatía como si la palabra en sí sonara mejor o diera más garantías que la medicina tan deshonrada. El término homeopatía suena bien, es casi calmante y tranquilizador. Llena la boca y te hace pensar en algo misteriosamente positivo. No hace pensar en el médico y el medicamento peligroso. Así que en todo el mundo el homeópata continúa disfrutando de la ventaja de su posición, prescribiendo sus pequeñas dosis de veneno, siendo recompensado generosamente sin curar nunca a nadie. Así va el mundo.

12. Los consumos de hierro, las sustancias incompatibles, los hierro-destructores

La mineralmanía y el estrés químico de la vejiga
Un sistema nutricional garantizado contra cualquier carencia

El consumo, o si queremos la pérdida media de hierro, es de 1 miligramo por día en los hombres. En las mujeres, la proporción oscila entre 0,5 y 2 mg/día, mientras que en el embarazo y durante la menstruación la dispersión se puede incrementar a 7,5 mg/día.

Sin embargo, no se trata de una enormidad, ya que con cualquier dieta mínimamente prudente y lógica (que incluya frutas y verduras en su estado natural), se ingieren de 15 a 25 mg/día de hierro.

Pero hay que considerar que, a menudo, sólo el 20 por 100 del hierro que entra es regularmente absorbido.

Se tiene anemia cuando hay una escasez de glóbulos rojos, o genera en un estado de debilidad y agotamiento, y se dan signos evidentes de fatiga, palidez, cansancio, como ya se ha visto en las páginas anteriores.

Pero también hay otras sustancias importantes para la reconstrucción de los glóbulos rojos. Sustancias que actúan, como ya se ha mencionado al principio, en sinergia y cooperación con el hierro. Están el cobre y el manganeso, y también trazas de cobalto, así como los niveles adecuados de vitamina C y vitamina E. De todos modos hay que considerar la situación individual de cada uno. Hay personas ingenuas e irresponsables que, fumando, se cargan de contaminantes y radicales libres, y por tanto disipan una gran cantidad de vitamina C, que pone en peligro la asimilación de hierro.

Otras personas toman aspirinas, que es un fármaco particularmente antitético al metabolismo del hierro. Se ha demostrado que los consumidores de aspirinas tienden inevitablemente a la anemia y a las hemorragias. Sin embargo, en las últimas décadas, se han prescrito y consumido millones de toneladas de aspirinas todos los días, y la carrera de la aspirina ya dura doscientos años. Las huellas de la aspirina se encuentran en casi todos los recién nacidos en Estados Unidos. También el uso de tranquilizantes, analgésicos y calmantes para el dolor afecta la absorción de hierro. También las dosis excesivas de las vitaminas (sintéticas) A y D actúan en detrimento del hierro. El café, especialmente en aquellos que son adictos, rema decididamente en contra. Hectolitros y hectolitros de bebidas tónicas son ingeridos por los consumidores descuidados. Estos tónicos utilizan regularmente entre sus ingredientes minerales de hierro que nunca se podrán utilizar, sino que tendrán efectos muy destructivos en los dientes y en el organismo, causando incluso ulterior demanda de hierro bueno, en una especie de juego en el que el clavo malo quita el clavo bueno. La investigación médica seria ha demostrado que el fármaco hierro, es decir, el hierro sintetizado y confeccionado como suplemento, es un irritante específico de la vejiga, parte extremadamente delicada y esencial, sujeta demasiado a menudo a estrés químico que conduce a su deterioro y a su extirpación quirúrgica. El alcohol de los tónicos tiene efectos destructivos en el hígado, el cual, además de tener otras funciones básicas, es también un acumulador de reservas de hierro bueno, como prevención contra las carencias.

Como se puede ver, muchas personas hacen uso hoy en día de fármacos y sustancias incompatibles, ignorando la gravedad de los inevitables efectos secundarios, de las lógicas reacciones de protección del organismo. Así que a menudo se consume más hierro del que ha entrado en el organismo, operando al final en régimen de déficit.

También se debe evitar como la peste el azúcar industrial en todas sus formas evidentes u ocultas. Se trata de un carbón que se convierte en ácido carbónico en el cuerpo, y como tal elimina hierro y otros oligoelementos. Lo mismo, obviamente, se aplica a todos los refrescos gaseosos y endulzados, e incluso al agua mineral con gas. El azúcar vivo de la fruta no implica, en cambio, contraindicación alguna.

El hábito de tomar sal (cloruro de sodio) en todas sus formas también ocultas (carnes, jamones, cereales, etc.) también juega un papel destructivo, no sólo por sus efectos conocidos de retención de líquidos, y por muchas otras iniquidades químicas, sino también por los efectos paralizantes que la sal tiene sobre la función de las vellosidades intestinales, obstaculizadas e impedidas por el veneno salino. La sal es otro enemigo de nuestro hierro, y de la salud en general. La propia soja, especialmente en sus productos derivados, a pesar de ser una planta, es aparentemente responsable del desperdicio anormal de hierro y zinc.

Sin embargo, debemos prestar atención a los excesos y las exageraciones de la hierromanía.

Después de todo, esta carrera frenética del hierro y los oligoelementos, propagada y magnificada hasta el arte y la desmesura por los fabricantes de píldoras y pociones, se ha convertido en un mito, una meta engañosa y llena de riesgos, aunque la gente no parece darse cuenta de ello.

No en vano, el sector de los suplementos y el de las vitaminas sintéticas alcanzan el récord mundial de ventas de la industria farmacéutica, y sólo este hecho ya debería despertar sospechas y preocupación.

Sobre todo porque las sales minerales en exceso, típicas de los productos concentrados y envasados, se convierte a menudo en una carga insoportable, en causa de obstrucciones, osificación y envejecimiento prematuro, y de ese mecanismo perverso que es la incrustación salina y la decrepitud típica de la vejez, cuando sobreviene una disminución de la masa muscular y las fibras nerviosas pierden elasticidad.

El problema del hierro, repetimos deliberadamente para los que no están atentos, no está tanto en meter dentro del sistema más hierro o más sustancias ricas en hierro, o, peor aún, suplementos salinos (no importa si se comercializan como oligoelementos líquidos de manganeso-cobalto, o como remedios homeopáticos que no remedia nada en absoluto), sino en construir día a día la propia salud, optando por estilos de vida saludables y adoptando la única alimentación que satisface las necesidades del cuerpo humano, a saber, la alimentación crudista-frutariana-vegetariana, donde el hierro se convierte en un detalle casi insignificante, en el sentido de que llega de forma automática a los lugares adecuados y en las formas correctas, sin tener que perseguirlo. Este sistema nutricional da siempre una total garantía de no-deficiencia de todas las proteínas, nobles o no, de todas las vitaminas, de todas las enzimas y de los factores de crecimiento (auxinas), de todas las sales minerales, incluyendo el mítico hierro. Claramente, se deben preferir los productos no tratados con pesticidas, a pesar de que todos sabemos que toda fruta madura de un árbol y bien lavada es en sí sinónimo de naturalidad y autenticidad, y que ningún veneno la hará no comestible, discurso que no sirve en cambio para la carne, el pescado, los huevos, el queso, donde el porcentaje de venenos siempre es formidable.

13. Soluciones y compromisos para las emergencias de temporada

Hay que recordar que la alimentación crudista-vegetariana-frutariana integral es ampliamente reconocida en el mundo científico serio como la cima de la perfección y la excelencia, pero que no siempre es posible seguir con absoluto rigor.

Lo importante es establecer sin dudarlo cuál es el verdadero objetivo y seguirlo siempre como punto de referencia ideal, sabiendo que cuanto más se aleje uno de él peor será para nuestra salud.

En emergencias estacionales del invierno europeo, de rayos del sol que no llegan y de lluvias cargadas de humedad, una pequeña *pizza* de verduras, una sopa con un poco de cebada y espinacas, unos espaguetis integrales con tomates crudos nunca han matado a nadie.

Un *risotto* integral, o unas patatas al horno, o unos boniatos ligeramente cocidos, siempre precedidos de un plato de verduras crudas aderezadas con limón y aceite de oliva virgen extra, también se pueden permitir, especialmente durante los períodos críticos del año cuando no se encuentran todas las cosas perfectas que se desean, o incluso cuando se siente la irresistible tentación de una transgresión venial y no sistemática.

El compromiso, aunque no sea estricto, es aceptable.

Una de las leyes básicas de la alimentación es la de consumir la cantidad suficiente de calorías para el mantenimiento del peso y las fuerzas, coherentemente con el consumo diario de energía. Si no se encuentra suficiente fruta en ciertos lugares o en ciertas estaciones, si no se puede cumplir el mínimo de 5-6 comidas al día de frutas que ahora ya todos parecen recomendar en el ámbito científico, es razonable y lógico aportar añadidos de la forma correcta.

Siempre que sean sustancias lo más naturales posible.

Por el contrario, es completamente y rigurosamente desaconsejable el uso de los no-alimentos de origen animal, para los que no existen excepciones, salvo en los habituales casos excepcionales o de emergencia.

Si uno persiste en su deseo de vivir en el hielo del polo, será difícil proponerle un menú vegetariano.

Si uno decide vivir en una pequeña isla sin recursos, excepto el mar, y no encuentra cocos suficientes, probablemente tendrá que complementar su dieta quitándoles la vida a algunos peces.

Una recomendación valiosa para todos es aprender a comer más frutas, muchas más naranjas y pomelos, plátanos y kiwis, caquis y castañas, uvas e higos, más zumo fresco de manzanas y zanahorias y piña, preparado y bebido inmediatamente.

Cuanto más consumamos, hasta la saciedad, mejor será para nuestra salud.

Una buena estrategia de supervivencia durante el invierno, una especie de truco inteligente y previsor, es llevar siempre en el bolsillo algún paquete de pasas o ciruelas pasas, higos secos, caquis secos (excelente especialidad coreana), batata seca (excelente especialidad japonesa), dátiles, mango seco y durian seco (deliciosa especialidad tailandesa y filipina), una pequeña reserva de azúcares naturales. Así se tiene menos hambre de pastas y panes y *pizzas,* todas categorías pertenecientes al desvitalizado almidón que el páncreas deberá transformar fatigosamente en glucosa. Y se tiene menos deseo de no-alimentos como la carne, o de sándwiches de jamón y queso, de mortales patatas fritas, de tortillas a base de huevos.

Recordemos siempre que la solución ideal es dar menos importancia a las tradicionales tres maxi-comidas, desayuno, almuerzo y cena, y apostar por una mañana integralmente frutariana, y luego añadir otras tres comidas de fruta entre las cinco y las siete, con el fin de satisfacer la necesidad de un mínimo diario saludable de cinco comidas de frutas con el estómago vacío o recién vaciado.

Quiero reservar un último consejo, que a muchos les parecerá incoherente y sensacionalista, para aquellos que desesperadamente quieren dejar la carne y el pescado, y no pueden porque las frutas y las verduras no les sacian el hambre suficientemente.

Mi consejo personal es optar, dada la emergencia, por una forma casi vegetariana de compromiso.

Cuando llega ese hambre extremo que la naranja y el plátano no parecen capaces de saciar, en lugar de lanzarse a por el embutido, las hamburguesas y el filete, se puede recurrir, temporalmente, a las conservas de anchoas con alcaparras con un poco de aceite de oliva virgen extra.

Sin duda, es una fraude puntual a la ley, pero al menos evita el consumo de productos de carnicería, y un par de bocadillos sabrosos donde la sal y alcaparras ocultarán mejor olor a cadáver de las pequeñas anchoas.

Este alimento se asimila bastante bien. Y la ofensa a las anchoas es seguramente inferior en valor al perjuicio potencial derivado de comer las tortillas y los sándwiches cargados de mortadela y las hamburguesas que invaden los escaparates de los bares y restaurantes de comida rápida. Se pueden tener un par de frascos de anchoas en casa, sin tener que contaminar los olores y sabores de su refrigerador.

14. La multitud corre tras las proteínas

LA LECHE NO HACE LECHE Y LA CARNE NO HACE CARNE,
ES LA HIERBA VERDE LA QUE LAS HACE
LOS INCONVENIENTES DE LA SOJA PROCESADA (SEGÚN LA FDA)

Un punto débil constante, no natural sino inducido, de los seres humanos es buscar constantemente proteínas o alternativas a las proteínas.

Existe una historia tonta y engañosa, erróneamente aceptada, que dice que la carne hace carne, que la sangre hace sangre y que el hígado hace hígado. Parece que estemos bromeando, pero no es así.

¿Cuántos alcohólicos en el mundo tratan desesperadamente de reconstruir sus hígados autodestruidos devorando kilos de hígado animal? ¿Cuántos anémicos en el mundo tratan desesperadamente de reponer su sangre tragando sangre animal o consumiendo filetes sanguinolentos?

¿Cuántas madres y cuántas mujeres embarazadas en el mundo tratan desesperadamente de aumentar la disponibilidad de su propia leche bebiendo bidones enteros de leche de vaca?

Esto es simplemente ridículo, o desafortunado, si se prefiere. Sobre todo si tenemos en cuenta que los distinguidos médicos, pediatras y nutricionistas están detrás de estos conceptos absurdos y estos comportamientos autodestructivos.

Tales errores nutricionales no sólo están privados de esperanza, sino que también tienen aspectos de tragedia, porque nadie lleva las cuentas sobre las graves consecuencias resultantes en forma de enfermedades como la diabetes, el cáncer y las enfermedades del corazón.

La inteligente vaca no tiene título de médico, no tiene una especialización en técnico alimentario, pero sabe bien que la leche no hace leche.

Sabe que la leche se genera pacientemente rumiando hierba verde cuando la hay y cuando se la dan, o buen heno seco en invierno.

El elefante inteligente no tiene un título de médico ni, por suerte, ha oído hablar nunca del cupo mínimo diario que dicta la FDA sobre alimentos, pero sabe que la carne no hace carne, y que su gigantesca estructura proteínica requiere sólo las plantas verdes de la selva o de la sabana.

Lo importante es sacarse de la cabeza las ideas fijas de buscar sustitutos y sucedáneos de tipo proteínico, a menudo hechos de la leguminosa mágica llamada soja. Después de todo se trata de una judía. Y no es sorprendente que el maestro Pitágoras incluyera las judías entre los alimentos prohibidos en sus escuelas de matemáticas y de comportamiento de hace 2500 años. Lo hizo en defensa de la dieta baja en proteínas que hoy en día encuentra multitud de adeptos en el ámbito científico de vanguardia. Nosotros mismos las hemos tolerado en el pasado como un mal menor, como una alternativa vegetariana a la leche (véase el helado de soja, efectivamente más ligero y más digerible, o las *pizzas* de soja, también más digeribles que las *pizzas* normales).

Algunas investigaciones recientes sobre la soja nos llevan a revisar nuestra postura de tolerancia y aceptación, y ser mucho más cautelosos, al menos hasta que lleguen más aclaraciones sobre este asunto. La actualización crítica llegó el 27 de mayo de 2005 por Franco Libero Manco, que no satisfecho con su rica columna periodística, y con las importantes conferencias internacionales que organiza en Roma, decide que es el momento de darnos por correo electrónico una información de gran interés sobre lo que está sucediendo en todo el mundo, incluyendo las últimas investigaciones estadounidenses sobre la soja.

El consumo de proteínas de soja aisladas, remarcamos *aisladas,* determina carencia de vitaminas E, K, D y B12, y también crea síntomas de insuficiencia de calcio, magnesio, manganeso, molibdeno, cobre, hierro y zinc. Los residuos de ácido fítico en estos productos de soja inhiben fuertemente la absorción de zinc y hierro.

La soja, especialmente si está procesada, no sólo está desprovista de proteínas completas, sino que contiene compuestos que bloquean la absorción de las proteínas, del zinc y del hierro. Los alimentos a base de soja hacen aumentar la demanda por parte del cuerpo de vitamina D y B12. Sustancias antitiroideas que se encuentran en abundancia en los alimentos de soja inhiben la función de la tiroides, generan cansancio y problemas mentales. Los fitoestrógenos de la soja pueden inhibir el desarrollo normal del cuerpo y, en la edad adulta, causar problemas de reproducción y fertilidad, y el envejecimiento del cerebro y demencia. Todos los alimentos de soja contienen glutamato de sodio, que causa problemas neurológicos y comportamiento violento. Más comidas con soja en los comedores escolares significa más ausentismo, menos aprendizaje, más violencia.

La soja tiene la característica de que contiene toxinas o antinutrientes naturales.

En primer lugar, tiene potentes inhibidores de enzimas que bloquean la acción de la tripsina (enzima que descompone las proteínas).

La naturaleza dota de forma inteligente a todas las semillas de una cierta cantidad de inhibidores, en defensa de la germinabilidad a largo plazo de la propia semilla. También sucede con las nueces comunes, por poner ejemplo, que es mejor no comer demasiadas, sobre todo si están muy maduras y endurecidas y llenas de inhibidores, mientras que si se comen las frescas y tiernas de temporada, es un gran deleite y nunca dan ningún problema.

Volviendo a los inhibidores de la soja, pueden provocar dolor intenso de estómago, digestión reducida de las proteínas e insuficiencia crónica de la asimilación de los aminoácidos.

Las dietas con altas cantidades de inhibidor de tripsina provocan condiciones patológicas graves en el páncreas.

La soja también contiene hemaglutinina, un coagulante que hace que las células rojas de la sangre se agrupen. La soja tiene un nivel de fitato más alto que cualquier otro cereal o leguminosa.

Los vegetarianos que consumen tofu, tempeh y miso como sustituto de la carne y los productos lácteos son susceptibles a sufrir carencias de minerales.

Los bebés a los que se les dan preparados de soja están predispuestos a desarrollar enfermedades de la tiroides y problemas en el sistema inmunológico. Los científicos estadounidenses de la FDA, dirigidos por el doctor Mike Fitzpatrick, han identificado las isoflavonas como poderosos agentes capaces de suprimir la función tiroidea y causar hipotiroidismo.

Ciertamente, los fitoestrógenos no son buenos para las personas, ya que podrían dañar su sistema endocrino.

Las toxinas de la soja sobre las que el Soy Online Service expresa preocupaciones son:

1. Los inhibidores de la proteasa
2. El ácido fítico

3. La lecitina de soja

4. Las nitrosaminas

5. La todavía misteriosa toxina de la soja

Animales alimentados con proteína de soja aislada muestran órganos hipertróficos, desarrollados de manera exagerada, en particular el páncreas y la glándula tiroides, y tienen depósitos excesivos de ácidos grasos en el hígado.

En 1992, el servicio de salud suizo calculó que 100 gramos de proteína de soja proporcionan el valor equivalente de estrógenos de la píldora anticonceptiva.

Éste es un ejemplo del doble peligro de la cultura de la carne y la leche, no-alimentos que causan los graves daños que conocemos bien, y que luego inducen a las personas inocentes y sin preparación, sin saberlo, a buscar refugio y seguridad en sustitutos proteínicos de la carne y el queso, como la soja precisamente, cuando en realidad no hay necesidad de ningún sustituto.

La población del mundo entero ha sido engañada e hipnotizada por el señuelo de la proteína.

Se han abandonado y han olvidado por completo las enseñanzas enteramente válidas de un maestro único y perfecto como Pitágoras, reemplazándolas por tablas inventadas por los nutricionistas de medio pelo de la FDA americana, generosamente subvencionados y corrompidos por los mayores carniceros y fabricantes de productos lácteos del mundo.

Si bien no pretendo ser un defensor o incluso menos un apóstol de la soja, confieso que encuentro la investigación ahora citada de una dureza tan despiadada y sin escapatoria que despierta en mí fuertes sospechas.

Como viene de la FDA, la agencia con más autoridad y al mismo tiempo la menos fiable del planeta, la que durante décadas ha promovido avalanchas de carne y un mínimo inmoderado de proteínas por día para los americanos y no americanos, no quisiera que Fitzpatrick, al que no conozco en persona pero que sin duda pertenece al grupo típico de investigadores de desembarco hábilmente utilizados por el ente, hubiera metido la mano en la comisión, con el fin último de desorientar a los muchos estadounidenses que se dan al tofu y empujarlos a recuperar el consumo de carne y productos lácteos que tienden a fuertes caídas de mercado en EE. UU.

La FDA ha sido siempre conocida por sus actitudes procarne y pro-lácteos y estas salidas sensacionales huelen a chamusquina.

En Estados Unidos, y ahora casi en todas partes, no existe la investigación libre, sino sólo la financiada.

Y quien te da el dinero siempre tiene buenas razones para hacerlo.

Esto significa que, como medida de precaución, evitaremos tener en el congelador más de un par de helados de soja a la vez.

En todo caso, que quede claro que un rechazo definitivo de la soja requiere confirmaciones y puntos de vista más severos, ya que la soja ha alimentado a poblaciones asiáticas enteras desde hace casi 5000 años sin causar los grandes problemas supuestos por la FDA.

Las investigaciones a favor confirman las altas propiedades nutricionales de las proteínas y los ácidos grasos poliinsaturados esenciales de la soja.

Fibras alimentarias, vitaminas (A, E, grupo B), minerales (Ca, P, K, Mg) y valiosas isoflavonas complementan la rica variedad nutricional de la soja. En confirmación de cuánto difieren las teorías en función de su origen.

La enseñanzas de Herbert Shelton al respecto son esclarecedoras.

Si un alimento cualquiera tiene que ser cocinado para ser comestible, este alimento es necesariamente un alimento equivocado, es un alimento con riesgos, no es un alimento natural para los seres humanos. Los mismos cereales siempre se han puesto en la lista de alimentos prohibidos, excepto los cereales recién germinados, cuyo brote se convierte en una verdura tierna y llena de nutrientes, que se comen estrictamente crudos. Se salvan los cereales tiernos como la avena, el mijo, el sésamo, la cebada un poco tostada y el maíz para palomitas, todos comestibles en crudo o al menos sin tener que recurrir a una cocción larga y exagerada.

15. Alimentación de tránsito y alimentación celular

La gente tiene que aprender a aligerar la dieta, a alimentar no tanto el tubo intestinal, obstruyéndolo y ensanchándolo, como las propias células, que se quedan fuera de la cadena alimentaria.

Es increíble cómo los comedores de cadaverina ($CH_2-CH_2-NH_2$), de alimentos desvitalizados y de alimentos-basura se llenan el estómago y los intestinos y diversos órganos transformadores de manera desproporcionada, y al mismo tiempo dejan las células sin nutrir, que son las estructuras básicas, los ladrillos vivos del organismo.

Y es paradójico que en una sociedad supertecnológica, dotada de medios de comunicación asombrosos, se siga manteniendo a la gente en la ignorancia más absoluta sobre los temas que le interesan más estrechamente.

Miles de canales para miles de millones de antenas de televisión, para retransmitir ficción, música y espectáculos muy menudo vacíos y depravados, abracadabras y horóscopos, celebraciones papales, concursos de belleza.

Y cuando hay retransmisiones de ambición científica, casi seguro que el micrófono probablemente terminará en manos de especialistas mediocres y presuntuosos, atados de manos y pies por el sistema, en absoluto preparados para hacer frente de forma transparente el tema de la alimentación y la salud.

Por eso nadie conoce la diferencia fundamental entre la alimentación inútil, la de tránsito y de residuo, y la auténtica alimentación celular.

Nadie puede entender y explicar claramente que meter comida dentro del cuerpo no significa asimilarla automáticamente y enviar nutrientes al verdadero punto de destino; es decir, el sistema celular. Para que la cadena alimentaria se lleve a cabo con regularidad, hace falta lo siguiente:

1. Alimentos ligeros, alimentos vivos, alimentos de la propia especie.
2. Sistema de transporte adecuado; es decir, o una red vascular y una red de capilares libre de obstrucciones mortales endurecidas

del colesterol y de minerales inorgánicos de las aguas duras y los alimentos cocinados.

Faltan los conceptos, falta el estudio, falta el empuje para conocer los problemas, faltan ciertamente las enseñanzas y los enseñantes, las materias clave en la universidad y en la escuela secundaria, e incluso en las escuelas infantiles y primarias, en las que ya se empieza a estropear a los niños tolerando o incluso enseñándoles a comer bocadillos ensangrentados de jamón y de salami, caramelos, dulces, refrescos de cola y bebidas gaseosas, con una total incapacidad para desarrollar o, al menos, para elaborar propuestas alternativas.

El texto que estáis leyendo podría ser una pequeña pero valiosa contribución. Pero para una difusión en los lugares adecuados, en las escuelas y en los ministerios, en los periódicos y en la televisión, hacen falta los medios de comunicación y la publicidad política. Así que un mensaje franco y honesto alternativo al sistema no llega a su destino, o avanza a tientas en la cultura *underground* y en los círculos culturales.

16. Comer 1000 calorías y consumir 1200 en la digestión

EL PROBLEMA DEL DÉFICIT CALÓRICO Y NUTRICIONAL

Este fenómeno, que se define como desequilibrio o déficit de esfuerzo de asimilación, está ampliamente generalizado, aunque sea poco conocido, sobre todo entre aquellos que insisten en comer proteínas de carne y proteínas animales de ésas llamadas noble, pero privadas de toda nobleza y toda moralidad, así como de toda practicidad para el ser humano. Uno piensa en hartarse de quién sabe qué poderoso alimento, y en cambio se encuentra con una masa de material mediocre y debilitador. Metes 100 y te cuesta 120 en esfuerzo digestivo-asimilativo, así que vas 20 puntos por debajo.

Este déficit de esfuerzo asimilativo no se refiere sólo al hierro, sino también a todas las vitaminas y enzimas, e incluso al equilibrio de energía puro y duro. Comer demasiado y mal, asimilando poco o nada, consumiendo aún más nutrientes que los introducidos en la operación deficitaria: una situación realmente paradójica.

Una continua alternancia de fermentación y putrefacción, de almuerzos y cenas dedicadas y destinadas más al inodoro que a la constante hambre desesperada de nuestras células. Muy pocos saben que cada plato prohibido de carne implica un esfuerzo medio parcial de 40-50 horas del tracto gastrointestinal con costos de energía altísimos. Y el no-alimento sigue robando un valioso espacio a los alimentos reales que pide el verdadero organismo. Y por verdadero organismo queremos decir el órgano de base, el de las células que pide comida sencilla y ligera, y no el organismo apropiativo de los alimentos, basado en estímulos, sensaciones, dolores de hambre por la dilatación muscular del estómago y los intestinos y el páncreas.

Es un discurso científico, todavía mal o no implementado por la nutrición del mundo del deporte.

Hay que remarcar que estamos hablando de personas importantes y exitosas, de elementos ricos en medios y posibilidades económicas. Los atletas de éxito ahora son comparables a los artistas de Hollywood o de Cinecittà.

Pero siempre se han distinguido por un comportamiento de defensa a ultranza de su preciada salud, por los tratamientos maníacos para el propio bienestar. Es raro que una celebridad deje que lo trate un médico o un homeópata o un charlatán. Pero es aún más raro que confíen en los chefs comunes para sus comidas. Se trata de personas especiales que tienen conciencia de estar en un cuerpo de gran valor y que vale la pena defender hasta las últimas consecuencias.

Estos artistas son clientes bastante regulares de clínicas higienistas rigurosas, que operan bajo los principios de máxima sabiduría y severidad. Nuestros héroes del domingo, en cambio, parecen escasamente propensos a cuidar de sí mismos y, a pesar de sus grandes ganancias, se dejan manejar y manipular, inyectar, dopar y mal nutrir.

Equipos de fútbol modelo, asistidos y asesorados pésimamente por una categoría de médicos y nutricionistas sólo buenos en preparar menús de tipo cárnico-estimulante, de tipo carbohidratos cocidos, pastas con salsa de carne, con generosa libertad para las bebidas de cola, el té, el café y carnitina y suplementos de vitaminas y minerales (todos instrumentos ideales para envejecer y demoler prematuramente a los atletas), y totalmente incapaces de aplicar los ya fuertes mensajes innovadores del higienismo natural y de la conciencia de la salud.

Enseñanzas erróneas producen malos educadores, y todos sabemos que la educación alimentaria honesta y transparente nunca ha sido bien recibida en el mundo académico ni en los Ministerios de Salud.

La solución correcta es simple y está al alcance de la mano. Los grandes atletas de Olimpia, antes de ganar, complementaban sus comidas vegetarianas con higos secos y pasas. El legendario Milo, poseedor del récord imbatible de los primeros Juegos Olímpicos, era vegetariano. Estos atletas excepcionales no necesitaban visitar a los homeópatas (para intoxicarse repetidamente con dosis pequeñas y caras), o seguir la dieta de zonas o la del grupo sanguíneo de ningún gurú para ganar sus medallas.

Pero incluso en los tiempos actuales existen campeones que han aprendido a aprovechar al máximo y de un modo completamente natural sus propias fuerzas. Personas irrepetibles como Moses, titular durante diez años de todos los récords en las pruebas de 400 metros vallas no hace tanto, o Yuri Chiechi, multicampeón olímpico italiano de anillas, y muchos otros atletas de clase cristalina, siempre han confiado con principios sólidos en la adopción de una dieta estrictamente vegetariana.

Pero las pasas y los higos secos son alimentos pobres y sencillos, baratos y que dan comercialmente poco beneficio, por lo que son ignorados y rechazados, incluso por la publicidad. Incluso para decir que algo no vale la pena se dice que *no vale un higo.*

Cuando, de hecho, la higuera es un árbol valioso que da una fruta asombrosa, capaz de refrescarnos en las estaciones cálidas y darnos energía en invierno en su forma seca.

Las pasas y los higos secos son excepcionales y ultrasanos, y siempre deben estar presentes en los bolsillos de los que hacen deporte.

17. Más planificación y menos persecución de remedios milagrosos

EL TEST DE CAMBRIDGE Y LA FAMOSA FORMULA DE LAS
5 COMIDAS DE FRUTA AL DÍA
A MAYOR DISPONIBILIDAD DE VITAMINA C, MÁS RARAS SON
LAS ENFERMEDADES

En defensa y honor de los médicos de hoy en día, muy a menudo maltratados por los higienistas y críticos antimédicos en general, es preciso recordar que la Universidad de Cambridge, en Inglaterra, bajo la dirección del profesor Key-Tee Khaw y un equipo nutricional asistido por la doctora Aisla Welch, demostró en 2001, mediante un memorable experimento masivo que duró varios años y la participación de 20.000 hombres y mujeres de entre 45 y 79 años de Norfolk, Inglaterra, que la mejor solución contra las tres principales causas de muerte en todo el mundo (enfermedades del corazón, cáncer, diabetes) está en una simple dieta frutariana-vegetariana a base de al menos 5 frutas y verduras en estado crudo (sin cocinar) por día, con el fin de atender las necesidades reales diarias de vitamina C natural, que resultan ser dramáticamente más altas de lo que se pensaba hasta ahora. Quien tiene concentraciones de vitamina C por encima de la media en la sangre y en el plasma, se encuentra libre de enfermedades graves que afectan a la media de las personas desvitaminadas. Como las frutas (excepto las manzanas, la piña y la papaya, con enzimas antifermentativas) siempre se comen con el estómago vacío, las cinco comidas al día significan, en la práctica, una casi total eliminación de los no-alimentos: es decir, de los alimentos que no son de la propia especie, no aptos para el diseño creativo del tracto gastrointestinal y del organismo de los primates, al que pertenece el hombre.

Cómo decir que el nuevo nutricionismo médico, la medicina responsable, la medicina preventiva y tendencialmente antivacunatoria de nuestros días son a veces capaces de superar y vencer al movimiento higienista natural y al vegetarianismo más desenfrenado en su propio terreno. Lo menos que podemos hacer es felicitarnos y aplaudir el retorno gradual a la orilla correcta de varias ovejas perdidas, de los médicos que ponen en peligro la seguridad de su profesión por las flechas del Orden, siendo fieles a los viejos patrones obsoletos y sin salida.

Y es precisamente aquí, en este tipo de investigaciones científicas excepcionales, donde encontraremos respuestas a las dudas y las preguntas sobre la salud. Es aquí donde se resuelve la eterna pregunta de dónde está el hierro.

El crudismo, dieta prevalentemente crudista y rigurosamente frutariana-vegetariana, coherente entonces con el diseño gastrointestinal humano y con las necesidades reales físicas, psicológicas, estéticas, morales, de la entidad *hombre*, hace que no haya reducción o destrucción de vitaminas (por el calor), ni dispersión de minerales ni hierro.

Los alimentos al natural, crudos y sin procesar, están vivos y aportan enzimas superimportantes (sensibles al calor mucho más que las propias vitaminas), por lo que permiten su autodigestión con aportaciones limpias y seguras.

Nunca se debe ir en busca de una sola sustancia en particular, de una vitamina específica o de un alimento especial con quién sabe qué tipo de poder; en su lugar debemos concentrarnos en un diseño más positivo, una forma de vida y de alimentación pertinente y óptima, tal como para asegurar la máxima eficiencia del sistema.

Aquí nadie tiene la intención de imponer sistemas perfectos de la escasa aplicación o incluso utópicos. Sin embargo, queremos que la gente sepa lo que es la perfección virtual y cuál es la verdad precisa y sin ambigüedades sobre los alimentos. Cuanto más nos alejemos por será para nosotros. La adopción de principios sanos también se puede implementar paso a paso, siempre a condición de que se apunte a un objetivo final de calidad y progreso.

Así que nada de buscar sustancias milagrosas. Pero, si queremos apuntar a algo valioso que siempre escasea, no es el hierro o el cobalto o las proteínas llamadas nobles, sino la noble y real vitamina C, dado que se consume mucho y no tenemos un órgano adecuado para mantenerla como reserva.

La única, repito, la única fuente de alimentación es la fruta y la verdura viva.

El otro elemento que siempre falta es el agua biológica, que también se encuentra en abundancia en las frutas y las verduras de alta jugosidad, y que equivale a una autentica inyección de energía vegetal y solar.

Para la crónica, para confirmar de manera inequívoca la precariedad y la falta de preparación de las estructuras sanitarias y pediátricas mundiales, hay que decir que el agua biológica nunca se menciona en ninguna tabla alimentaria oficial, casi como si no existiera, como si no fuera de la máxima importancia. Y siempre en esas tablas se hace palpable la grave y culpable subestimación de la cuota diaria de vitamina C.

No es casualidad que el agua biológica y la vitamina estén ausentes tanto en la leche como en la carne, es decir, en la pareja clásica leche-carne, que es siempre la biblia de base de la FDA americana.

Quien escribe, incluso en su insignificante peso cultural y científico, ama inspirarse y referirse a un maestro de nombre Pitágoras, que tomó a manos llenas el mejor conocimiento de la pre-Antigüedad.

El magnífico faro solar que ilumina todos los rincones del planeta Tierra está, por supuesto, a disposición constante, desde hace 2500 años, de cualquier persona que quiera aprender.

En cambio, el mundo entero está desperdiciando hoy sus posibilidades de aprendizaje yendo tras las luces artificiales, falsas y vacías, prepotentemente impuestas durante los últimos cuarenta años por una entidad estadounidense notoriamente sometida a formas graves de condicionamiento y corrupción.

Se trata de un enfrentamiento realmente impensable: Pitágoras contra la FDA. No es extraño que el mundo se esté yendo a pique.

18. No se combate la grasa, sino las causas de la grasa

LA ARMADA INVENCIBLE DE COCINEROS QUE PROPONEN GRASAS COCINADAS

En la carrera por encontrar gurús de moda despuntan las mujeres –sujetas a las directrices de la publicidad engañosa y confusa– que se miran los michelines de grasa y la pérdida de la línea con una comprensible obsesión. Pero hay que recordar que la grasa en sí misma no es el objetivo a erradicar. Más bien, se debe establecer qué sustancia contaminante ha encontrado refugio y depósito en esa sustancia densa y resinosa que ha invadido nuestra red vascular y otras áreas de acumulación. Es un error generalizado y grave centrarse en tomar el atajo del adelgazamiento. En la obesidad, el verdadero enemigo no es la grasa, no son los kilos de más. La grasa y el sobrepeso son sólo los síntomas, reacciones acumulatorias producidas por el cuerpo a través de su reequilibrio automático. Lo que se necesita es eliminar totalmente los mecanismos creadores de la grasa y el sobrepeso. Y éste es el punto focal, la raíz de todo el problema. Hacer desaparecer mediante la dieta o los medicamentos la obesidad visible y antiestética, y descuidar y dejar inalterada la verdadera causa de la obesidad en sí es una locura. Por tanto, es necesario detener los malos hábitos alimentarios y, finalmente, la grasa desaparecerá de forma permanente. De hecho, todos estamos de acuerdo en la necesidad de darles a las personas obesas condiciones más ágiles, dinámicas y atractivas. Pero se deben obtener a través de un cambio radical en la elección de los alimentos y el comportamiento de los sujetos en cuestión, y no por la eliminación del síntoma, típico método inconcluyente y equivocado de la medicina sintomática.

Por ejemplo, hay que recordar que toda grasa y todo material oleoso de la naturaleza, incluso cualquier alimento cárnico y lácteo, está dotado en principio de la presencia adecuada de lipasas, enzimas que permiten una descomposición molecular de los lípidos e incluso una limitada digestibilidad de los alimentos grasos. Pero si tal materia se somete a cocción, aunque sea breve y ligera, se destruye la enzima lipasa y se pone en circulación una peligrosa masa de grasas saturadas intratables y no reciclables, cargadas de problemas y de colesterol.

Esto también se aplica a toda la pasta al huevo, a todas las galletas y bizcochos al huevo. Hay que tener cuidado con los alimentos cocinados en grasa. Son una maldición para el cuerpo.

Por tanto, queda absolutamente prohibido cocinar materias grasas y ofrecerlas como alimento. Pero, de hecho, este mensaje es el menos comprendido y el más violado del mundo por el bípedo llamado hombre, por lo que está expuesto a enfermedades degenerativas e intratables que ningún otro animal conoce. Más adelante hablaremos sobre lo crudo y lo cocinado, así como de las *food-enzyme*.

Hay que recordar siempre que todas las dietas, y especialmente las dietas para bajar de peso, están prohibidas. Son como fármacos que interfieren en el poder reequilibrador del cuerpo.

En su lugar, hay que consumir fruta en abundancia, único alimento placentera y permanentemente adelgazante, con una dulzura que nunca engorda, a condición de no mezclara con alimentos incompatibles.

19. El autoequilibrio y la fibra fuerte del cuerpo

NINGÚN ANIMAL DE LA SELVA HA SIDO NUNCA VACUNADO NI HA COMIDO ALIMENTOS COCINADOS

Nuestras excepcionales capacidades de autoequilibrio nunca son lo suficientemente evidenciadas y subrayadas por la educación sanitaria oficial, que obviamente prefiere dejar que la gente crea que todos somos débiles y estamos indefensos, a merced de los microbios extraños y los virus aún más extraños, constantemente alerta por amenazadoras crisis de carencia de toda sustancia nutriente, y por tanto totalmente dependientes de los medios y sistemas que la medicina y la farmacología proporcionan, proponen e imponen.

Si nuestro cuerpo fuera tan bueno, nadie iría al médico ni al farmacéutico, ni al mercado de alimentos falsos y de vitaminas y suplementos minerales que nada tienen que ver con las vitaminas, y que son fármacos con infinidad de efectos secundarios, pero que sin embargo hoy en día se caracterizan por una enorme demanda de mercado.

Si pensamos en los charcos de agua poco frecuentes de la sabana africana, que están llenos de agua sucia y barro intensamente contaminado por bacterias y sustancias carcinógenas, y son asediados por cientos de animales diferentes en el período seco, y ninguno de ellos enferma por beber de ellos, nos damos cuenta de que los animales libres están protegidos por su superlativa condición químico-corporal, mantenida mediante una dieta siempre rigurosamente cruda, de la que ninguna enzima se ha eliminado o dañado.

Ningún animal de la selva ha sido vacunado nunca, ninguno ha tomado fármacos nunca. Ninguno ha recurrido nunca al uso de curas por parte de *animales pediatras* o *animales médicos*.

Ningún animal de la selva o de la sabana ha comido nunca alimentos cocinados. Por eso las enfermedades son para ellos un fenómeno totalmente desconocido.

Todo esto nos debe hacer reflexionar.

20. La pareja estratégica de las vitaminas sintéticas y los suplementos

EL AZÚCAR BLANCO SUSTITUIDO POR LA SACARINA
Y EL ASPARTAMO
EL PROBLEMA SOCIAL DE LA MALA EDUCACIÓN DE LA MASA
EN CUANTO A LOS ALIMENTOS

Las vitaminas sintéticas y los suplementos minerales son la pareja farmacéutica ganadora, la más popular a nivel masivo, la que impulsa las ganancias a niveles inimaginables. Y estas verdaderas porquerías están entrando de un modo desenfrenado en todos los alimentos para niños y deportistas, son los cereales para el desayuno o las bebidas energéticas para tomar después de grandes esfuerzos deportivos. Una trágica suscripción a problemas a corto y largo plazo. Bombas de efecto retardado. Verdaderas amenazas para la salud de nuestros hijos y de toda la población mundial, mientras que las autoridades no se molestan en investigar y no mueven un dedo contra este desastre. Despreocupación, falta de interés, falta de preparación, vacío cultural y científico, con aspectos indignantes y escandalosos.

Así que no es de extrañar que en las estanterías de los supermercados proliferen edulcorantes desde siempre reconocidos y declarados como carcinógenos, como el aspartamo y la sacarina, como alternativas al azúcar industrial (también puesto justamente en tela de juicio). Pero no se puede reemplazar un dulce veneno blanco por venenos un más mortales.

Se sabe que la sacarina tiene un poder edulcorante quinientas veces mayor que el azúcar. También se sabe que el aspartamo es un multiplicador exponencial de dulzura privada de calorías. Pero nadie dice lo suficiente sobre su carcinogenicidad.

Sin embargo, está sucediendo delante de nuestros ojos, y nadie interviene. Que no se quejen los tenderos si la gente empieza a comprar cada vez menos cuando se dé cuenta de todas estos desmanes.

Lo mejor que se puede hacer con las sustancias peligrosas es no tenerlas en casa o en la cocina o en el refrigerador. Eliminar por tanto el frasco que dice *Azúcar sabio*. Nunca recurrir a los edulcorantes aún más peligrosos, como la sacarina y el aspartamo. Es hora de que las personas se despierten y comiencen a leer las etiquetas y a reconocer las sustancias aceptables y las que deben mantener alejadas.

Pero, por el momento, los carritos de la compra siguen llenándose con productos que nunca se deben consumir, y que demasiadas mujeres descuidadas llevan a casa inconscientes del daño que producen en sus familiares desprevenidos y en ellas mismas. Peor aún si por el medio hay niños, siempre dispuestos a tomarse lo que les den, siempre que el sabor sea dulce y agradable.

Los suplementos y las vitaminas sintéticas son fármacos y se comportan como tales. No importa si son definidos como *100 por 100 naturales* en las etiquetas. No hay árboles de pastillas o de caramelos vitaminados. Como no existe la carne bío (donde *bío* significa *biológico*) de la publicidad cínica, sino sólo restos de pobres cadáveres mutilados y en despiadada descomposición.

Una vez extraídas y aisladas, las vitaminas siempre pierden su valor. Todas las vitaminas sintéticas son, por tanto, carentes de la eficiencia real y se vuelven tóxicas en el cuerpo. Estimulan y crean dependencia, aumentan la frecuencia cardíaca y la temperatura corporal. Es un poco como agregar un octanaje artificial a nuestra gasolina con el fin de obtener mayor rendimiento y mayor aceleración del motor, explotándolo sin medida y acortando inevitablemente su vida.

Provocan una sensación de mayor fuerza, potencia y resistencia que sólo es temporal y a corto plazo, como sucede con cualquier sustancia estimulante. En realidad, afectan al valioso capital enzimático interno que todos tenemos desde el nacimiento, y ponen en peligro nuestros delicados equilibrios internos, mermando vitaminas auténticas, minerales buenos, hierro bueno, azúcares preciados.

Es justo denunciar la mala educación planificada para la masa y el estado de confusión y esclavitud del consumidor medio.

21. Cuando las palabras pierden su significado la gente pierde su libertad

Un pésimo sosias industrial como alternativa para cada alimento natural

Los centros de poder del cartel alimentario-farmacéutico mundial ya son expertos inigualables en manipular nombres y términos, por lo que la confusión y la desinformación reinan. El objetivo sigue siendo el mismo: evitar que la incómoda verdad sobre la comida salga a la superficie.

De hecho, se habla de azúcares sin decir que el único azúcar que nuestro cuerpo acepta sin problemas es el jugo azucarado de las frutas recién exprimidas por nosotros mismos. Este azúcar vivo, lleno de enzimas, vitaminas verdaderas, minerales orgánicos asimilables, nos da energía limpia y abundante, y no nos roba nada.

No tiene nada que ver con ese monstruo blanco dopante y destructor del páncreas que es el azúcar industrial, o con los edulcorantes alternativos aún más nocivos.

Se habla de sales minerales y hierro, sin hacer la distinción esencial entre sales orgánicas y sales inorgánicas (no asimilables), entre el hierro orgánico (el de las plantas y las frutas) y el hierro inorgánico y perjudicial (el del agua dura, el de no-alimentos, el de alimentos que no son de la propia especie, o el de los suplementos y el de las bebidas carbonatadas e integradas).

Hablamos de vitaminas sin distinguir entre las verdaderos vitaminas (de las frutas y las verduras crudas) y las falsas vitaminas como las vitaminas sintéticas, que no deberían siquiera llamarse vitaminas, y que son fármacos sintéticos que causan estimulación a corto plazo y deficiencias vitamínicas a largo plazo, así como una traicionera adicción.

Se habla de la insulina para los diabéticos sin decir que esta insulina, extraída del páncreas de cerdos y de bovinos, se convierte en un fármaco y no en una cura, y produce a la larga dependencia y degeneración. Enésimo ejemplo de cómo la medicina procede demasiado a menudo con los ojos vendados. Interviene sin conocer el origen del problema, jugando con los desequilibrios físicos. Elimina el síntoma y perpetúa el problema.

La deficiencia de insulina es un síntoma, y los síntomas no tienen que eliminarse, sino comprenderse y coadyuvar. Tanto es así que desde hace décadas la diabetes se cura con éxito definitivo en las clínicas higienistas, sin fármacos y sin insulina, sólo con simples modificaciones dietéticas.

Se habla de las proteínas esenciales y nobles de la carne (en realidad de proteínas cadavéricas y llenas del sabor de la muerte, apenas oculto por las hierbas y los condimentos, y tragada a toda prisa mediante la ingestión de bebidas alcohólicas), mientras un porcentaje correcto y óptimo de proteínas nobles naturales se encuentra en toda sustancia viva, en cada hoja y en cada fruto. Donde hay N hay nitrógeno, y donde hay nitrógeno hay proteínas. Estamos rodeados de nitrógeno y vivimos en un mar de nitrógeno.

De ahí las repetidas recomendaciones de los maestros de la Antigüedad en favor de las dietas bajas en proteínas.

Se habla de calcio y de hierro y de proteínas de cada alimento y cada no-alimento posible en tablas monstruosamente equivocadas y erróneas, en las que se inspiran diariamente un mar de pediatras y nutricionistas mediocres. De hecho, esos valores no encuentran correspondencia con la realidad de las peligrosas transformaciones a las que se someten los alimentos.

Vivimos en una atmósfera cargada de nitrógeno. Somos seres perpetuamente nitrogenados y proteinizados. El aire que respiramos está constituido por un 80 por 100 de nitrógeno y sólo un 20 por 100 de oxígeno. Los médicos y pediatras, o más bien una cierta pediatría y una cierta medicina nefastas, continúan dirigiendo a la gente hacia los mataderos y las lecherías en la absurda búsqueda de proteínas, olvidando o fingiendo que no saben que en cada planta viva hay una cuota más que suficiente del material proteínico.

Se recurre incluso a terminologías extrañas, con palabras al efecto, a etiquetados seudocientíficos y alienantes, siempre con el objetivo de evitar que la gente entienda las palabras y los conceptos, que piense y razone en su sencillo lenguaje cotidiano.

Se habla de hierro hemo (de la carne) y hierro no-hemo (de las verduras y las frutas) para argumentar que el no-hemo concede menor grado de asimilación, sin decir que eso no es un defecto, sino una excelente característica del alimento natural. Las frutas y verduras comestibles distribuyen toda sustancia nutritiva, hierro y zinc incluidos, vitaminas incluidas, azúcares incluidos, agua biológica incluida, en las proporciones óptimas para el organismo humano para las que están diseñadas.

Se habla del factor omega-3 (ácidos grasos poliinsaturados) a propósito del pescado y los mariscos, sin decir que las plantas poseen estas sustancias en abundancia, y siempre en proporciones más adecuadas y toleradas.

Los expertos en regímenes, los llamados expertos en nutrición, poco importa si dotados o no de títulos académicos, estén dotados o no da capacidad docente o de cátedras universitarias, terminan actuando como intrigantes y picapleitos cada vez que intervienen en la televisión o en los periódicos, exhibiendo seguridades y dogmatismos completamente infundados.

La medicina y la pediatría son desde siempre las reinas aterrorizando a la gente y atándola a sus cuidados y sus consejos interesados. Manifiestamente infundado, como hemos visto, es el fantasma de la falta de vitamina B12 en los vegetarianos, ya que una persona sana tiene una reserva de al menos 3 años, y que 1 mg de vitamina B12 satisface las necesidades químico-metabólicas durante 2-3 años, mientras que es precisamente la putrefacción de los alimentos cárnicos en el tracto gastrointestinal humano lo que impide la formación de la vitamina B12 y con frecuencia provoca deficiencias en los consumidores de cadaverina en todas sus formas.

Se habla de la vitamina B12, que todo vegetariano debería consumir de acuerdo a los apóstoles del bistec, mientras que está científicamente comprobada la capacidad de todos los animales, incluyendo a los hombres y mujeres, de obtener cantidad más que suficiente de B12 de autoproducción bacteriana en los propios intestinos, siempre y cuando no se tomen fármacos, y antibióticos en particular.

Cuando las palabras pierden su significado, la gente pierde su libertad (la libertad para comprender y de saberse orientar).

Eso decía Confucio hace 2500 años, y eso mismo reiteramos nosotros en las presentes circunstancias.

22. Las dificultades de asimilación del hierro

Retomando el tema básico, la administración de hierro implica conocidas dificultades clínicas de absorción.

El exceso de hierro resulta, de hecho, tan perjudicial y contraproducente como su insuficiencia, ya que ningún emuntorio natural es capaz de eliminarlo, y puede incluso llegar a ser una sustancia tóxica que se almacena donde es relativamente menos dañina, como por ejemplo entre la acumulación de grasa y a lo largo de las arterias, así como dentro de nuestros órganos principales, incluyendo el corazón, el páncreas y el hígado.

Los picos de falta de hierro son clasificados como *hipocromía,* y los picos de exceso se llaman *hipercromía,* lo que demuestra que la medicina está lista para llamar con exactitud y precisión incluso de manera maniática a las sustancias y los problemas, cuando quieren.

El mejor método de reconstitución de hierro sigue siendo única y exclusivamente el de introducirlo en el cuerpo a través de las plantas que lo contienen en la forma adecuada atenuada definida como no-hemo con las moléculas de hierro hidrolizadas y diluidas en el agua biológica que lo acompaña, en proporción a la necesidades reales, y no en la forma hemo de las carnes crudas, donde la mayor concentración de mineral podría causar problemas de eliminación del exceso no asimilado, con el reclamo anormal de energía y hormonas internas y consecuente sobreestimulación, erróneamente confundida con las señales de la absorción del hierro.

La absorción del hierro está vinculada sinérgicamente a la del cobre, la del manganeso y la del cobalto (que también se encuentra en las frutas y verduras frescas y secas, como ocurre con el zinc y todos los demás).

También hemos mencionado esto en otros apartados. Pero las cosas más importantes deben repetirse, por si se olvidan, o tal vez no se toman demasiado en serio.

Los suplementos minerales se fabrican a partir obviamente de material metálico inorgánico. Aunque no todos los químicos están dispuestos a hacer distinciones entre orgánico e inorgánico, especificaciones que harían más complicadas en el papel sus fórmulas limpias y simplificadas (sobre las que la relatividad de Einstein no ha incidido lo suficiente), existen diferencias sustanciales. El cuerpo los reconoce de inmediato y rechaza el material inorgánico porque es inasimilable e inutilizable. No se trata de teorías y pensamientos higienistas extraños, sino de hechos probados y demostrados con una gran cantidad de confirmaciones. De poco sirven las afirmaciones escritas en las instrucciones incluidas en los envases de píldoras y tabletas. Los minerales inorgánicos sí pueden entrar en la composición de la sangre (de otro modo, ¿cómo se depositarían luego en los lugares equivocados, si no existiera el vector sangre?), pero no se utilizan de manera eficiente en el proceso de reconstrucción celular.

También hay que señalar que ni siquiera conocemos todos los microelementos esenciales de la naturaleza.

Hay miles que todavía deben ser descubiertos y clasificados. La naturaleza, en cualquier caso, no puede ser duplicada en el laboratorio. La idea de aislar los nutrientes sintéticos que puedan suplir cualquier dieta, posibilidad que ha sido ambicionada por todo investigador y todo fabricante desde siempre, debería ser abandonada de forma permanente. Mientras tanto, mientras exista un mercado de personas que siguen comprando, no estoy seguro de que dejen de hacer su trabajo los fabricantes, los comerciales y los dueños de las tiendas. El factor económico prevalece sobre todos los demás, dijo Marx en *El capital.* Incorrecto en casi todo lo demás, pero no en esto.

Cualquier sustancia introducida en el cuerpo tiene sólo dos alternativas:

1. Se utiliza como alimento, en el caso de alimentos de la propia especie.
2. Se elimina o se deposita donde provoque el menor daño posible, en el caso de los alimentos nocivos, o de los alimentos no propios de la especie.

Los minerales y otras sustancias no utilizadas se convierten en venenos que gestionar y expulsar fuera del organismo tan pronto como sea posible. Sólo que los órganos excretores como la piel, el hígado, el páncreas, los riñones, el tracto urinario, responsables de toda expulsión, no siempre están dispuestos a filtrar y a recibir estas sustancias peligrosas y destructivas.

El sistema inmunitario, que debe defender y proteger las partes más delicadas y los órganos más vulnerables, como los riñones, con el tiempo acaba por buscar otros sitios en el cuerpo para acumular estas sustancias prohibidas y no degradables. Lo mismo ocurre con las pseudovitaminas sintéticas, que son fármacos, y que logran entrar en la composición de la sangre, pero sin ser nunca útiles a nivel celular, sino proporcionando la ilusión de eficiencia bajo una estimulación que es tóxica, con los habituales efectos de disminución enzimática, aumento del ritmo cardíaco, aceleración artificial de todo el sistema del organismo y dopaje causante de adicción y envejecimiento prematuro.

23. El mecanismo de la organización

Parece que una de las cosas más difíciles de entender para la gente común es la diferencia entre mineral orgánico (nutriente bueno y asimilable) y mineral inorgánico (material pésimo y venenoso para el organismo). Por eso los consumidores se confunden regularmente con la controvertida publicidad de las aguas minerales, ya que mientras escribimos estas páginas está en curso una pequeña guerra de supervivencia entre el agua pesada (que según los productores contiene buen calcio y buen hierro), y las aguas ligeras de alta montaña. Es evidente que las aguas ligeras hacen menos daño y que el agua de lluvia o nieve es mejor, y que el agua de las sandías y los melones y las uvas biológicas es más preferible. Pero si uno tiene mucha sed porque ha sudado, y necesita consumir para paliar la emergencia, el agua potable se convierte en un bien muy valioso.

La recuperación de las pérdidas de minerales y hierro por el organismo sólo puede resolverse mediante coloides de la naturaleza (sustancias microscópicas que no cristalizan, pero que coagulan en formas colaginosas), que se encuentran en las plantas y las frutas. Los coloides se contraponen a los cristaloides, que incluyen todas las formas minerales duras y macromoleculares, inadaptadas a la asimilación.

Esta forma natural-coloidal de los minerales contenidos en las frutas y las verduras se define en términos de ciencia higienista natural como forma orgánica. Los minerales orgánicos están dotados de carga eléctrica, están ionizados, y esto permite su coagulación y su precipitación. Los minerales inorgánicos, en cambio, tienen forma cristaloide, como por ejemplo los iones dispersos en las aguas minerales duras, y no son asimilables. Lo mismo ocurre con los minerales orgánicos sometidos a calor y transformados en minerales inorgánicos de poco o ningún valor.

En la práctica, el hierro y los otros minerales son absorbidos de la tierra por las raíces de las plantas, son procesados expertamente y distribuidos en forma de clorofila, en esa operación mágica que se llama fotosíntesis, y que no es más que una *organización* o una fabricación de sustancias orgánicas vegetales a expensas de sustancias inorgánicas del suelo.

Al ser incapaces de tal *organización*, todos los animales, incluidos los humanos, viven y dependen completamente de las plantas.

24. La edad media y los filetes sangrantes

Parece que algunos médicos –afortunadamente cada vez menos–, con la cabeza y el corazón aún en la Edad Media –cuando sus colegas de la época hacían engullir a los anémicos litros de sangre de animales recién sacrificados–, todavía hoy siguen aconsejando o prescribiendo a los anémicos filetes sangrientos con unas gotas de limón.

El doctor Trall, uno de los pioneros de la American Natural Hygiene Society, en su texto de 1853 se expresó de la siguiente manera: «Por extraño que pueda parecer, la filosofía de la alimentación nunca se ha enseñado en las escuelas de Medicina. Generalmente, los médicos son profundamente ignorantes de todo el asunto, por lo menos tanto como lo es la gran masa».

Han pasado casi dos siglos y algo ha cambiado necesariamente, pero en general, si se excluyen ciertas escuelas de vanguardia, de prevención y de investigación, y si excluimos uno por uno a los muchos médicos libres e independientes que sí existen y se hacen escuchar valientemente, las observaciones de Trall siguen siendo válidas y justificadas.

No se trata de demonizar u ofender aquí a toda la categoría médica, que de ninguna manera merece tal tratamiento. Se trata sólo de entender el porqué de las cosas, el porqué de la atracción fatal hacia las vacunas, el bisturí y la sangre, la vivisección y los trasplantes, la intervención quirúrgica más allá de los límites de las urgencias y las salas de emergencia, que deberían caracterizar el tronco principal de la sanidad. No es que en el ADN de los médicos haya ahora una inevitable tendencia a modificar materialmente las situaciones y a no respetar la naturaleza, a subestimar el sufrimiento, a ignorar la psicología y la religiosidad y el animismo humano y animal.

¿Hay hierro en el cerebro de las ovejas y en los testículos del babuino o en la cola de la ballena? Vamos a conseguirlo a cualquier precio. ¿Hay fósforo y vitamina E en los crustáceos? Vamos a por ello. ¿Hay zinc y hierro en los filetes sanguinolentos? Vamos a por ello. ¿Hay ácido metil-guanido-acético (o creatina, una sustancia encontrada por M. E. Chevreul en 1835) en la carne, la sangre, el cerebro, la orina de los vertebrados? Vamos a por ello. ¿Hay glucagón (la segunda hormona pancreática descubierta por el investigador italiano Piero Foa en Detroit) en el páncreas de los cuadrúpedos? Vamos a conseguirla en los mataderos. ¿Hay insulina en los cerdos y los terneros? No hay problema: matémoslos y cojámosela. Olvidando o fingiendo ignorar que los animales tienen sus sentimientos y su propio idioma y una refinada sensibilidad, una excepcional telepatía, un cuerpo físico como nosotros, un cuerpo etérico como nosotros, un cuerpo astral como nosotros. Y un alma. Seres que tienen derecho al máximo respeto. En ningún lugar está escrito que deban ser aterrorizados hasta la muerte, torturados y masacrados de la peor manera, en nombre de la investigación pseudocientífica o de la gula de los bípedos terrestres.

No es de extrañar entonces que en las tablas de alimentos de pediatras, hospitales, comunidades, se incluyan y se recomienden despojos, cerebros, hígados y otras delicias increíbles, que rivalizan con el gusto de los sultanes árabes que disfrutan masticando postres compuestos de ojos de cabra crudos y con sal, mantenidos convenientemente en un cubo de hielo debajo del escritorio. Es fácil que haya hierro en esos ojos. Y también es probable que haya en la misma carne humana codiciada por los caníbales. ¿Hay que preguntarse o no cómo ha caído tan bajo el ser humano?

Este tipo de medicina mundial, rancia, obsoleta y llena de grietas en sus bases científicas y morales, parece que destaca sobre todo por su capacidad inigualable para ser patrocinada por tiempo indefinido. Enormes desembolsos de dinero en efectivo, ríos de préstamos llegan no sólo de los agricultores y de la industria, sino también de los Estados y los contribuyentes, como en el caso escandaloso y ruinoso de la investigación del cáncer, con toneladas de miles de millones otorgados cada año, cuando no hay nada que buscar, que saber, que proponer. Y los desmanes ya duran más de medio siglo. Montañas de fondos estatales llegan a los bolsillos de la inmunda caravana del sida, mantenida indecorosamente por expresidentes y exdivas de más allá del océano, mientras la ciencia limpia hace ya tiempo que ha repudiado de la A a la Z las teorías inconsistentes de Gallo y Montagnier y su hipótesis viral del VIH y la hipótesis de la transmisibilidad del virus. Avalanchas de sobornos llegan a los vacunadores de cada país para que recomienden por todos los medios, o incluso para que hagan obligatoria en los países más corruptos, las vacunaciones masivas, que ya hace décadas que están bajo gravísimas acusaciones de extrema peligrosidad.

Esta medicina, si quiere realmente salvarse, tiene que aceptar necesariamente una entrada masiva no de fondos y de financiación, sino de ciencia natural higienista para una transformación de sus formas de actuar y de pensar.

25. Dónde está el hierro correcto

Al final de este discurso sobre el hierro, si una mujer tiene miedo de acabar sufriendo carencia, o si una mujer realmente sufre de anemia, y quiere asimilar más hierro en su sangre y sentirse protegida, ¿qué debe hacer? ¿Dónde está este mítico rey de los minerales traza?

¿En la ferroquinas, en la ferritina, en las aguas minerales ferruginosas, en las gatoradinas, o tal vez en la herrumbre de los cementerios de coches?

El 70 por 100 del hierro interno de nuestro cuerpo, o el hierro corpóreo, está, como componente esencial, en la hemoglobina, y también en otros componentes enzimáticos como cofactor. Se encuentra también en el plasma, unido a la transferrina, en el papel de hierro de transporte. El 30 por 100 restante del hierro utilizable internamente está depositado, como ferritina y como emodisterina, en el hígado, el bazo y la médula ósea.

En cuanto al hierro externo, es decir, eso que tanto esperamos y buscamos, y no hemos tomado de los alimentos, estamos verdaderamente rodeados.

El perejil contiene 25 mg por cada 100 gramos, que es más del doble de la dosis diaria recomendada. Pero que a nadie se le ocurra comerse medio hectogramo de perejil crudo, siendo predominantemente una hierba aromática. Y que a nadie se le ocurra evitar los plátanos porque tienen poco hierro, sólo por poner un ejemplo útil, ya que son ricos en otros nutrientes esenciales.

Hay hierro en abundancia y en la versión correcta, que es fácilmente utilizable, en los melones y más aún en las sandías, el repollo, la lechuga, la achicoria, el diente de león, la acedera, los bulbos de puerro, los berros, las espinacas, los espárragos, los rábanos, el colirrábano, las zanahorias, las fresas, los dátiles, los higos, los albaricoques, las castañas, las almendras y las avellanas, el mijo, la avena, los brotes de soja y alfalfa, y un poco en todos los vegetales y frutas que no se mencionan. Pero el rey absoluto del hierro es el *spizecul*, es decir, la fruta roja madura de la rosa canina.

Pero es justo reiterar hasta el cansancio que el hierro adecuado está en última instancia más en las actitudes y en los pensamientos correctos que en los diferentes contenidos de la naturaleza.

El hierro está en la correcta actividad física alternada con el reposo, asegurándose de que la circulación de la sangre se mantenga en todo el curso de vasos y capilares. Se encuentra en el aire libre y en la capacidad de eliminar el estrés, y en la voluntad de sonreír, en el no fumar.

La anemia por deficiencia de hierro de tipo estrictamente químico-mineral no existe en la práctica. Es una situación hipotética y virtual utilizada con métodos alarmistas para hacer vender suplementos minerales al creciente número de fábricas de píldoras. Producir minerales traza y venderlos a precio de oro en paquetes es fácil y barato y, obviamente, rinde mucho más que producir voluminosas varillas y barras de acero.

En nuestro organismo existe el magistral ciclo intraorgánico del hierro, es decir, un mecanismo de regulación a nivel absorbente, que impide fenómenos de carencia.

La absorción del hierro depende en todo caso de:

1. Hierro en la dieta (el de los vegetales mencionados antes)
2. Liberación de hierro de la dieta (véase *food-enzyme* de los alimentos crudos)
3. Biodisponibilidad de hierro (por ejemplo, 100 gramos de soja dan 8,4 mg de hierro, de los cuales sólo el 30 por 100 está disponible, es decir, 2,52 mg; extraído de *La via Vegetariana*, de R. Marchesini)
4. Condiciones de limpieza intestinal favorables a la absorción (por ejemplo, nada de lácteos)

En general, se podría decir, sorprendiendo a muchos pero sin ofender a nadie, que el hierro tiene que ver muy poco y raramente con la anemia, y que las verdaderas razones se encuentran en otras causas.

¿Qué se debe hacer si realmente se sufre de anemia?

Los médicos parecen olvidarse demasiado a menudo de un hecho básico y esencial, y es que nuestro cuerpo no es un conjunto desorganizado y desordenado, sino que es una máquina perfecta dotada de sofisticados medios de autorregulación y autoequilibrio, que no deben ser tocados u obviados con demasiada superficialidad.

La respuesta honesta es clara y es una sola. Se debe tratar de reequilibrar el cuerpo con serenidad. Hay que confiar totalmente en la habilidad del cuerpo para su autoequilibrio. Evitando meter palos médicos y no médicos en sus ruedas, tratando de usar los propios instrumentos cognitivos y la propia cabeza, dedicando unas horas todos los día al estudio de uno mismo y a la búsqueda de la verdad. Y si a la madre aprensiva por su bebé, el pediatra le recomienda a toda costa una cura a base de hierro (o de suplementos), le sugiero esta broma: «¿Se ha planteado o sospecha, señor doctor, que puede venir de una escuela médica que después de todo esté equivocada?».

26. Nada de hierro en el abuso

EL HOMBRE COMO REY DE LOS ASESINOS
SIEMPRE DISPUESTO A ASESINAR A LA AMABLE VACA
Y AL AMIGO CABALLO

Hierro auténtico y abundante se encuentra, si se desea, en la sensibilidad al maltrato de nuestros compañeros de viaje, ya que pesan como una roca insostenible, sobre las conciencias de los hombres y mujeres, la agonía y los gritos de terror y el dolor que cada amanecer emiten repetidamente en los mataderos bien escondidos en todos los rincones del mundo los millones y millones de pobres animales inocentes e indefensos que todo lo que quieren es no ser perpetuamente perseguidos, transportados a esos lugares de muerte horrible, matados entre una brutalidad y una violencia indescriptibles, colgados vivos boca abajo y despellejados en serie en un charco de sangre roja, caliente y empapada del hedor insoportable y repugnante de la muerte.

La vaca, por así decirlo, es descrita en todos los textos sobre animales como un ser bueno, dócil, obediente, tranquilo, trabajador, amoroso con sus hijos, que se convierte para ellos en una razón de vida en las pocas horas de contacto que se le conceden con sus criaturas, atentos incluso con las crías de otros animales. Un ser noble que se lleva bien con todos los demás seres de la creación. Nunca se ha oído que una vaca tuviera una pelea con un caballo o un burro en un establo o en un corral al aire libre, o que le haya dado una coz a un perro que trotara entre sus patas. La gesto más malvado de la vaca puede parecer el uso de su cola, que expulsa, y no aplastar, a moscas y mosquitos, sin siquiera la intención de eliminarlos por completo. Un animal inofensivo al más alto grado. La maldad y la violencia están simplemente más allá de su personalidad, su forma de ser. La amable y noble vaca realiza sus tareas sin siquiera una mínima muestra de rebelión, sin signos de malestar o molestia.

Es el mejor de todos los animales conocidos, a la par que su pariente cercano el búfalo de agua, ése capaz de llevar a los niños durante horas y horas con prudencia y delicadeza increíble encima de sus lomos, a través de los campos y pantanos de Asia. La vaca es tal vez el animal más pacífico, como lo fue su antepasado el uro, cuyos especímenes fueron en el pasado estúpidamente masacrados hasta la extinción total en Polonia en el siglo XVII. Con certeza, la vaca sabe encontrar el hierro que necesita. Simplemente pasta libremente al aire libre.

Quizás es precisamente por esta inocencia extrema del animal bovino por lo que el hombre ha sido capaz de martirizar a esta especie durante siglos, de depredar afectos filiales y emociones sacrosantas, demostrando una cobardía indigna y vergonzosa.

La insoportable maldad del bípedo hace ya mucho tiempo que se ha extendido por todo el mundo animal.

Cualquiera que haya visto la verdadera amabilidad y atención de los elefantes tailandeses capaces de atravesar tranquilamente una verdadera multitud de personas y niños en plena ciudad, y pescar con su trompa las palomitas de maíz de las manos de los niños sin rozarlos y sin aplastarlos, se dará cuenta de la inmensa bondad y habilidad que demuestran estos seres. Sin embargo, hay personas que los masacran por estúpidas e infundadas creencias en los poderes milagrosos de sus colmillos pulverizados, que serían ricos en el mágico hierro y en otros minerales igualmente codiciados. El mismo destino lamentable tienen los pobres rinocerontes. Por no hablar de la matanza de ballenas, atunes, morsas y focas, cachorros siempre incluidos, que gritan auténtica venganza a los ojos de cualquier persona con un mínimo de alma e intelecto.

Incluso el caballo, otro gran amigo inseparable del hombre, termina por convertirse en proveedor de sanguinolenta carne equina, que se afirma que es particularmente rica en hierro.

Hay que sentir infinita irritación cuando los bípedos, cubiertos de falsas buenas intenciones o quizás de brillantes túnicas de celebración, se atreven a hablar y a pontificar sobre el papel y el destino celestial privilegiado y reservado a sus rebaños de dos patas, para el alma humana y no animal, y no se dan cuenta de que pertenecen con pleno derecho a la confabulación de los conquistadores y los asesinos.

¿Qué sentido tiene entonces buscar zinc y hierro en el bistec sanguinolento de estos pobres seres desmembrados, o en el polvo de los colmillos, o en la grasa de las ballenas? Debemos tener cuidado con qué buscamos, porque las atrocidades se pagan con dinero contante y sonante con grandes intereses incluidos. No es necesario esperar a las penas del purgatorio o del infierno: también existe el karma, o aquella inconfesable forma de expiación que comienza a roer y herir ya en esta vida terrenal.

No se sabe bien qué contiene el remordimiento de conciencia, de qué minerales traza que se compone.

En todo caso, se sabe que a los afectados se les socava la moral y también el físico.

27. Falta de hierro y de salud en todas las deterioradas dietas de moda

Salvo en raras excepciones, la salud y el hierro no se encuentran en casa, sino que tienen sus propias tiendas de productos naturales y biológicos, destinos impropios de mujeres en busca de mantener la línea. En donde tampoco se suele encontrar el hierro y la salud es precisamente en las dietas de moda, las dietas de los astronautas, las dietas altoproteínicas de estilo Atkins, las dietas disociadas, las dietas según el tipo de sangre, las dietas basadas en los signos del Zodíaco o la más reciente en las aletas de tiburón, o la dieta de zona, auténticas ruinas para los atletas y deportistas de todos los continentes, basadas en tonterías y obscenidades como los pescados grasos y las carnes blancas en pequeñas dosis escalonadas a lo largo del día, consideradas casi mágicas, revolucionarias, e incluso como únicos remedios contra la obesidad. Definir estas iniciativas como el trabajo de ladrones y explotadores sin escrúpulos que se aprovechan de las debilidades humanas es poco. Están disfrutando de éxitos inmerecidos, especialmente en el mundo femenino, porque las mujeres ponen el peso y la línea en primer lugar, a menudo con poca prudencia y selectividad. Pero estas dietas son todas profundamente erróneas y sesgadas.

Su éxito deriva de la difusión perniciosa de las tiendas de venta de suplementos vitamínicos y minerales en píldoras, que significan dinero fácil para los fabricantes y las tiendas de pseudosalud, pero la ruina y el desastre garantizados a los que las usan. Es de tontos enfermar de un modo tan absurdo, comiendo y bebiendo sustancias inadecuadas, prohibidas para nuestro organismo. Al final todos morimos, o al menos temporalmente para los que creen. Pero hay maneras y maneras. Los pobres desgraciados que terminan cada vez más sometidos a anestesias, radio y quimioterapia no son inmunes a sus propias responsabilidades, dado que la enfermedad no viene por casualidad o de un modo misterioso o por malinterpretados ataques microbianos, sino que a menudo somos nosotros mismos los que la construimos pieza a pieza.

El éxito de estos falsos profetas y sus dietas sin sentido es directamente proporcional a la situación de vacío cultural en la que se revuelca la población mundial actual. Durante demasiados años, la medicina ha monopolizado y orquestado sobre falsas bases y condiciones precarias la entera cultura nutricional y de la salud, y cuando la burbuja ha estallado (el fenómeno es visible para todos), la gente de repente se ha encontrado sin guía ni iluminación, en una crisis total de la orientación, presa de las garras del peor oportunismo, listo para aceptar a cualquier peregrino o a cualquier sinvergüenza hábil en promocionar su nueva obra sobre alimentación y salud. Estos gurús de moda no tienen nada de revolucionarios o alternativos, y serán desenmascarados y olvidados pronto. Sus invenciones son demasiado evidentes, demasiado falaces, demasiado deshonestas y absolutamente nada naturales. Pero mientras tanto continúan tejiendo sus redes y causando daños muy a menudo irreparables. Es evidente que las tiendas de falsos productos biológicos y naturales, que se multiplican por todas partes como una alternativa a las tiendas macrobióticas (que con razón ya no funcionan si no se reciclan apropiadamente), y en competencia directa con los productos de las farmacias y parafarmacias, tenían y tienen necesidad absoluta de reuniones y conferencias y diabluras diversas. Otros gurús vendrán a proponer nuevas soluciones también sin fundamento. Y otros clientes incautos caerán en sus redes, porque tontos nunca faltan, desde Groenlandia hasta Ciudad del Cabo, desde Singapur hasta Tombuctú.

Parece además que una buena salud y un buen nivel de hierro son esenciales no sólo para los futuros hijos, sino que también sirven para el después, es decir, para nuestra vida individual entre la muerte y el nuevo nacimiento, tan bien descrito por el gran filósofo alemán Rudolf Steiner (1861-1925), tan de moda de nuevo entre los estudiosos y los círculos culturales del mundo, lo que confirma una inconfesada exigencia interior y un impulso general imparable hacia una verdadera espiritualidad laica y de búsqueda, libre de los yugos, de las cadenas, del fanatismo de las mayores Iglesias del mundo, siempre valientes para ponerse del lado de los poderosos y los asesinos de animales. Iglesias que aseguran que los verdaderamente débiles e inocentes ni siquiera tienen alma. Iglesias que nunca han sido capaces de decir una sola palabra contra la violencia, la brutalidad y la crueldad practicadas a ritmo incesante e infernal contra las especies más débiles e indefensas, los que realmente necesitan protección urgente, los mantenidos en los infiernos más desesperados de los establos modernos y los mataderos tecnológicos, por un bípedo dotado de cola y cuernos y sin alma, ni sensibilidad, ni estilo ni buen gusto.

Bípedos pobres y mediocres, que se presentan a veces incluso bajo la apariencia de niñas jóvenes, atractivas y voluntariosas, que llaman a los timbres de las casas para promover su biblias particulares. Cuando me sucedió a mí, enseguida les dije que ese texto no gozaba de mi excesiva simpatía y consideración, ya que se presenta como el resultado de la inspiración divina, pero demasiados personajes, demasiadas historias, demasiados mensajes del Creador están llenos de maldad y violencia. Para mí, les dije, la única raza elegida no es la humanidad, o al menos el tipo de humanidad que se describe en estos libros. Para mí, la raza escogida por Dios son los pobres animales asesinados sin culpa y sin explicación, seres desventurados que cayeron en manos de personas malas y sin escrúpulos, sin alma ni sensibilidad, aunque siempre dispuestas a meterse en el bolsillo un libro, un rosario, o cualquier otro objeto a pseudosagrado de cualquier religión terrenal. Pobres animales que no tienen biblias ni evangelios dedicados a ellos, ni códigos jurídicos que los defiendan de estos abusos intolerables.

También objeté a las chicas que la muerte de cada ser es contraria a la voluntad del Creador y a los mandamientos de cualquier religión.

Me esperaba alguna reacción apropiada. En cambio me respondieron, increíblemente, que los judíos se caracterizan por su delicada forma de matar a los animales a través del vaciado preventivo de la sangre que haría que la carne fuera irreverente, y que la matanza de animales está prevista para las necesidades del hombre, para su salud corporal.

Si éste es el tipo de personas que tienen la misión de encontrar nuevos seguidores y crear una espiritualidad más profunda, pronto tendremos que esperar las visitas promocionales de los comerciantes de salami y mortadela, o de tipos Henry Pace, comerciante de ganado, que, ante la crítica de los animalistas americanos, respondió con un «Me dejan igual. Nuestro negocio no es diferente de otros tipos de actividades económicas. No nos metemos en el plano emocional de los sentimientos. Somos empresas, no organizaciones humanitarias. Nuestro trabajo consiste en vender productos y obtener un beneficio. Vender vacas, o neveras, o papel de oficina, no hay diferencia».

De hecho, es preferible la franqueza desarmante del malvado a la presunción de los que se creen en posesión de la gracia divina mientras en su propio interior albergan alarmantes deficiencias culturales y morales.

Tercera parte

LA ENZIMA

1. Las *food-enzyme*: un tabú fuera de Estados Unidos

LA CONSPIRACIÓN MUNDIAL DE SILENCIO CONTRA
LAS VERGONZOSAS ENZIMAS DE LOS ALIMENTOS NATURALES
Y CRUDOS
¿LA CONTRASEÑA DE LAS INDUSTRIAS ALIMENTARIAS?
NO MENCIONAR ESA PALABRA

Mientras que las enzimas internas (enzimas metabólicas, que trabajan en la sangre, los tejidos y los órganos, y enzimas digestivas tales como las del páncreas), son conceptos ya adquiridos y asimilados que no provocan divergencias o problemas de comprensión en ninguna parte del mundo porque al ser vistas en líneas generales no molestan a nadie, con las *food-enzyme* la situación es total y extrañamente diferente.

Las *food-enzyme,* o enzimas externas de alimentos crudos y naturales, siguen siendo un tema tabú, un concepto mal entendido por mucha gente, especialmente fuera de Estados Unidos. Esto no es sorprendente, ya que el primero en sacarlas a la luz en los años sesenta fue Edward Howell, excelente investigador estadounidense. Incluso en su país, a pesar de ser catedrático y gozar de buena reputación en el sistema educativo, tuvo que enfrentarse durante décadas a innumerables obstáculos, verdaderos boicots, trabas para tratar de evitar que el tema, delicado y susceptible de importantes consecuencias prácticas contra las intocables industrias fármaco-alimentarias, terminara en los libros de texto americanos o se convirtieran en tema de la enseñanza oficial. Nadie puede ignorar que en EE. UU., la mayoría de las tesis médico-nutricionales están apoyadas por los gigantes de la industria, con la Coca-Cola Company a la cabeza.

Las *food-enzyme* son entidades presentes en los alimentos en su estado natural. Aquellas que, para entendernos, están en las frutas y verduras recién cortadas, que les dan vitalidad y frescura, aroma y color, y sobre todo la capacidad de autodigerirse casi por completo cuando están dentro del cuerpo, sin usar ni consumir enzimas orgánicas internas, ya demasiado ocupadas y estresadas por sus innumerables tareas en curso.

Las *food-enzyme* trabajan para nosotros de forma gratuita. Son un regalo limpio e inestimable de la naturaleza para todos los organismos vivos.

Capaces de respetar los recursos internos minerales y vitamínicos del cuerpo y desprovistos de costes energéticos para la delicada operación digestiva (que absorbe un promedio de más del 50 por 100 de la energía diaria del hombre). Regalo inexistente en las botellitas, en los productos enlatados, en los paquetes que ocupan el 95 por 100 de los estantes de los supermercados y el 95 por 100 de los carritos de la compra de la población de consumidores distraídos, desinformados, que acaban autolesionándose. Regalo inexistente en el 99 por 100 de las recetas sofisticadas y de los de todas las cocinas del mundo, incluyendo las glorificadas cocinas francesa, china, italiana y mediterránea.

Por otra parte, en 1933 un estudio anatómico *post mortem* realizado en 768 sujetos destacó en Manila que el páncreas del filipino medio (persona que pesa aproximadamente 50 kg, por lo que debe de tener un páncreas ultraligero) era entre el 25 y el 50 por 100 más pesado que el de los americanos y los europeos, debido al consumo constante del típico guiso de arroz blanco extracocido de ese país. Un trabajo intensivo de transformación de enzimas orgánicas en enzimas digestivas en el páncreas, desencadenado por el arroz blanco desvitalizado por la cocción y despojado de sus enzimas, produce inevitablemente la hipertrofia de ese órgano, fenómeno muy negativo.

Todos los animales libres tienen órganos más reducidos en proporción a los de los animales en cautiverio, y también en comparación con los de la presente raza humana. Eso es debido a que ningún animal libre comete la locura de comer alimentos cocinados desvitalizados. De ahí la magnífica salud y la ausencia habitual de enfermedades degenerativas entre los animales salvajes. En los animales de la selva, los riñones, el hígado, el páncreas, la tiroides son mucho mayores entre los carnívoros que entre los animales vegetarianos del mismo tamaño.

Es como decir que para matar, para campar entre la cadaverina y la muerte de los demás, se necesita más hígado y menos cerebro, más estómago y menos cerebro, más órganos pesados y menos alma sensible.

2. ¿A quién molestan las *food-enzyme*? ¿Por qué sucede esto?

Volviendo a las enzimas, y en particular a la *food-enzyme,* ¿por qué esta renuencia, esta falta de voluntad para aceptar con entusiasmo los descubrimientos importantes de Howell fuera de su país y, en parte, también en Estados Unidos?

¿Quién temía y quién teme a la *food-enzyme?*

¿Quién tiene miedo de estos microelementos excepcionales que, a diferencia de las bacterias y los virus de Pasteur que han hecho la fortuna de inoculadores-vacunadores-farmacéuticos-homeópatas-pediatras-médicos, no sólo no ofrecen ninguna ventaja a los oportunistas, sino que incluso los ponen bajo graves acusaciones?

La respuesta a esta pregunta es muy simple.

La verdad sobre las *food-enzyme* es contraria a demasiada gente y demasiados intereses predominantes y consolidados.

La verdad clara y demostrada es muy importante para la defensa de la salud, pero al mismo tiempo es capaz de sacar del mercado y acabar con una caterva de fábricas, profesiones e intereses.

Ataca a todos los centros de salud del mundo, a multitudes de luminarias de la pediatría y del nutricionismo médico de la vieja escuela todavía operativo y prevalente, y a sus tablas sin sentido lógico. Ataca también a los consejos y seguridades de toda esa gente, provocándoles dudas, arrepentimientos tardíos e inconfesables remordimientos de conciencia.

Ataca a los ejércitos de cocineros que están, irónicamente, especializados en la destrucción de las enzimas y los alimentos. Ataca a las cadenas de restaurantes de menús monstruosamente basados en la sobredosis de proteínas y de $NH_2-CH_2-NH_2$, que es la siniestra fórmula de la cadaverina, propuesta de forma estable bajo mil formas y mil salsas.

Ataca a los propositores del carnivorismo rampante en las últimas décadas.

Ese carnivorismo que ha provocado un aumento alarmante en la proliferación de nuevos edificios siniestros llamados mataderos o campos activos de ejecución y exterminio. Mataderos ocultados cuidadosamente por paredes y por setos espesos en las zonas periféricas de las ciudades del mundo, para que nadie vea lo imposible de ver y nadie oiga lo inaudible.

Todo lo que sucede durante las primeras horas de cada amanecer, con el fin de evitar los gritos aterradores y agonizantes del terror y el tormento, arrojados a los cielos oscuros y malditos de la tierra, para que no haya demasiados testigos, y nunca nadie tenga que oler el hedor repugnante de los millones hectolitros humeantes de sangre destinados a las aguas subterráneas y a los canales de drenaje externo de los mataderos.

En los 15.000 lugares de masacre diseminados por nuestro hermoso país, Italia, son brutalmente asesinados-torturados-despellejados-desmembrados vivos algo así como 5 millones de bovinos al año, es decir, 20.000 vacas y terneros al día; 12 millones de cerdos; 400 millones de pollos, sin contar ovejas, caballos, conejos, patos y demás, mientras que en EE. UU. los números son aún mayores y se multiplican por 15, y en el mundo por 100.

Las *food-enzyme* atacan a los criadores de corazón de piedra, capaces de ver nacer continuamente hermosas criaturas como los terneros, y sistemáticamente destruir sus vidas y las de sus madres indefensas y encadenadas en el mejor momento, robándoles a sus criaturas cada gota de leche, cada rayo de sol, cada brizna de hierba, cada derecho y cada oportunidad para vivir y crecer, vendiéndolos por un par de billetes al carnicero de turno.

Atacan y avergüenzan a los productores de alimentos enlatados, a los de zumos de frutas (mejorados sí, ya que los colorantes y conservantes y el azúcar ha empezado a desaparecer, pero siempre anclados en la inevitable pasteurización, destructora implacable de las enzimas).

Atacan a los fabricantes multimillonarios de quesos, jamón y mortadela, y también a los de las bebidas alcohólicas, siempre unidas al consumo de carne.

Atacan a los gigantes de las farmacéuticas, que se nutren de tantos enfermos que compran cada vez más medicamentos, y de muchos padres que vacunan a sus hijos sin problemas, porque las vacunas hacen que sean fuertes.

Atacan a los curtidores y a las tiendas de pieles, a los fabricantes de bolsos, cinturones y zapatos de cuero.

Atacan hasta a los fabricantes de electrodomésticos, cocinas de gas, utensilios de cocina.

Finalmente atacan a los periódicos, las revistas y los canales de televisión, que viven sobre todo de la publicidad. Ningún productor de lechugas, melocotones y tomates será nunca capaz de ganar lo suficiente como para pagar las facturas millonarias de los anuncios comerciales.

Así, la *food-enzyme* ataca a todo y a todos, más que una revolución, un cambio y una subversión del orden establecido.

¿Qué es mejor: revelar u ocultar esta verdad que emerge del crudismo? En nombre de la salud, ¿qué hay que hacer?

¿A quién le interesa que la Tierra se convierta en un lugar de personas sanas que ya no frecuentan los quirófanos ni farmacias, que ya no compran más camiones de comida-basura, que ya no van a los restaurantes?

¿A quién le interesa un mundo de gente educada y respetuosa con la vida de todos los animales, lista para contestar a los verdugos de la caza y la pesca, a los verdugos de los mataderos, y sobre todo los propietarios de los verdugos? En el límite, mucho mejor optar por regímenes pseudocomunistas que, mientras asustan al capitalismo privado, nunca han soñado con luchar contra el bistec.

Mucho mejor optar por un régimen fundamentalista o clerical, ya que prelados de todos los grados, sin excepción, se distinguen con mucha frecuencia no sólo por ser grandes narradores de parábolas y jaculatorias y por ser predicadores del exclusivo bien divino, sino también, con el debido respeto, por ser excepcionales consumidores de pollos guisados y de filetes de ternera, regados siempre por los mejores vinos de las grandes bodegas, y por tanto por ser ilustres ausentes en la larga e ineficaz historia de los intentos de proteger a los pobres animales de cuatro patas, que son sometidos al calvario de la cruz cada santo día del año, independientemente del nombre del santo o santa que se celebre.

Liberar al hombre de las plagas de las peores enfermedades, liberar a los animales de las cadenas de la indescriptible brutalidad de los mataderos, liberar a las aves de corral y a los atunes y a las ballenas y a las focas de la opresión de los cazadores de tierra y mar, son todas cosas que no parecen afectar seriamente a nadie, sino a las pocas categorías de personas idealistas y a veces heroicas, incómodas hasta el punto de ser señaladas y satanizadas paradójicamente por sus ideas y su talante anticonformista.

Si en el propio Estados Unidos, el único país del mundo que es contemplado por una Estatua de la Libertad, la *food-enzyme* lleva cincuenta años luchando por salir a la superficie y convertirse en tema del día, porque ha sido obstaculizado y boicoteado ferozmente, bien podemos esperar que fuera de América no tardemos cincuenta, sino por lo menos cien años.

Poco importan las masas de gente enferma, obesa, con problemas del corazón, con diabetes. De hecho, son bienvenidos, porque ahí están las manos hábiles y seguras de los cirujanos, porque existen los bancos de órganos, porque los jóvenes que se dejan la piel en las carreteras destruyéndoles la vida a sus padres les conceden la ilusión final de que algún jirón congelado de su hijo sobrevivirá y le dará una rebanada adicional de vida a algunas pobres personas a la espera de nuevos órganos.

Y en cualquier caso estamos rodeados de farmacias que ofrecen productos resolutivos, y si todo va mal hasta seremos honrados en funerales extraordinariamente elegantes y eficaces.

Ésta es la forma exacta de pensar de la sociedad humana de hoy. Ahora, que cada uno piense considere sus decisiones. Pero la realidad de las *food-enzymes,* la realidad del crudismo y del vegetarianismo, ya no se pueden ocultar a los ojos sorprendidos y estupefactos del mundo entero.

Sin embargo, el poder alimentario corrupto no se rinde. Sus agentes son capaces de ocultar la realidad de las *food-enzyme* de la misma manera que encubrieron los experimentos de Cambridge en 2000-2001 (que demostraron de manera inequívoca que el cuerpo humano tiene una necesidad mínima diaria de vitamina C un 500 por 100 mayor de la que estableció la FDA, y que cinco comidas al día de frutas frescas son sólo el mínimo recomendado para prevenir el cáncer y las enfermedades del corazón, los dos asesinos despiadados de nuestro tiempo).

El descrédito de las verdades incómodas siempre está preparado para intervenir y deshacerse de todo rastro y de toda memoria que no se ajuste a sus intereses. Ahora bien, la historia del sida continúa y nadie ha pensado en el caso Smon, que aterrorizó a Japón sólo quince años atrás, revelando más o menos las mismas características y las mismas incongruencias.

El caso Smon se silenció porque podría abrir los ojos a una gran cantidad de gobernantes-ministros-médicos-periodistas de todo el mundo, unidos en una competición para ver quién es más necio, estúpido, crédulo e intolerante.

3. El valor indiscutible de la riqueza

HACERSE RICO ES GLORIOSO (DENG HSIAO PING, SECRETARIO GENERAL DEL PARTIDO COMUNISTA CHINO)

Quien escribe no está en contra del enriquecimiento ni contra el dinero. Si hay algo contra lo que luchar es precisamente la miseria y la pobreza, a menos que sea una opción respetable de tipo monástica o filosófica. Quién trabaja duro y produce utilidad, quien tiene cualidades innatas, quien tiene una profesionalidad importante, quien sabe identificar espacios amplios y honestos en la sociedad humana, e incluso, por qué no, quien tiene mucha suerte, merece hacer dinero en abundancia, si puede y quiere. La historia del camello pasando por el ojo de la aguja y del hombre rico que nunca va al cielo es sumamente tonta, moralmente perjudicial e incluso inmoral. El impulso para hacer el bien, para producir riqueza, ganancias, no puede ser criticado o cuestionado. Lo intentaron Marx y Lenin, con los resultados que conocemos bien. Hay que estar de acuerdo con Deng Hsiao Ping, presidente de la China comunista pos-Mao, cuando en el pleno del PCCh, reaccionando a los duros movimientos de la vieja guardia en contra de las numerosas maneras nuevas de hacer que la riqueza llegue al país, no dudó en arremeter verbalmente contra estos elementos, señalándolos y fulminándolos con una frase que silenció a todo el Parlamento y luego dio la vuelta al mundo: «Hacerse rico es glorioso». Palabras de gran importancia y significado en la boca del jefe de Partido Comunista más grande del mundo. Ser rico no sólo no es malo, sino que incluso es bueno. De hecho, aún hay que añadir algo a la frase de Deng: hacerse rico es glorioso, por lo que trabajar duro para hacerse rico es también un camino hacia el cielo.

Lo que importa es que la carrera hacia los beneficios no discurra a costa de la salud y la integridad de los demás, animal o humano, añadimos nosotros. De deben aprovechar las ocasiones y las oportunidades, pero no abusar de las personas o de otros seres vivos, especialmente si están en condiciones de debilidad social o racial.

«No acumuléis tesoros en la tierra», advirtió Jesús. La moral cristiana es esenia, renunciatoria, tiende a la vida monástica, mientras que la moral judía, e incluso la calvinista, consideran la riqueza como un signo del favor divino hacia el hombre, y conducen a una vida destinada a la riqueza y el éxito.

De hecho, los judíos han encontrado la Tierra Prometida en Estados Unidos desde hace ya tiempo. Los ocho estudios de cine más importantes, incluyendo 20th Century Fox, Metro Goldwyn Mayer, Paramount, Columbia, Warner, United Artists, siempre han estado en sus manos. Y en América la cultura está fuertemente influenciada por el cine.

La industria Du Pont (pólvora y explosivos, productos químicos) y General Motors también están en manos judías. Con demasiada frecuencia, la desenvoltura de los judíos, su maquiavelismo, su nacionalismo desenfrenado, sus diferenciaciones maníacas, sus reglas, los han llevado a sufrir repercusiones de odio racial. También lo deducimos de un volumen excepcional de Bruno Melas *(La Bibbia, gli Ebrei e altre Storie)* publicado por Stampitalia de Teramo.

La mano del judío George Soros, quien lidera las notoriamente enormes masas de capital especulativo, se ha hecho notar varias veces en diferentes partes del mundo, y especialmente en la gran crisis monetaria de 1997, que hizo estallar a la vez las economías y monedas de países enteros como Tailandia, Indonesia, Corea, lo que provocó una crisis de la que Asia aún no se ha recuperado.

A Soros le gusta presentarse como prestamista de Clinton y los demócratas en Estados Unidos, e incluso a veces como un gran benefactor de Occidente.

Pero para los habitantes de Asia, es decir, para 4 millardos de personas al menos, se ha convertido en un símbolo viviente de la odiosa especulación sin escrúpulos que ha liquidado con éxito a las principales economías del Extremo Oriente. Hay que recordar que un elemento así ha hecho más daño que bien a la causa y a la reputación de su propio pueblo.

Afortunadamente, no todos los judíos se llaman Soros, no todos los judíos tienen actitudes despreciables. Sólo tienes que visitar Israel para convertirte en amigo y simpatizante, sin menoscabo de los derechos pisoteados de los palestinos y las heridas abiertas entre estos dos pueblos martirizados.

Sin embargo, debe haber un sentido de la proporción en el período previo a la dominación y la prevalencia individual y nacionalista si no quieres tener constantemente a las espaldas a enemigos intransigentes.

Quien parece haber entendido e interpretado mejor la situación humana de Israel no es uno de los muchos políticos implicados en este interminable conflicto entre árabes y judíos, sino más bien un cantante famoso de la talla de Salvatore Adamo. Su canción *Inchalla* llega al corazón y a la cabeza.

Los desgraciados palestinos se merecen una de sus canciones para consuelo de sus dramas.

4. Nada personal contra quien está del otro lado

TAMBIÉN LOS COMERCIANTES DE CARNE TIENEN NIÑOS QUE CRIAR Y EDUCAR

Una revolución profunda para toda una época, como la que se propone, en la que finalmente se dé la capacidad de enriquecerse y producir riqueza sin provocar reacciones de miseria y sufrimiento, de explotación y discriminación, requiere muy fuertes intervenciones de reestructuración por parte de los Estados.

Es impensable, y no es deseable, que tantas personas que trabajan actualmente en actividades y en producciones equivocadas deban encontrarse en la calle de repente.

Así que la animosidad es comprensible, pero no el odio hacia las personas ni actividades equivocadas de la otra parte, y hay que tener la esperanza de que procedan a contribuir o al menos den una señal en la dirección correcta, es decir, hacia un fuerte cambio de rumbo.

La salud del cuerpo, de la mente, del alma, es un derecho inalienable de todo ser vivo, poco importa si bípedo o cuadrúpedo.

Los vegetarianos tenemos niños que criar en la alegría y la serenidad. También los carniceros y los agricultores tienen niños inocentes que criar y educar, con todas las necesidades comunes de salud, alegría, sentimientos positivos y libres de angustia. También los animales están unidos a sus cachorros, que aman con ternura infinita, y que poseen el derecho natural a ser defendidos, amados, protegidos por sus compañeros de viaje, en lugar de sufrir el peor maltrato y crueldad, como desgraciadamente sucede.

Todo ser vivo tiene pleno derecho a la vida, la salud, la libertad de la opresión, el terror y el miedo.

Vamos a cambiar nuestra conducta. Reconozcamos de una vez que hemos cometido crímenes horrendos y tratemos de arrepentirnos. No busquemos, como miembros o simpatizantes de los movimientos animalistas no violentos, venganzas gratuitas, siempre y cuando se quiera detener este sistema que por un lado aniquila generaciones enteras de seres diferentes, y por el otro descalifica y menosprecia flagrantemente la figura inteligente y sensible de toda la humanidad, dedicada a comportamientos muy diferentes. Es buen momento para cerrar los cientos de miles de mataderos del mundo, infames lugares de tortura y ejecución que gritan venganza ante el Creador, y mejoremos de una vez este planeta dándole un aspecto menos aterrador. Aprendamos a respetar al menos un par de los mandamientos. Dejemos las misas y las oraciones para los que creen, pero no matan, y no hagamos a los demás lo que no nos gustaría que nos hicieran (en clara referencia indiscriminada a todos los seres de la creación) debe llegar a ser una vez más un principio estricto y esencial si queremos continuar nuestra buena aventura en el planeta Tierra.

Que cada uno traiga su martillo para demoler lo que no funciona. Que cada uno traiga su ladrillo para reconstruir un mañana mejor. El hombre no es excusable y no es perdonable. Ninguna confesión puede salvarlo. Llevamos dentro de nosotros grandes responsabilidades. Aprendamos a comportarnos. Aprendamos a leernos mejor y a conocernos mejor si queremos recuperar nuestro papel y nuestra autoestima.

No es una invitación a destruir. No es una incitación a hacer cosas equivocadas. Este empezar de cero está dirigido a los planificadores y gobernantes, y también a los dueños de las industrias infernales, para que favorezcan y hagan viable de un modo rápido la transformación del mundo como un lugar de muerte y sacrificio, caza y pesca, cobardía y traición, en lugar de respeto, curiosidad, estudio, observación, descubrimiento, de convivencia pacífica entre los pueblos y las diferentes especies.

Los cazadores que ahora asustan hasta la muerte a la naturaleza con los irritantes tiros de sus escopetas deberán finalmente aprender a escuchar la canción y el mensaje de paz y lleno de significados importantes de los mirlos y la oropéndolas, los faisanes y los patos, para no llenarlos de plomo nunca más, y para no desgarrar la calma del aire y el paisaje sereno con los reclamos y el estruendo de sus escopetas, y para no enseñar más a sus perros la astucia, la violencia y la cobardía. Así darán un verdadero paso adelante como seres humanos.

5. Las *food-enzyme* y la crisis del movimiento macrobiótico

EL MUNDO VA DEFINITIVAMENTE HACIA EL CRUDISMO

Las *food-enzyme* o *vitalías,* como solían llamarlas los estudiosos, pasan por encima de del punto crítico de cualquier teoría y cualquier elección en términos alimentarios. Son la clave, el punto de inflexión. Quien no entienda plenamente este concepto básico nunca entenderá los mecanismos reales de la alimentación. Poco importa si es un ciudadano de preparación modesta o una luminaria académica, un famoso pediatra o el ministro de Sanidad, un cocinero acostumbrado a la desvitalización de los alimentos o un restaurador especialista en la exaltación del gusto y los sabores, un vegetariano o un glotón que se come todo lo encuentra. Sin las *food-enzyme* no se avanza con el razonamiento, y no se pueden evaluar las diferencias fundamentales entre los alimentos crudos y los alimentos cocinados.

Por lo demás, ¿quién ha visto nunca o probado una enzima? Nadie. ¿Quién se da cuenta de una intoxicación y el daño causado a largo plazo por los alimentos cocinados? Nadie. Al contrario, un buen plato de espaguetis y un tazón de sopa caliente pueden provocar un sentimiento positivo y satisfactorio. Nadie se da cuenta de la operación de piratería enzimática indispensable para reemplazar las enzimas digestivas originarias de los alimentos ingeridos, no es dolorosa, no es escandalosa, e incluso provoca sensaciones agradables de estimulación y de ligero acaloramiento. No dispara una crisis inmediata ni palpable.

Sin embargo, se trata de una demolición inexorable de enzimas, con órganos internos sobreestimulados para producir unas nuevas o reconvertir las restantes. Operación que tiene sus costos en términos de órganos internos que se hipertrofian y se dilatan. Páncreas, tiroides, glándulas suprarrenales, bazo, corazón, todos hinchados, y nadie se da cuenta.

Yukikazu Sakurazawa, alias George Ohsawa, creador de la dieta macrobiótica, no pudo evitar de algún modo sus graves errores de configuración, que han marcado el principio del melancólico final de su escuela, después del gran éxito inicial. La macrobiótica representaba ciertamente un gran avance. La prescripción de abundantes platos de arroz y cereales integrales, la abolición total del café y los refrescos y las bebidas gaseosas, la justa demonización del azúcar, ya era mucho. Pero Ohsawa, gran comedor de peces marinos como todos los japoneses, no conocía los peligros de la sal, ni siquiera los de la sal marina integral, y sobre todo no conocía el daño increíble que el fuego y el calor produce a todas las sustancias sujetas a la cocción, porque no conocía las *foodenzyme*. Lo que es peor, la dieta macrobiótica, ya mal establecida e inclinada a la cocción, reservaba un lugar insignificante e increíblemente negativo a la fruta, es decir, al verdadero alimento propio de la humanidad, convirtiéndose así en un sistema mortal, con miríadas de personas a largo plazo intoxicadas y desvitalizadas por las ollas a presión cargadas del mítico arroz. América y Europa se han mantenido durante mucho tiempo hipnotizadas por el misterioso Oriente, fascinadas, asimilando las cosas buenas como el pragmatismo, la filosofía Zen, la mansedumbre del budismo, pero también las equivocadas. Y la escuela Ohsawa fue y es una de las cosas equivocadas de Japón. La fruta, para Ohsawa, como para casi todos los japoneses, fue en el pasado y todavía hoy no un alimento popular y ampliamente consumido, sino un producto costosísimo y prohibitivo propio de *boutique* de la alta aristocracia, con la que no se puede establecer una dieta. Sólo hay que ir hoy en día a Japón –donde los costos de transporte y manipulación de los alimentos perecederos son altísimos– para darse cuenta del dominio indiscutible de las máquinas expendedoras de zumo en latas, omnipresentes en cada esquina de la calle, y de la ausencia de fruterías, casi imposibles de encontrar.

Hay que añadir que todavía existen iniciativas macrobióticas, que en la práctica han tenido que cambiar mucho sus menús. Cosa que también están haciendo las cadenas de comida rápida como McDonalds, en las que últimamente y por aclamación popular se ha añadido a la oferta un gran tazón de verduras crudas entre las patatas fritas y las hamburguesas. Es como si habláramos de una suerte de venganza poética.

6. La perplejidad popular hacia el crudismo

LA CARNE COCINADA EN EL BANQUILLO DE LOS ACUSADOS
LAS GRASAS Y LOS ACEITES NUNCA DEBERÍAN SER COCINADOS

Uno se pregunta por qué el crudismo, en fase de fuerte avance teórico en todos los frentes, sea incapaz de llegar en la práctica hasta la gente común ligada al plato humeante, y cuál es la razón de esta reticencia, esta falta de respuesta hacia la comida simple y natural.

El fuego es una gran cosa cuando lo mantenemos bajo control, y cuando lo usamos para calentarnos, o para asar unas simples castañas. Tal vez incluso para hornear al calor natural una *pizza* vegetariana, o para cocinar al horno patatas blancas, o amarillas o rojas, o boniatos.

Una hoguera o una estufa de leña también aportan calidez y alegría, y se convierten en amigos muy valorados en los meses fríos.

Pero si aplicamos calor intenso a la comida, terminamos por transformarla y destruirla sin siquiera darnos cuenta. Será mejor estudiar más a fondo y en detalle lo que sucede a nuestros pobres alimentos.

El calor degrada todos los alimentos, aportando cambios en la apariencia, en las propiedades y en el gusto (a menudo en forma aparentemente positiva con la ayuda de los condimentos apropiados).

Los crudistas argumentan que si un alimento tiene que ser puesto en el fuego, significa que ya es un alimento equivocado. Las mismas proteínas se coagulan a 60 °C, las grasas se funden, los carbohidratos se caramelizan. Continuar la cocción causará hidrólisis, con la transformación de los aminoácidos en productos como albumosas y peptonas. Entre 80 y 120 °C se separa de la carne la grasa y los fluidos corporales produciendo gases tóxicos y cancerígenos, mientras que el colágeno, que es la proteína del tejido conectivo claro, se convierte en gelatina. Las moléculas de proteínas se rompen por el efecto de la cocción, se someten a una floculación y se coagulan. Cocinar, por tanto, afecta incluso a las proteínas, reduciendo casi por completo el valor nutricional ya precario que poseen. Esto pasa con las carnes en particular, aunque en la misma soja se producen sustancias difícilmente atacables por nuestras enzimas digestivas, con la consiguiente disminución de los aminoácidos asimilables a nivel del páncreas. La mioglobina, una de las proteínas de la carne, ya a 50 °C de rojo oscuro pasa a un color rosado, oxidándose en oximioglobina. Si la caseína se cocina en presencia de glucosa, al menos tres aminoácidos se desactivan (arginina, lisina, triptófano), mientras que otros aminoácidos tales como la cistina y la metionina dan lugar a enlaces inseparables de hidrólisis enzimática que resulta indigerible.

De hecho, ya hace años que la carne cocinada está en el banquillo de los acusados. Especialmente el caldo de carne, tan consumido y tan querido por los médicos en los hospitales. En 1 kg de caldo hay 9 g de sustancias nitrogenadas (creatina y creatinina), 10 g de glucógeno y otras sustancias, 6 g de grasa y 5 g de sales minerales (ya no orgánico ni asimilable por culpa de la cocción, y por tanto de escaso valor).

El caldo obtenido de este modo, a partir de la carne de ternera o de pollo, poco importa, tiene un valor nutricional y energético muy bajo (el 2 por 100 de proteína), y también la carne hervida que queda es pobre en nutrientes.

Esto desmiente brutalmente una tradición antigua y firme, un verdadero dogma hospitalario que se ha convertido en dogma del hogar.

En la fritura, la alta temperatura llega a más de 170 °C y produce la degeneración de las grasas en acreolina, irritante para el hígado, con un desequilibrio dietético de las sustancias en componentes de larga y difícil digestión, y por tanto que contaminan y engordan, y que provocan más hambre, ya que la pobres células no reciben su codiciado alimento.

En los pinchos a la barbacoa, o a la brasa, que algunos consideran el método de cocción más sano y natural, al estar la carne en contacto con la llama se producen fenómenos de carbonización y se crean compuestos altamente cancerígenos, con desarrollo de hidrocarburos. Un kilogramo de carne a la parrilla no sólo contiene gérmenes y virus patógenos inevitables (de 2000 a 650.00 por mm cúbico, mientras que en las proteínas vegetales como las de las nueces, la soja, o en todas las frutas naturales estamos en el cero absoluto), sino también una increíble cantidad de mortal benzopireno, equivalente a 600 cigarrillos fumado.

Está claro entonces que en la naturaleza no existe la carne biológica. Bío significa *vida,* y carne significa *mortem* y *post mortem,* con desarrollo automático y verificable de cadaverina. Dos términos realmente incompatibles. El intenso sufrimiento experimentado por la vaca o por la ternera o el buey en el corredor de la muerte, en la zona premasacre y en el punto final de la despiadada ejecución, con descuartizamiento boca abajo en medio del hedor insoportable de la propia sangre descendiéndole por los ojos y de aquél aún más nauseabundo de los animales muertos previamente no se puede describir ni imaginar. Después del tremendo golpe en la cabeza que le produce un dolor enloquecedor, la víctima, de gran peso, es levantada por una grúa especial y colgada de ganchos metálicos por las patas traseras. Su retorcimiento desesperado y vano sólo empeora la situación, rompiendo los ligamentos y los huesos de la rodilla y de otras articulaciones. Pero todavía no está muerto, sólo agoniza, y la masacre puede durar diez largos minutos e incluso más, que son una eternidad. Tiene tiempo de ver, escuchar y sentir las cuchilladas que le rajan su piel gruesa, que penetran en su carne y la descuartizan.

La secuencia horrible, el banquillo de la muerte sin abogado defensor y sin el consuelo de oraciones ni de presencia amiga, se repite con pequeñas variaciones, millones de veces al día. Sólo la separación de la cabeza del tronco rompe el mecanismo del dolor. Cada pieza y cada porción de ese pobre cadáver, se le llame filete o músculo, está llena de terror y de penas infernales, llena de veneno destructivo. Realmente se necesita mucho coraje para masticar esos pobres restos, que merecerían un lugar en el cementerio de los seres más desgraciados.

Volviendo más materialmente al análisis de los alimentos cocinados, grasa, aceite, manteca, margarina, se comportan aún peor durante la cocción. Las grasas en realidad nunca se deben cocinar. Liberan glicerol y ácidos grasos, que se convierten finalmente en peróxidos y polímeros. La glicerina se evapora y se convierte en acreolina, tóxica para el hígado, indigesta, enemiga jurada de las enzimas que digieren las grasas. Y aquí también se produce el cancerígeno benzopireno.

La ebullición en agua causa la hinchazón y rotura de la cáscara de los granos de almidón, con formación de una masa gelatinosa de poca utilidad.

Los azúcares simples (azúcar, fructosa, miel) se funden y caramelizan en sustancias vítreas más oscuras, dando lugar a compuestos dañinos.

Por si lo anterior no fuera suficiente, la prueba de los daños a la salud por parte de los alimentos cocinados es el alargamiento documentado de los tiempos de digestión (por ejemplo: patatas crudas, 2 horas; patatas fritas 4-5 horas; col cruda, 2 horas; col cocida 4-5 horas).

Los minerales se transforman en compuestos inorgánicos de muy baja utilización y las vitaminas también son destruidas.

Pero donde el daño es más llamativo es en las *food-enzyme,* ya muy sensibles ante los primeros signos de calor. Su destrucción convierte los alimentos vivos en alimentos desvitalizados, en alimentos muertos que no se digieren ni al 50, ni al 75, sino al 0 por 100, y que para ser digeridos reclutan los limitados recursos enzimáticos internos del organismo.

Lo mismo sucede de un modo claramente visible con los procesos de irradiación aplicados, por ejemplo, a las patatas. Las patatas irradiadas se transforman tanto que no pueden germinar. Ésta es la prueba de la desvitalización y de la destrucción de las enzimas. A primera vista, todas las patatas parecen iguales, pero en realidad no lo son. Alimentarse de patatas irradiadas, y luego cocidas, equivale a alimentarse de patatas cocidas dos veces.

Por eso el higienismo estadounidense está luchando desde hace varios años contra la creciente tendencia a la irradiación y a la consiguiente desvitalización de los alimentos naturales perecederos.

Cuarta parte

CARNE Y CADAVERINA

1. Umberto Veronesi y su dieta personal contra el cáncer

NUESTRO CUERPO ESTÁ EXPRESAMENTE PROGRAMADO PARA COMER FRUTA
EL MAPA DEL GENOMA HUMANO ACABA DE CONFIRMAR TAL FUNDAMENTO

En todas las conferencias médicas se acepta uniformemente que el consumo de carne es directamente cancerígeno para los seres humanos.

Sólo que, hecho gravísimo, al final de las reuniones siempre existe la advertencia y la consigna de no proporcionar a los medios de comunicación la verdad sin adornos, para evitar el impacto y perturbaciones excesivas en los hábitos alimentarios de las masas.

Una especie de conspiración de silencio, de timidez y miedo a decir las cosas como son. Una forma de silencio dictada por el miedo a ofender y dañar a las categorías que cuentan, como los criadores y los comerciantes, los cocineros, los profesionales de la restauración y los carniceros.

Umberto Veronesi, presidente de la Liga Europea Contra el Cáncer, que a menudo tuvo que cerrar la boca cuando era ministro de Sanidad de Italia, ahora puede expresarse con mayor franqueza y libertad. Es interesante su artículo sobre su dieta anticáncer *(L'Espresso*, 8 de marzo de 2005) que aquí citamos:

> Una alimentación no sana puede ser cancerígena. La comida puede convertirse en un vehículo de sustancias nocivas, tóxicas para el sistema cardiovascular y el sistema digestivo y, a veces, puede causar tumores. Soy vegetariano estricto por razones éticas (no voy a satisfacer la garganta a costa del sufrimiento y la muerte de otros animales), pero al hacer estas declaraciones me baso en razones científicas, más que demostradas. Al comer carne, nos ponemos en esta situación debido a que los contaminantes caen de la atmósfera al suelo (y por tanto en el pasto comido por el ganado) y se acumulan en los depósitos de grasa, llegando a los platos de los consumidores de carne.

No es cierto que la carne sea necesaria para nuestro sustento. No sólo los vegetales nos proporcionan todo lo necesario para la vida, sino que en ellos también hay proteínas, al contrario de lo que la gente cree. Por otra parte, en términos evolutivos, los seres humanos descienden de los simios, son primates. El reciente mapa del genoma nos ha proporcionado la prueba científica de Darwin. El 99 por 100 de nuestro ADN es exactamente idéntico al del chimpancé, y somos iguales en cuanto a nuestras funciones. Tenemos además el gen del lenguaje, y eso nos diferencia. Sin lenguaje no hay civilización, ya que sin la escritura no habría historia de la humanidad. Por lo demás, nuestro metabolismo es el de los primates, que no son carnívoros y se alimentan de bayas, cereales, legumbres, frutas. Nuestro cuerpo, como el de los simios, está preparado sólo para el consumo de frutas, verduras y legumbres. Una dieta libre de carne no nos debilita en modo alguno: pensemos en la fuerza física del gorila. Y pensemos en el bebé, que cuadruplica su peso toando sólo leche materna. Una dieta de frutas y verduras no sólo nos haría bien, sino que además significaría mantener lejos las enfermedades. Hace apenas tres años, el Informe de la Organización Mundial de la Salud atribuyó casi 3 millones de muertes a un consumo insuficiente de frutas y verduras.

Nada de extraordinario. Todas cosas ya bien conocidas. Pero, dicho por una fuente médica incuestionable, de una autoridad célebre que todo el mundo conoce, tiene un mayor valor añadido.

2. Lista de razones contra la carne

Si lo anterior no es suficiente, para los amantes incorregibles de la llamada *chicha* sintetizamos los porqués contra la carne:

1. *Comer carne significa ser parte de un procedimiento criminal.* Contratar a un chico como verdugo y carnicero que seguro que odia su trabajo miserable y sucio no nos salva. El arma que mata a los pobres animales no es el cuchillo del chico en el matadero, sino la elegante cubertería manejada con elegancia y estilo por personas civilizadas y pacíficas a las que nunca se les ocurriría matar a un animal vivo, pero que, en casa o en restaurantes o cantinas, no dudan en hacerlo. Todos y cada uno tiene que darse cuenta de que no es comer cualquier alimento, sino que está cometiendo una acción criminal, aunque no sea procesable por los tribunales de los bípedos deshonestos e injustos, y que no hay coartadas o excusas de ningún tipo en su defensa.

2. *La carne está impregnada con sustancias de residuos biológicos,* como resultado de la desintegración bacteriana. En cada trozo de carne hay incluso un consistente porcentaje de orina.

3. *La carne contiene una impresionante lista de contaminantes,* incluyendo herbicidas, pesticidas, fungicidas, antibióticos, antihelmínticos, hormonas estimulantes del crecimiento. Por no hablar de los nitritos cancerígenos. Y no hay forma de pelar la carne o de inspeccionarla o entender el contenido.

4. *La carne está cargada de hormonas femeninas* y puede hacer que los hombres se vuelvan impotentes, incluso pueden dañar el crecimiento y desarrollo del futuro niño. La carne añadida al vino es uno de las combinaciones más desvirilizantes y desmasculinizantes que se conoce, a pesar de los maridajes ideales e imaginativos que los sumilleres sugieren al estilo cortesano con gran teatralidad y a pesar de los programas televisivos gastronómicos que enseñan cómo comer y beber.

5. *La carne está saturada de grasa y colesterol,* lo que obstruye las arterias y sobrecarga el hígado, bloquea la vesícula biliar, irrita el colon y multiplica el riesgo de ataque cardíaco y accidente

cerebrovascular. Hay que tener en cuenta que la denominada carne magra adquiere el 59 por 100 de sus calorías de las grasas.

6. *La carne tiene un contenido excesivo de proteínas.* El exceso de proteínas de la carne daña los riñones, provoca desmineralización ósea, acidifica la sangre, acelera el reloj biológico y por tanto el envejecimiento, y estimula los procesos carcinógenos de todo el cuerpo.

7. *La carne desarrolla olores desagradables* dentro y fuera del cuerpo.

8. *Un bistec a la parrilla contiene benzopireno carcinógeno* en cantidades equivalentes a fumar directamente 600 cigarrillos.

9. *La carne no te hace fuerte.* El toro rumiante sólo come hierba, pero su esqueleto no es menos robusto que el de las bestias carnívoras. Por no hablar de los elefantes, rinocerontes, hipopótamos, gorilas, jirafas, todos estrictamente vegetarianos-frutarianos. Está claro que es la hierba y no la carne lo que hace un cuerpo fuerte y resistente.

10. *En situaciones de emergencia, los vegetarianos sobreviven mejor.* Por ejemplo, en los naufragios, en los campos de prisioneros, en todo tipo de emergencias, los vegetarianos están siempre en mayoría entre los supervivientes.

11. *Los vegetarianos sobresalen en los deportes.* Detrás de los mejores deportistas y récords olímpicos predominan los tipos de opciones dietéticas vegetarianas. Las proteínas llamadas nobles son difíciles de tragar, y son pésimas como combustible energético.

12. *La carne es muy deficiente en micronutrientes.* La carne es en general muy deficiente en vitaminas, azúcares, sales minerales, poder energético.

13. *La carne es un no-alimento, un alimento que no corresponde a la especie humana,* cuyo intestino es largo y desarrollado, adaptado a la digestión y asimilación de los alimentos vegetales, mientras que los intestinos de los carnívoros son supercortos y robustos y están llenos de ácido, a fin de permitir una rápida expulsión de la carne ingerida. Todas las proteínas necesarias para la vida, sin excepción, se encuentran en los vegetales. Por tanto, el que come carne lo hace sólo por capricho criminal, no por necesidad física.

14. *Si la carne daña a los sanos, ya no hablemos de los enfermos,* que tienen un poder digestivo ultrarreducido. La peor poción para las personas sanas y enfermas son todos los tipos de caldos animales, durante décadas utilizados y recomendados en los hospitales. No alimentan y además suprimen el poco apetito que se tiene en situaciones de emergencia.

15. *Los vegetarianos son mucho más sanos que los carnívoros.* El cáncer entre los mormones es un 50 por 100 inferior a la media nacional de Estados Unidos. Las enfermedades del corazón entre los monjes budistas zen de Corea, vegetarianos y acostumbrados a comidas frugales, no existen. Los centenarios del Cáucaso, Cachemira (los legendarios hunza), Ecuador (los vilacamba) confirman, sin lugar a dudas, la superioridad y los beneficios prácticos de los que comen como Dios manda. Escoceses, finlandeses y lapones consumen por el contrario dietas muy grasas y tienen el mayor índice de mortalidad por cáncer de colon y enfermedades del corazón, así como envejecimiento prematuro.

3. Lista de razones contra la leche y los productos lácteos

1. *La leche de vaca puede ser considerada carne líquida o sangre blanca.* Una sangre blanca prensada por las ubres de las vacas.
2. *La leche de vaca está diseñada y va destinada por la naturaleza para amamantar a las crías de vaca.* Es un alimento dirigido a los terneros. No es comida para terneros ya destetados, así que no digamos para los humanos, que no son hijos de la vaca y que tampoco son ya bebés.
3. *La leche de vaca es demasiado rica, demasiado grasa, demasiado proteínica, demasiado colesterolizada, demasiado pegajosa o caseinizada.* El exceso de grasa y proteína, en sí mismo, es un desastre para el cuerpo humano.
4. *La leche de vaca es el alimento más alergénico conocido.* Contiene más de cien factores de alergia diferentes.
5. *La leche de vaca causa problemas digestivos en los seres humanos que carecen de la enzima lactasa.* La enzima lactasa es necesaria para descomponer la lactosa, que es el azúcar de la leche. La leche causa gases, calambres, estreñimiento.
6. *Descompuesta, la lactosa se convierte en galactosa y causa cataratas.*
7. *La leche de vaca contiene la hormona prolactina, estimuladora de tumores de cáncer de mama en mujeres.*
8. *La leche de vaca es un receptáculo de los peores contaminantes, incluidas sustancias radiactivas como el estroncio 90 y yodo 121.*
9. *La leche de vaca tiene vínculos inquietantes con enfermedades graves.* Las estadísticas confirman que los países mayores consumidores tienen mayor incidencia de esclerosis, cáncer, artritis, enfermedades del corazón, diabetes.
10. *La leche de vaca es anemizante.* La leche es el alimento de la anemia, ya que carece de hierro.
11. *No hay ningún tipo de leche en el mundo que sea buena para los adultos.* La única leche buena es la que la madre le da a su niño con el pecho, y que la madre vaca le da a su ternero. Esto no es una opinión, sino la lógica clara y convincente de la naturaleza.

12. *El queso contiene 10 veces más grasa que la leche, y es una grasa peroxidada, cargada de radicales libres.* Los radicales libres se encuentran entre los factores de envejecimiento prematuro.

13. *Todos los defectos de la leche también están desgraciadamente en los helados comunes.* Incluso el helado, delicia al parecer refrescante al paladar, auténtica e irresistible tentación para jóvenes y adultos, contiene todos los defectos graves de la leche, y además lleva añadidos edulcorantes industriales. Las helados envasados son sustancias altamente quimicalizadas con disolventes, estabilizantes, emulsionantes, conservantes, colorantes y potenciadores del sabor. No hay suficiente espacio en las etiquetas para completar la lista de ingredientes peligrosos. También es común que contengan grasa de ballena. El helado, como la leche, es un depósito de sustancias radiactivas y contaminantes. Es un producto demasiado procesado y refinado, y carece totalmente de fibra. Quita el apetito (que es grave para las células, que no se nutren), y al mismo tiempo da mucha sed. Provoca estreñimiento, diverticulitis, hemorroides.

4. El mensaje es que dios no ama a quien mata

UNA AVALANCHA DE LECCIONES Y ADVERTENCIAS
UNA PRECIOSA EXPERIENCIA MILENARIA

La carne como idea, como concepto, como alimento, está en tela de juicio desde tiempos inmemoriales.

En repetidas ocasiones se han señalado las pruebas indiscutibles de los peligros de su consumo, del poder venenoso que ejerce en el cuerpo humano, diseñado y destinado a digerir y asimilar bien otras sustancias.

Quien come cadáveres se cadaveriza. Es una regla implacable. Todos tenemos que morir algún modo. Pero cadaverizarse vivo es incómodo e indigno más allá de las palabras. Y morir mal, inmovilizado en la cama, drogado y aturdido por la medicación, es aún peor, tanto para los que se mueren como para los que tienen que asistirlos.

Es comprensible, entonces, que se intente volver a la simplicidad y la claridad de un pasado lejano, cuando el pasado reciente y el que vivimos no pueden actuar en modo alguno como un buen ejemplo. Algo que dura 2500 años, y tal vez incluso más, porque los maestros del gran Pitágoras eran ciertamente muy inferiores a él. Incluso podríamos decir que el primero en hablar en contra de la insensibilidad y la maldad de matar fue propio el Creador del mundo y de la Tierra.

Matar animales inocentes y luego comer sus restos es, de hecho, impuro e indigno del hombre, así como extremadamente perjudicial y comprometedor para su organismo.

La escena se repite miles de millones de veces en los establos y corrales del mundo. La mirada cruzada del cuadrúpedo y el bípedo. La inocencia y el cinismo, uno frente al otro. El animal nos mira con la esperanza ansiosa de que lo dejemos en paz, también porque él mismo después de todo deja en paz a los demás, no comete actos deshonestos o violentos, obedece con paciencia las órdenes de su jefe, que incluso lo deja encadenado en su celda. No se imagina en modo alguno, a excepción de los temores y ansiedades de la telepatía y los gritos lejanos y las pesadillas premonitorias, que la mente del hombre que tiene frente a él, aparentemente civilizado y pacífico, planea hechos tan malvados e impactantes. Tendría mucho más miedo si tuviera delante un lobo o una bestia hambrienta. La pobre vaca no sabe que ese hombre ha escrito en su diario la fecha en que será liberada de las cadenas y entregada al camión de la carnicería.

Matar a los que no tienen nada que oponer en su defensa, a los que no tienen a nadie que los defienda, es una sucia cobardía y una alta traición bajo todos los cielos, en cualquier lugar y bajo cualquier circunstancia.

No hay excusas. No existen coartadas. No vale la confesión y el perdón de los pecados, ni hay ningún eximente de responsabilidad. Quien permanece involucrado culpablemente en este tipo de barbarie está marcado de por vida y más allá de la vida.

El mensaje no proviene de la gente común, sino de las mentes más grandes y geniales nunca expresadas de la humanidad. El mensaje viene de las enseñanzas de los vedas, Krishna, Zoroastro, Buda, los antiguos papiros egipcios. El mensaje viene de maestros únicos como Tales y Pitágoras, Aristóteles, Platón, Sócrates, Diógenes, Epicuro, y toda la escuela de la filosofía de la antigua Grecia, cuna de la cultura y la política, que incluía geográficamente la Grecia de hoy y la Italia meridional.

El mensaje de nuestros antepasados comunes se reafirma con fuerza por los filósofos y científicos de la antigua Roma, entre ellos Porfirio, Horacio, Marco Aurelio, Lucrecio, Séneca, Ovidio, Cicerón, Plutarco, Heráclito.

El mensaje se reiteró y confirmó firmemente por los geniales renacentistas italianos Rafael, Giotto, Miguel Ángel, Galileo, con Leonardo da Vinci a la cabeza, el genio inmortal que el mundo sigue envidiando a Italia, que no dudó en exponerse y pronunciarse expresamente contra la perversidad y el error del carnivorismo que, ya en aquellos tiempos de masacres, más rituales y episódicas que sistemáticas y continuas, causaba sin embargo horror, disgusto, malestar y oposición en las almas sensibles de las personas.

El mensaje también es apoyado inequívocamente por los padres históricos del arte médico, Hipócrates y Claudio Galeno.

Y encuentra importantes confirmaciones incluso en la medicina más cualificada y noble de nuestros días, y a la cabeza está el profesor Umberto Veronesi, presidente de la Liga Europea Contra el Cáncer y exministro italiano de Sanidad, que siempre ha sido un vegetariano estricto y testigo inesperado en favor de la verdad real sobre la justa alimentación de todos los hombres. Los hombres de cualquier raza, de cualquier idioma, de cualquier personalidad, de cualquier signo zodiacal, de cualquier grupo sanguíneo.

Y viene a la mente el distinguido profesor anglo-chino Key-Tee Khaw, de la Universidad de Cambridge, que llevó a cabo en 2001 el mayor experimento nutricional de masas de la historia, cuando demostró la necesidad de las 5 comidas de fruta fresca y viva diarias y que al menos cuatro veces la cantidad de vitamina C natural recomendada actualmente es esencial e indispensable para evitar el cáncer, mantenerse alejado de las cardiopatías, la diabetes y la obesidad, así como de todas las enfermedades graves que afectan actualmente a la humanidad.

Científicos desaparecidos, como Charles Darwin, Jean-Jacques Rousseau, Francois Voltaire, Albert Einstein, Bertrand Russell, y científicos vivos como Margherita Hack y Zichichi, también forman parte de la lista oficial de nombres importantes en apoyo a nuestra causa vegana y de defensa de los animales atormentados y de los estados de salud degenerados.

La abstinencia de carne, mientras no encuentre un apoyo concreto y coherente en las Iglesias dominantes del judaísmo, el catolicismo y el islam, ha sido recomendada por todos los grandes iniciados del cristianismo y por los principales padres de la Iglesia Católica, como san Jerónimo, san Ambrosio, san Juan, san Agustín, santo Tomás, san Benedicto, santa Catalina de Siena, san Felipe Neri, y también por san Francisco de Asís.

Grandes y famosos escritores y artistas de gran talento se han expresado a favor del vegetarianismo, y podemos hablar de William Shakespeare, Thomas Mann, J. B. Shaw, Tolstoi, Nietzsche. Movimientos culturales y escuelas científicas como el Higienismo Natural de Americano, con su larga serie bicentenaria de médicos disidentes de gran cultura y heroica transparencia profesional, o como el Ehretismo que experimentó avances inimaginables en América tras los pasos del médico alemán Arnold Ehret, se han convertido en auténticos bastiones históricos del vegetarianismo.

Un mar de mensajes, un océano de mensajes, una avalancha de enseñanzas y advertencias.

El mensaje de mi texto es bien poca cosa.

Una pobre miga, una gota de agua azul y de agua clara por decirlo con poesía y el romanticismo conmovedor de Lucio Battisti.

Nada más que un pequeño grano de arena, un minitestimonio personal, un eco encerrado en una concha.

Pero, como la lista de más arriba, tiene un peso y una sustancia excepcionales, una fuerza de ataque formidable. Es una experiencia milenaria transmitida de generación en generación. Es un legado de valor incalculable. Es nuestra mina de oro y diamantes.

5. El contrataque de la gran coalición

Sin embargo, hecho increíble, parece que todo esto no es suficiente. Un esfuerzo vano e inútil. Una voluntad, un grito, una llamada efímera desde los albores del tiempo. «Padre mío, perdónalos porque no saben lo que hacen», repetiría aquí el Hijo de Dios, para los que creen.

Todo ello confirma, si se quiere, la prevalencia cruda y vulgar del factor económico sobre el factor científico, el factor de la salud y en especial el factor moral y espiritual que deben caracterizar y calificar las elecciones de cada hombre.

La corrupción del dinero y el poder no conoce límites. Basta un puñado de billetes de banco o de lujosos regalos o de buenas vacaciones para convertir a un hombre serio y honesto en un maldito cerdo que se pone a disposición de los que lo patrocinan, que se presta a decir, escribir, promover cualquier mentira, cualquier teoría inconsistente, privada de cabeza, cuerpo y cola, sólo para permanecer de forma estable en la nómina de su patrocinador.

Asistimos a la afirmación de la nada sobre el todo, de lo peor sobre lo mejor, de la hipocresía sobre la sinceridad. Es el predominio de la mediocridad y la mentira sobre la excelencia cualitativa y la transparencia.

Vox populi, vox dei, decían los romanos. Pero esta máxima no siempre es válida.

La gente común tienen grandes responsabilidades. No siempre se puede seguir al rebaño, seguros de que la verdad y la justicia pertenecen a la mayoría. No se puede ser un rehén de las autoridades sanitarias, de los medios televisivos, de quien se encuentra temporalmente en el vértice del poder cultural, convencido de que la razón está de su parte.

¿Cuántas personas en el mundo leen y estudian a los clásicos? ¿Cuántos conocen a Tales y a Pitágoras, aparte de sus admirables fórmulas geométricas y matemáticas? Una inmensa minoría. Tal vez el 1 por 1000, o ni siquiera eso. Y cuando dejamos de lado nuestro ilustre pasado, cuando no sabemos el lugar de donde venimos y los caminos, buenos y malos, que nos han traído hasta aquí, cometemos una gran injusticia contra nuestros preciados antepasados y cometemos graves daños a nuestra capacidad de elegir y evaluar, perdemos el hilo lógico de pensamiento, llegamos a ser víctimas de los peores ladrones.

La gente de hoy en día piensa más en el estómago que en el alma y el cerebro. Mejor la pizzería que la biblioteca.

Y esto es lo que está sucediendo.

Así es como se constituye la gran coalición imbatible.

Criadores y ganaderos, carniceros y productores de lácteos, saladores y fabricantes de azúcares, sacarinas y aspartamos, curtidores y marroquineros, fabricantes de zapatos y bolsos y cinturones y abrigos, farmacéuticos y fabricantes de suplementos, fabricantes de colas y refrescos, productores y comerciantes de té y café, cerveceros y bodegueros, restauradores y hoteleros, empresarios de cadenas de comida rápida a base de hamburguesas y patatas fritas, tabaqueros como Marlboro y Kent y monopolios estatales, líneas aéreas y agencias de viajes, compañías de seguros y bancos, hospitales y clínicas especializadas en trasplante y clonación quirúrgica, y los sindicatos en defensa de todas las categorías mencionadas anteriormente, gobiernos y ministerios y presidentes e instituciones del Estado, leyes y reglamentos, alcaldes y concejales locales, periódicos y cadenas televisivas, movimientos culturales y partidos políticos siempre sedientos de patrocinio y financiación.

Todas estas personas están vinculadas e interrelacionadas en una intrincada red de alianzas.

El objetivo perseguido y evidente de esta gran coalición es ocultar la verdad, ignorarla, para tapar cualquier investigación seria y consistente, para mantener eternamente válidos los dogmas inmutables del interés y la conveniencia, para protestar contra cualquier persona que trate de desafiar al sistema podrido.

La mayor defensa a ultranza, la barrera más infranqueable, está relacionada con los productos que ganan cifras alucinantes. Sustancias farmacéuticas, carne, lácteos, embutidos, conservas, alimentos cocinados y envasados y desvitalizados, té y café y tabaco son los alimentos preferidos.

Los bienes menos interesantes son los vivos y perecederos. Los animales de granja están vivos, es cierto, pero no tardan mucho en convertirse en carnes enlatadas y embutidos, o en partes desmembradas envasadas al vacío. Por eso los criadores hacen todo para engordar rápidamente a sus rebaños y llevarlos al matadero antes de lo previsto.

La carne, el lomo, las costillas, el filete, incluso la cola y los ojos, los testículos y los órganos internos, todas delicias de primer orden en la clasificación. Salchichas y embutidos en los primeros puestos. Jamón y jamón cocido en los primeros puestos. Mortadela y salchichón en los primeros puestos. Proteínas y aminoácidos en los primeros puestos.

Para lograr estos fines, para mantener sus puestos de mando, utilizan todas las tácticas y todas las estrategias posibles.

Para satisfacer las necesidades urgentes de demasiada carne y demasiada grasa animal por parte de las mujeres y los hombres afectados por la obesidad, se proponen y se repescan paradójica e irresponsablemente dietas carnófilas como la del doctor Atkins, quien ya hizo morir de cáncer a miles de seguidores americanos del profeta de la dieta rica en proteínas, incluso al propio profeta, o van a buscar a nuevos profetas del último grito en dietas.

Las dietas que dicen ser revolucionarias y altamente eficaces, y que son una verdadera mezcla de tonterías y disparates, tienen la ventaja añadida de proporcionar grandes ganancias a los terapeutas más venales y astutos del planeta, que son los homeópatas modernos, sin precedentes en inventar dosis mínimas de venenos y cobrarlas a lo más altos precios.

Por no hablar de las cadenas de tiendas de alimentos pseudosanos y las cadenas pseudobío, que actúan como una caja de resonancia de la homeopatía y de la conciencia de la salud correcta, que no tienen nada que ver con la salud y la naturaleza, y actúan como puntos estratégicos de distribución de suplementos, vitaminas sintéticas, estimulantes, epirulinas, setas chinas, hormonas, carnitinas.

Dietas por zonas, dietas por grupos sanguíneos, dietas por signos del Zodíaco, dietas para los que tienen los ojos claros y los ojos oscuros, dietas para piernas cortas y piernas largas, dietas extrañas a base de aletas de tiburón, dietas centradas en antiguas e insoportables asquerosidades como el aceite de hígado de bacalao y aceite de hígado de tiburón, dietas chinas basadas en colmillos de elefante y rinoceronte en polvo o en extracto de bazo de reptiles venenosos, dietas tailandeses basadas en escorpiones y hormigas rojas.

No se necesitan instrumentos ni laboratorios para probar la credibilidad y maldad de las dietas que acabamos de citar.

La prueba de fuego nos la ofrecen gratuitamente las vacas y caballos que pastan en los prados. Ninguno de estos sabios cuadrúpedos piensa en sus grupos sanguíneos, aunque estén bien categorizados e identificados por el tipo de sangre que tienen. Todos pastan con un apetito saludable las mismas matas de hierba que la naturaleza ha predispuesto para su dieta ideal.

Y por eso nunca se ha visto entrar en una farmacia a ningún cuadrúpedo libre, a ningún animal libre.

Dietas que, además de indecencias y fantasías indescriptibles, combinan un bombardeo regular de suplementos minerales y vitaminas sintéticas, es decir, de sustancias típicamente farmacológicas, de píldoras que no alimentan, pero estimulan y dopan, de venenos que causan efectos secundarios, como todos los fármacos. Dietas que tratan de evitar como la peste todos los principios básicos y científicos de la simple y buena alimentación. Dietas ilógicas e irracionales basadas en teorías inconsistentes y fantasiosas.

La ofensiva de esta gran coalición es realmente formidable. Su poder de impacto en las decisiones de las personas y del mercado es extraordinario.

Hoy en día, el texto más famoso en Singapur no es la Biblia o el Corán, sino la dieta del tipo de sangre de Peter D'Adamo, ahora elevado a dogma esencial del primero al último ciudadano.

Renunciar a los textos sagrados no es algo malo, pero adoptar como nuevos textos sagrados las indecencias inventadas por el señor D'Adamo, y por sus iguales, es el colmo de la locura colectiva.

El mundo entero se dirige exactamente hacia donde este tipo de industrias y grupos deciden, quieren y planifican.

Es decir, se va hacia el desastre.

Pero la coalición no tiene tiempo que perder en diatribas, comparaciones, debates, inútiles juegos ideológicos acerca de quién está equivocado y quién tiene la razón. Entiende que la otra parte tiene razón, pero lo que importa es el poder, y ese poder viene del dinero. El dinero, las subvenciones a la luz del sol y también las concedidas bajo mano, son armas imbatibles siempre firmemente en sus manos.

Los muertos, aunque tengan fama estratosférica, no pagan. Pitágoras y Leonardo no cuentan para nada en las decisiones del pueblo llano.

Es justo que contesten los vegetarianos, los veganos, los animalistas, los higienistas, los poetas y los artistas no alineados. «Un día u otro los controlaremos mejor, y quizás incluso patrocinaremos sus demacradas revistas», parecen ironizar los actuales dueños de la niebla.

La coalición piensa exclusivamente en sus ganancias netas. Le basta con que los índices de bolsa de las acciones de los sectores alimentario y farmacéutico tengan signo positivo. Todo lo demás no importa. Sólo son bagatelas y minucias, como decía el gran Totò.

Resuenan las palabras francas del comerciante de ganado estadounidense Henry Pace. «Para mí, la vaca es una nevera. No es un ser vivo y sensible y, si lo es, no me concierne. Vender diez vacas o diez neveras es exactamente lo mismo. Sólo que con la venta de vacas se gana mucho más. Y esto tiene relevancia moral en una economía basada en el beneficio».

A pesar del mal gusto de la verborrea de este ganadero sin escrúpulos, su provocativa franqueza me parece útil y educativa. Ayuda a entender mejor cómo funciona el mundo. El villano que no se oculta tiene su moral negativa. Pero el bueno, la persona que se muestra sensible frente a una pintura, una obra de arte, frente a un grupo de niños jugando y riendo, que disfruta viendo a un pato o a un cisne nadar en el agua, y luego, inevitablemente, se sienta a la mesa frente a un filete, me molesta mucho y también me confunde. Posiblemente entiendo mejor a Henry Pace.

De dondequiera que seamos, debemos tomar nota de que la gran coalición, después de haber quintuplicado la producción y el consumo de carne en los últimos treinta años, ya ha planeado un objetivo mínimo de duplicar y posiblemente triplicar el presupuesto de la carne y de los productos lácteos en 2020. Por encima de veganos y animalistas. Por encima de higienistas y concienciados con la buena salud. Por encima de ideologías improductivas.

Se prevén grandes obras de ampliación de los mataderos, nuevos corrales aún más racionalizados y productivos. Más puestos de trabajo y más movimiento de dinero. Y otra gran ola de sangre inocente que pesa insoportablemente sobre nosotros como toneladas de sufrimiento. Pero da la impresión de que el público ya está acostumbrado.

Se escandaliza por el maltrato de perros y gatos, pero sigue aceptando con hipocresía e incoherencia la violencia suprema de los mataderos, y sobre todo sigue visitando a diario las secciones de productos cárnicos de los supermercados.

6. Doce reglas básicas para conservar y recuperar la salud

Franco Libero Manco y Leila Nicoletti me recordaron el 4 de marzo de 2005 las 12 reglas de una alimentación saludable. Yo sólo las repito aquí brevemente, justo en respuesta específica a los falsos profetas de la nutrición y de las dietas absurdas, a los neocharlatanes en la cresta de la ola con Peter D'Adamo y Barry Sears a la cabeza, que tal vez son personas buenas y respetables en sus vidas y en su esfera privada, pero como educadores y nutricionistas merecen una dura y solemne crítica, independientemente de la avalancha de dinero que estén acumulando a costa de aquellos que siguen sus consejos y los que leen sus libros sin valor.

Demasiados atletas han sido atrapados, demasiadas mujeres han sido engañadas, estafadas y desinformadas.

La arrogancia y la mediocridad como cátedra. La sofisticación ideológica al poder.

Veamos entonces estas 12 reglas valiosas, estos 12 comportamientos que deben evitarse, con razones detalladas sobre cómo y por qué, como debe suceder en toda afirmación de tipo científico.

Como decía, el documento lleva la firma autorizada del profesor Libero Manco, presidente de la AVA, Asociación Vegetariana Animalista de Roma, Via Cesena 14, tel. 06/7022863 y 333/9633050, www.vegetarianiroma.it, francolibero.manco@fastwebnet.it, que cito aquí de buena gana, compartiendo plenamente espíritu, propósito y estilo.

Entre otras cosas, como por increíble coincidencia, se habla siempre de 12 reglas, exactamente el mismo número de reglas que sugerí en mi manual práctico de higienismo natural. No estoy aquí para evaluar qué manual, cuáles de las dos docenas de reglas es la más eficaz. Estoy seguro de que ambas series de reglas no compiten entre ellas, sino que trabajan en la misma dirección correcta. Por tanto, sugiero fotocopiar ambas y distribuirlas entre aquellos amigos que no tienen el tiempo de leerse mi libro entero o la inclinación a ello.

Evitar la carne de todos los tipos

Es una sustancia cadavérica, contiene muchas toxinas que nuestros intestinos de ocho metros longitud de no pueden eliminar. Crean fermentación intestinal y patógenos.

Contiene tomaínas, indol, escatol, putrescina, cadaverina, adrenalina, ácido láctico, dosis altas de colesterol, triglicéridos y ácido úrico, estrógenos y antitiroideos, sulfonamidas, esteroides, beta-bloqueantes, amoníaco, vacunas, etcétera.

Puede causar alergias, deficiencias de calcio, cáncer de estómago, de intestino, de colon, de recto, de páncreas, del tracto urinario. También es causa de apendicitis, varices, trombosis, coágulos de sangre, cálculos biliares, fibromas uterinos, hipertrofia prostática, lesión hepática, senilidad prematura, candidiasis, insuficiencia renal, diverticulosis, hemorroides.

En los niños provoca pubertad precoz, enteritis y enterocolitis, vómitos, hepatitis, urticaria, crisis febriles, trastornos nerviosos, convulsiones, insomnio, etcétera.

Hay que optar por los cereales integrales, los frijoles, la soja, el seitán, el tofu, las nueces, las almendras, las avellanas, las frutas y las verduras frescas. Esto también se aplica a las reglas nº 2 y nº 3.

Evitar el pescado, los moluscos y los crustáceos

Son sustancias rápidamente putrescibles. Contienen las mismas toxinas que la carne y más cantidades significativas de metales pesados como plomo, mercurio, cadmio y demasiados contaminantes industriales. Pueden causar, además de los mismos daños que la carne, parásitos (tenias, lombrices intestinales), asma, eczema, picor, alergias, enfermedades renal, daños al sistema nervioso.

Evitar envasados y enlatados

Contienen nitratos y nitritos que se transforman en nitrosaminas (sustancias cancerígenas). También contienen agentes conservantes, colorantes, emulsionantes, antioxidantes, estabilizantes, espesantes, gelificantes, etc. Pueden causar todo tipo de cánceres y todas las enfermedades mencionadas para la carne y el pescado.

Evitar la leche, el queso y los huevos

Contienen colesterol, grasas saturadas, residuos de medicamentos y pesticidas.

Pueden causar osteoporosis, cáncer de colon, de recto, de mama, de próstata, de testículos. Y también aterosclerosis, diabetes, asma, bronquitis, resfriados, infecciones de los senos, eczema, estreñimiento, palpitaciones, enfermedades del corazón, angina de pecho, piedras en el riñón, diarrea, espondilitis, artritis, insomnio, enfermedades de la piel, mocos, flemas, obstaculizan la absorción de calcio, provocan deficiencia de hierro, daños a la glándula pituitaria, a la glándula tiroides y a la glándula suprarrenal.

Los huevos, además de ser ricos en colesterol, pueden contener estafilococos y otras bacterias peligrosas. Antes que la leche de vaca, hay que preferir la leche de soja, la de arroz, la de almendras, la de tofu.

Para el uso de los huevos como aglutinante, mejor usar en cambio la cómoda y excelente harina de garbanzos, o la fécula de patata, o el puré de plátano y la harina de castañas.

Evitar el exceso de proteínas

Pueden causar la acidificación de la sangre, uremia, obesidad, diabetes, cálculos renales, enfermedades reumáticas degenerativas, neuralgia, eczema, arteriosclerosis, hipertensión, osteoporosis, cáncer de mama, de riñón, etcétera.

Hay que optar por las proteínas de origen vegetal de las verduras, las legumbres y la soja. Y hay que elegir dietas bajas en proteínas y ligeras.

Evitar las grasas animales (mantequilla, manteca de cerdo, tocino, nata) y los aceites de semillas

Contienen hormonas, sales de zinc, beta-bloqueantes, anemizantes, pesticidas, etcétera.

Pueden causar presión arterial alta, dolor de cabeza, apoplejía, acúfenos, bronquitis, venas varicosas, arteriosclerosis, diabetes, obesidad, enfermedad cardiovascular, cáncer de colon, de recto, de pulmón, de próstata, de páncreas, de vejiga, de mama, de útero, de ovario, de piel. E incluso ataques al corazón, acné, asma, escasa deposición de hierro, eliminación de calcio y de vitamina B12, mala digestión, gota, colesterol alto, etcétera.

Los aceites de semillas son negativos, y favorecen los cálculos biliares, el envejecimiento celular, los radicales libres, la putrefacción gastrointestinal, la fatiga del hígado y de los riñones.

Hay que optar por el aceite de oliva, crudo y prensado en frío, la bechamel vegetal, la mantequilla de sésamo y la salsa de soja.

Evitar los alimentos refinados, precocidos, esterilizados

Son alimentos desnaturalizados, cansados, muertos, despojados de la mayor parte de su valor nutricional. Contienen residuos químicos, antimoho, etcétera. Pueden causar deficiencias en calcio, hierro y vitaminas del grupo B. Hay que optar por alimentos enteros frescos de derivación biológica.

Evitar los azúcares refinados, los dulces, las mermeladas, las mieles, las cremas

Contienen sólo azúcares industriales que desarrollan calorías. Pueden causar osteoporosis, agresividad, acidez, acné, ansiedad, cataratas, diarrea, estreñimiento, dolor abdominal, zumbidos en los oídos, caries dental, gingivitis, celulitis, obesidad, esteatosis, presión arterial alta, colesterol, triglicéridos, enfermedades del corazón, colitis, hemorroides, gases intestinales, cáncer de estómago, de mama, de colon, de recto. También pueden paralizar la actividad intestinal, dañar las células del cerebro, alterar la flora bacteriana y el sistema inmune, sustraer minerales y vitaminas, etcétera.

Hay que optar por todo tipo de frutos secos, como dátiles, higos, pasas, ciruelas, albaricoques, azúcar fresco de caña, fruta fresca y zumos naturales.

Evitar los alimentos cocinados, especialmente los fritos, a la parrilla y asados

Cocinar priva al organismo de los nutrientes que los alimentos pierden a causa de las altas temperaturas. Contienen policíclicos cancerígenos.

Pueden causar diversos tipos de cáncer y ser una causa contribuyente de cáncer de colon, páncreas, mama, próstata, tracto urinario. Hay que optar por los alimentos crudos, los alimentos al vapor, los brotes, el germen de trigo, etcétera.

Evitar los alimentos procesados y conservados químicamente o desecados, ahumados, en salazón, marinados

Contienen conservantes, pesticidas, colorantes, antioxidantes, estabilizantes, espesantes, agentes gelificantes, sustancias radiactivas. Pueden causar alergias (asma, eczema, etcétera), dolor de cabeza, mareos, trastornos renales, diarrea, convulsiones, enfermedades intestinales, vómitos, etc.

Hay que optar por los alimentos biológicos, alimentos de cultivo biodinámico, comida fresca, madura y de temporada.

Evitar la sal, especialmente la refinada

Puede causar pérdida de energías vitales, retención de agua, presión arterial alta, problemas digestivos.

Impide la eliminación del ácido úrico.

Hay que optar por las hierbas y las especias (y deben usarse siempre con moderación), como el tamari y la sal marina integral.

Evitar las bebidas gaseosas, azucaradas, coloradas, vitaminadas y mineralizadas. Evitar las frutas en conserva. Evitar el café y el té

Contienen conservantes, colorantes, nitratos, cloro, sulfato de aluminio, etc.

Pueden ser causa contribuyente a la aparición de alergias, cáncer intestinal, senilidad prematura, obesidad, diabetes, etc.

Hay que optar por el agua mineral ligera, baja en residuos y nitratos, por los zumos de fruta fresca, fruta madura y biológica, tisanas, etc.

7. Metafísica de los alimentos crudos

El CREADOR ES EL MEJOR DIETISTA
Los PROBLEMAS DE LOS CARBOHIDRATOS DESVITALIZADOS
Y RELACIONADOS CON EL ALCOHOL

Es razonable admitir que el Creador del hombre tiene que ser también el mejor juez de los alimentos que su criatura debe comer para mantenerse en perfecto estado de salud.

Por tanto, Dios es el mejor nutricionista posible.

El cuerpo físico no es apoyado tanto por lo que comemos sino más bien por lo que pensamos.

Toda la comida que comemos en disonancia y en exceso es un perjuicio para la actividad de nuestro cerebro y la salud de nuestro cuerpo.

Los pensamientos negativos de tristeza, celos, miedo, odio, culpa evidente u oculta, consumen la vitalidad de la mente y absorben la energía vital del cuerpo.

Los pensamientos positivos de alegría, confianza, valor, en cambio, vitalizan la mente y nos dan nueva vida y energía.

Nadie debe imponer a su vecino qué, cuándo, cuánto y cómo comer, independientemente de su grado de conocimiento sobre las leyes de la alimentación y la nutrición.

La única cosa que un buen educador puede hacer con prudencia es señalar la ruta y predicar con el ejemplo.

¿De dónde viene el apetito equivocado, la atracción por las cualidades equivocadas y las cantidades impropias?

¿De dónde viene el apetito desequilibrado? De la mente desequilibrada.

La mente, privada de su energía vital, transmite mecánicamente la sensación de hambre.

Al no entender la causa real interna del hambre, el hombre busca medios externos y sustancias externas para satisfacer sus deficiencias. En cambio, la mayoría de los animales comen para satisfacer el hambre real y auténtica.

Liderados por la inteligencia interna innata, los animales saben qué comer, cuándo comer, cuánto comer, y cuándo dejar de comer. Pero el hombre no sabe diseñar su línea nutricional coherente. Sus opciones van sin esfuerzo desde la vileza de la carne de los cadáveres hasta la excelencia de los frutos más puros y perfumados.

Los animales viven de 3 a 20 veces el tiempo necesario para llegar a la madurez.

Un hombre sano y eficiente debería llegar sin problemas y sin dolencias a los 150-200 años por lo menos, si bien ya está decrépito a los 80 años.

Hay algo que no cuadra. Observemos las fórmulas químicas de los alimentos y bebidas más comunes y entenderemos muchas cosas:
- Alcohol = $C_2 H_6 O$ (dos átomos de carbono, 6 átomos de hidrógeno y 1 átomo de oxígeno)
- Azúcar = $C_{12} H_{22} O_{11}$
- Almidones = $C_{12} H_{10} O_6$ (harina, pasta, *pizza,* pan, galletas, arroz cocido, etc.)
- Café $H_{10} O_2$
- Té = $C_{13} H_9 O_7$

Llama la atención que en todas las categorías de alimentos y bebidas mencionados anteriormente esté el grupo CHO.

Hay que señalar que los almidones y azúcares están todos emparentados con la fórmula CHO de los carbohidratos. Son, básicamente, de la misma naturaleza que el alcohol.

Y es razonable decir que el azúcar, el almidón, el té y el café, producen en el interior del cuerpo efectos similares a los del alcohol. Éste es el drama de la fermentación, de la utilización parcial e incompleta de los alimentos consumidos.

Tomemos el ejemplo concreto de los que desayunan con tostadas (CHO), más café o té (CHO), más azúcar y cruasanes y pasteles (CHO), y comen y cenan con pasta (CHO), *pizza* (CHO), patatas (CHO), postres (CHO). Si tomamos alimentos ricos en proteínas, alimentos de origen animal, carne en su forma clásica apestosa de cadaverina, el CHO irá acompañado por el elemento nitrógeno y será privado del elemento oxígeno, según lo revelado por la misma fórmula de cadaverina (CH2-CH2-CN2).

Éste es sólo un ejemplo de cómo la desobediencia habitual de las leyes sobre los alimentos lleva a terribles castigos, a problemas del corazón, diabetes y parálisis, a daños a los órganos excretores primarios tales como el hígado y los riñones y el páncreas.

Pensar mal y comer mal son el resultado de la incapacidad de comprender y entender.

Un buen estudiante sigue de cerca la enseñanza de la verdad, y no se desvía por ningún motivo. Cuando te das cuenta de que estás perdiendo la salud, es necesario ver los propios errores. Demasiado pan, demasiada azúcar, demasiada comida dulce (y de todos los almidones que, en última instancia, se convierten en comida dulce).

Demasiadas sustancias animales que ni siquiera deberían tocar nuestros delicados sistemas digestivos-asimilativos.

El secreto de la salud, la clave que lleva a estar bien, es de una simplicidad desconcertante.

De hecho, basta cambiar los alimentos no-naturales por los naturales, y como por arte de magia se presencia el milagro.

Además así se aprende a controlar todo el desperdicio de energía mental y física, y a conservar fuerzas vitales y energías corporales insospechadas, y además sólo son necesarias cantidades más pequeñas de alimentos.

¿Por qué consumir los alimentos que cuelgan de las ramas? ¿Por qué comer alimentos crudos?

Porque se encuentran en su estado natural, llenos de vida, de sales naturales, azúcares buenos, hierro y otros minerales, sustancias ácidas, todos mezclados en perfecta pureza y en proporciones óptimas, todos irradiados y magnetizados por la luz solar.

La cocción destruye literalmente la vida. Las sales minerales terminan en el agua de ebullición y en el vapor de agua. Por eso los alimentos cocinados requieren correcciones y adiciones de sal y especias para hacer sabrosas nuevas combinaciones no proporcionadas, donde los excesos y las deficiencias perturban la digestión y asimilación. Los alimentos crudos atraviesan el proceso entero de la digestión y la asimilación sin acidificarse, sin fermentar.

Al menos la mitad del dinero que se gasta en alimentos se desperdicia, mientras que el cuerpo se ve obligado a hacer el doble de trabajo para la eliminación de los excedentes y los residuos. Este trabajo extra roba valiosa energía a la mente y al cuerpo, que en su lugar se debería usar en el pensamiento creativo y en el estudio, en la emancipación del analfabetismo alimentario.

Al caníbal al menos le gusta comer la carne casi viva, y sin especias. Hay que reconocer que le gusta el sabor de la carne pura. El hombre civilizado no, nunca. Sólo la idea de enfrentarse a la realidad de la carne en su estado natural lo trastorna. Debe cocinarla, convertirla, salpimentarla, liberarla de la grasa, ocultar su sabor original, tapar el hedor insoportable a sangre y cadáver que posee. Al final no come carne, sino especias que cubren el sabor de la carne.

En cuanto a los alimentos naturales hay que evitar que se conviertan en *starvation diets,* es decir, en dietas de hambre, como a veces sucede con los que abandonan los alimentos grasos en favor de la fruta. El error es pensar que el término *alimentos crudos* se refiere únicamente a las frutas y los frutos secos, sin la inclusión de los cereales. Este descuido es grave y conduce a la pérdida de energía y peso, al adelgazamiento excesivo.

La respuesta correcta es que cereales, verduras, frutos secos, frutas y vegetales de todo tipo y en la mayor variedad posible son todos alimentos esenciales. La avena y la hierba verde son los alimentos que más engordan a los animales. ¿Por qué no a los hombres?

La gordura, el aspecto rosado y bien alimentado, a menudo no es una cuestión alimentaria, sino una cuestión mental. Al cambiar de dietas ricas en grasas a dietas naturales, la mayor parte del peso que se pierde son *sustancias que engordan,* grasas y agua contaminada, que es mejor perder tan pronto como sea posible.

Con estas sustancias se produce presión arterial alta, estreñimiento, malestar abdominal, hipertrofia de los órganos, problema del corazón. Miles de millones anuales en gastos médicos en EE. UU. solamente, y millones de personas que mueren de enfermedades cada año, con 70 millones de pacientes a la espera de empeorar, son cifras que realmente impresionan y dan miedo.

El problema de las combinaciones de alimentos es de importancia fundamental, a pesar de que sigue siendo ignorado o subestimado por los médicos. La naturaleza no mezcla elementos extremos en las comidas.

Los alimentos naturales son ácidos o dulces, amiláceos o grasos o salados. Y el propio cuerpo emite selectivamente un fluido digestivo para cada cosa. De todo esto se desprende que los alimentos de características opuestas no deben comerse juntos, sobre todo en presencia de alimentos no naturales.

También en este caso el hombre hace todo lo contrario. Come azúcares y dulces mezclados con frutas ácidas, y ácidos y grasas con almidones. Su desobediencia a los principios y normas es devastadora.

Los alimentos naturales no dan grandes problemas, si están bien combinados y proporcionados, adaptados a una digestión siempre simple y eficaz.

Véanse, por ejemplo, las verduras mineralizantes o las *salt bearing foods,* como la lechuga, los rábanos, el apio, las espinacas, la coliflor, los berros, la rúcula, y todas las hojas verdes. Son alimentos neutros, desprovistos de elementos antagonistas, de exceso de ácidos, de exceso de grasas, de exceso de azúcares. Las verduras están perfectamente equilibradas por la madre naturaleza, y se pueden mezclar sin problemas entre sí o con cualquier otro alimento.

Basta con respetar unas pocas reglas prácticas, como la de no mezclar sandías o melones con otras frutas, sino comerlas por separado. Basta con anticipar la fruta una media hora antes que las verduras crudas, y comer primero las verduras y luego el cereal y luego las proteínas, y nunca la fruta después de una comida, excepto la manzana, la piña y la papaya, todas con enzimas antifermentación.

Una alternativa viable a la fruta es la fruta secada al sol. El uso de fruta dulce elimina el deseo y la necesidad de azúcares y pasteles. El alimento crudo es alimento vivo, y es necesaria menos cantidad para alimentar al hombre.

La sensación de vacío que se siente al abandonar el consumo de pan, pasteles y productos de panadería es causada por la eliminación repentina de los estimulantes antinaturales que abundan en esos productos. Los alcohólicos experimentan las mismas sensaciones de carencia y debilidad cuando se los priva de su droga favorita. Lo mismo ocurre con los grandes fumadores, que se prometen un centenar de veces a sí mismos y a sus seres queridos que lo dejarán para siempre, y que en cambio caen un centenar de veces derrotados y desconsolados en el vicio y la adicción.

Es un efecto de la abstinencia, o crisis de abstinencia, derivada del hábito dopante estabilizado.

Quinta parte

LA ESCUELA HIGIENISTA AMERICANA

1. Estar siempre en forma con la medicina integrativa

El objetivo fundamental del equilibrio energético

En Estados Unidos la llaman medicina integrativa, basada en la promoción de la salud y el bienestar físico, la mejora de la calidad de vida, que también son los objetivos fundamentales de todos los grandes movimientos y naturistas y de conciencia de la salud. Basa todo su discurso práctico en un programa de desintoxicación del organismo y en una nutrición adecuada a nuestro tipo de cuerpo. Una nutrición adecuada diseñada para resolver específicamente el problema del equilibrio energético. El equilibrio energético se logra bajo dos condiciones específicas:

– La absorción eficaz de la energía de los alimentos.
– La buena eliminación de los residuos.

La medicina integrativa pone bajo duras acusaciones las convicciones tradicionales derivadas de la medicina ortodoxa, a saber:

1. **La leche como alimento saludable** (mientras que no lo es de ninguna manera, y esto es aún más cierto para todos los quesos, los helados a base de leche y el chocolate con leche).
2. **Las proteínas como componentes esenciales de la alimentación** (mientras que ahora existe una gran revalorización de las dietas bajas en proteínas defendidas por el gran maestro Pitágoras, y en auge por los grandes eruditos y filósofos e higienistas de la antigua Grecia, incluyendo todo el sur de Italia).
3. **Llevar la cuenta de las calorías y consumir dietas de adelgazamiento** (métodos condenados drásticamente).

Está claro que de la ortodoxia médica de hoy hemos esperado demasiado. Han pasado apenas cien años desde que eran prácticas habituales el uso de las sangrías, las purgas violentas y las sanguijuelas, que eran torturas totalmente ineficaces y perjudiciales para generaciones de pacientes.

Por lo demás, no se dan grandes revelaciones, porque es la realidad afirmar que los principios inculcados durante años en todas las escuelas de Medicina del mundo resultan anticuados y obsoletos.

La medicina integrativa conecta, une, integra precisamente las seculares prácticas de la medicina preventiva proveniente de diferentes culturas con las necesidades básicas de la gente hoy en día, como la reducción del estrés, resolver los conflictos internos, prevenir estilos de vida incorrectos y modificar las opciones de comportamiento y de alimentación causantes de la larga serie de enfermedades que aquejan al hombre moderno.

La medicina integrativa tiene como objetivo lograr la calma espiritual, la paz emocional, la salud física. Tiende a sintetizar las teorías holísticas que caracterizan el estilo de vida de California (Universidad de Berkeley) y las teorías preventivas tradicionales de la Meca de la medicina de Boston. Hay que tener en cuenta que los médicos de la Costa Este, los tradicionalistas y provenientes de la Universidad de Harvard reconocen que la medicina de ahora es incapaz de tratar hasta el 80 por 100 de las enfermedades. En el 20 por 100 restante, la medicina y la cirugía corrige el 10 por 100, mientras que el 10 por 100 restante termina trágicamente por errores y accidentes quirúrgicos o por efectos secundarios de los fármacos. Estas cifras se conocen bien en los círculos médicos estadounidenses, y tienen prohibido comunicárselo a la gente, considerada evidentemente incapaz de evaluar y reflexionar.

La medicina integrativa proporciona métodos totalmente alternativos a la cirugía y los fármacos. Se habla de dieta, ejercicio, helioterapia, reposo, masaje, responsabilidad personal, autoevaluación, respeto por la vida de todos los seres, como factores determinantes de la salud. Toda enfermedad se considera potencialmente reversible, gracias al poder milagroso de autocuración del cuerpo.

En este mundo todo es energía. El cuerpo en sí es un sistema que produce energía. Los órganos son sistemas de células con idénticos patrones de vibraciones.

Las células no sólo presentan entre sí similitudes histológicas, sino que también poseen la misma frecuencia energética, mantenida unida por la homeostasis, o la tendencia innata de los organismos vivos para reequilibrarse.

Los sistemas que producen energía funcionan de un modo óptimo si disponen de un combustible adecuado.

Es posible lograr un equilibrio celular saludable y dinámico sólo cuando la cantidad de energía que entra es equivalente a la cantidad de energía que se libera.

El combustible alimentario es más eficaz cuando se consume en la forma que se encuentra en la naturaleza, dado que nuestro cuerpo es creación natural. De hecho no existen campos de pan, árboles de alimentos enlatados, ríos de suplementos o de refrescos con gas y azucarados.

Edward Taub, profesor de Medicina Clínica en la Universidad Irvine de California, y fundador de la medicina integrativa, es el autor de los conceptos claros y admirables que ahora exponemos en una versión sintetizada.

2. Escuela americana de higienismo natural

La higiene es la rama de la biología que estudia las condiciones de las que depende la vida y la salud del ser humano. La higiene no es un sistema de curaciones y terapias.

Las leyes de la naturaleza son universales, fijas, inmutables. Todas las ciencias auténticas y reconocidas del conocimiento humano tienen la característica común de respetar y reconocer las leyes naturales.

Cuando un hombre no se ha estudiado y comprendido a sí mismo, y no es capaz de explotar la iluminación de dichas leyes, termina siguiendo teorías falsas y falsos ídolos, llegando a ser presa de su propia locura.

La higiene es otra cosa que la aplicación práctica y concreta de los principios y de las leyes naturales de la preservación y restauración de la salud.

La American Natural Hygiene Society (ANHS), con su sistema higienista, ha sido la primera y única organización que ofrece este tipo de enseñanza. Ninguna otra escuela de Estados Unidos o del resto del mundo ha sido capaz de crear una cultura de la conciencia de la salud integral y científica, alternativa a las teorías médicas imperantes.

El higienismo natural es una de las formas más extraordinarias de afrontar el problema de la curación y del mantenimiento óptimo del cuerpo humano. Los orígenes del higienismo se remontan a los antiguos griegos. Hay que mencionar obligatoriamente a Pitágoras. Pero incluso Hipócrates enunció, ya en el año 400 a. C. que «aquello que comas será tu medicamento». En 1830 se fundó la American Physiological Society que después, en 1838, abrió una biblioteca en Boston y una tienda que se puede considerar como la primera tienda de EE. UU. especializada en alimentos para la salud. Alrededor de 1850, cuatro médicos (Sylvester Graham, William Alcott, Mary Gove e Isaac Jennings) comenzaron el primer gran movimiento moderno de higiene natural. Uno de los higienistas más prominentes del siglo pasado es Herbert Shelton, director de una clínica, laboratorio y escuela propias en San Antonio, Texas, y autor de numerosas e inimitables publicaciones higienistas, auténtico luchador por la causa, perseguido en vida por las autoridades sanitarias de Estados Unidos.

Para el higienismo natural, el cuerpo siempre lucha por su salud, y la alcanza liberándose continuamente de los desechos residuales nocivos.

El principio básico de esta ciencia es que el cuerpo se limpia, se cura y se mantiene a sí mismo. Todo el poder curativo del universo reside dentro del cuerpo humano, ni siquiera en las hábiles manos de los cirujanos.

Un corazón que late 100.000 veces cada 24 horas bombea unos 14.000 litros de sangre al día. Una media de cinco litros de sangre que deben extenderse y retirarse por un sistema circulatorio sanguíneo de 125.000 kilómetros para servir a nuestros 37 billones de células. Y cada segundo se producen 7 millones de nuevas células sanguíneas. La sabiduría de cada célula individual es superior a las nociones acumuladas por la humanidad durante siglos. En una célula ocurren diariamente más reacciones químicas que en toda la industria química mundial. En una célula viven miles de componentes: cromosomas, genes, ADN, mitocondrias, enzimas, hormonas, aminoácidos, además de miles de otras sustancias y compuestos químicos. La célula más pequeña de nuestro cuerpo es 1000 millones de veces más grande que su componente celular más pequeño. Dentro de cada célula hay un núcleo que contiene los cromosomas, los cuales a su vez contienen los genes, que a su vez contienen el ADN, la esencia de la vida (la sustancia que determina el color de ojos, el aroma de una flor, los colores de las plumas de un pájaro, las manchas negras de una vaca). Nuestro cuerpo tiene unos 113.000 millones de kilómetros de ADN. Una células humanas en laboratorio (independiente de las influencias del cuerpo) se divide 50 veces antes de morir.

La salud es un derecho adquirido por nacimiento. Ser gordo, pesar demasiado, no es un signo de buena salud. La obesidad es un problema en todo el mundo. La obesidad infantil es un drama generalizado y peligrosamente en aumento.

El cuerpo, para Shelton, no contiene alcohol más que en su fase degenerada. El cuerpo digiere, absorbe, usa, hace circular las sustancias buenas derivadas de la buena comida. No puede digerir o asimilar el alcohol.

El alcohol es absorbido y puesto en circulación, pero no es utilizado. El cuerpo reacciona contra el alcohol, le opone resistencia, trata de expulsarlo por todos los medios posibles. Esto de acuerdo al Poder Curativo de la Naturaleza *(Healing Power of Nature)*, que ha sido objeto de estudio y de investigación ininterrumpida desde los tiempos de Hipócrates.

Todos los organismos vivos se autoconstruyen, se autodefienden y se autocuran. El único poder que es capaz de curar es el poder creador original. Ningún poder extrínseco reemplazará nunca el poder intrínseco del cuerpo. Ninguna medicina en todo el mundo, ningún agua, ni comida, ni ejercicio especial, ningún cuerpo externo, ningún médico ni cirujano excelente son capaces de representar un poder o un potencial de recuperación.

El poder curativo se encuentra en el hombre y en ningún otro lugar del mundo.

Los fármacos están desprovistos de vida, son inorgánicos, son sustancias inertes y carentes de acción. La acción es una característica inseparable de la vida. Es el organismo el que crea la acción del encuentro con el fármaco y no al revés. El cuerpo actúa con el fin de rechazar y expulsar estos venenos, porque todo remedio farmacológico tiene un contenido caracterizado por poseer propiedades tóxicas.

El higienismo rechaza los venenos. Puede aceptar y aprobar sólo los elementos realmente necesarios para vivir: alimentos, aire, agua, luz del sol, descanso, sueño, relajación, ejercicio, juego, calor, limpieza, esperanza, fe, coraje.

Los fármacos utilizados en el tratamiento de los enfermos no tienen nada en su naturaleza que pueda compensar y equivaler al tremendo esfuerzo energético que el cuerpo tendrá que hacer para resistir y después expulsar a estos venenos. Los fármacos son perjudiciales para las personas sanas. Y lo son aún más para los enfermos, ya debilitados por sus problemas físicos. La idea de envenenar a una persona cuando está enferma se basa en una concepción errónea de la naturaleza de la propia enfermedad.

La enfermedad se considera, en todos los libros de texto médicos, como algo ajeno al organismo, como un enemigo y un extraño al que hay que rociar con veneno.

A la medicina oficial nunca se le ha ocurrido que la enfermedad es un proceso de purificación y reparación, y que la enfermedad no es algo a ser eliminado, expulsado, sometido, destruido, matado, eliminado, curado.

La enfermedad no es una cosa o una entidad, sino un proceso de restauración; no es un enemigo en guerra contra nosotros, sino un esfuerzo correctivo; no una sustancia que debe ser expulsada, sino una acción que ocurre para ayudar.

«La única y mejor protección e inmunización posible bajo todos los cielos y bajo todos los climas es una forma natural de vivir», es la notable conclusión de Herbert Shelton, un firme opositor a los fármacos y, especialmente, a las vacunas, al igual que todos los higienistas que siguen sus pasos.

3. Los ciclos metabólicos naturales del cuerpo

Se trata de ciclos regulares de 8 horas, válidos para todos los seres vivos. De las 12 a 20: ciclo de **apropiación** (ingestión y digestión de los alimentos), de las 20 a las 4: ciclo de **asimilación** (absorción y utilización de los alimentos), de las 4 a las 12: ciclo de **eliminación** (eliminación de los residuos del cuerpo y los residuos de los alimentos).

Desde un punto de vista fisiológico, nuestro cuerpo necesita comer por la tarde temprano.

Los ciclos son coadyuvantes y no se contrarrestan.

Durante el período de eliminación (por la mañana) es conveniente ayudar al cuerpo comiendo estrictamente fruta.

Incluso los no-vegetarianos harían muy bien llevando una vida vegetariana absoluta al menos durante la primera mitad del día. Obtendrían un doble beneficio: una salud mejor y una nueva e importante experiencia nutricional.

Cualquiera puede entender este importante mecanismo, todo el mundo aprende a conocer los ciclos de nutrición, solo y sin la ayuda de ningún medicamento será capaz de estabilizar y optimizar constantemente el peso de su cuerpo de acuerdo a sus características. Sólo hay que hacer la prueba. Y está claro que esta estrategia es capaz de proporcionar enormes beneficios a aquellos que sufren de obesidad.

Esto es realmente increíble.

Si es tan fácil perder los kilos de más y recuperar el peso ideal, ¿cómo es que los médicos, los hospitales, las autoridades sanitarias, los nutricionistas de la televisión y de los periódicos no nos lo dicen? ¿Cómo es que las únicas formas viables parecen ser las farmacológicas?

La respuesta es una de esas que dejan asombrados. Los ciclos metabólicos diarios no son un tema interesante para nadie, y mucho menos para las categorías antes mencionadas, que no ganan dinero con ello.

Todas las enseñanzas higienistas naturales tienen el grave defecto de hacer la vida mejor a las personas con sencillos trucos naturales y no hacen ganar dinero a una banda de asaltantes que viven normalmente de las desgracias de los demás. Estos ladrones están subvencionados por

304

los Estados, emplean a miles de personas, pagan impuestos, subvencionan actividades deportivas, son defendidos hasta la muerte por sus sindicatos. Son, por tanto, asaltantes legales muy difíciles de quitar de sus tronos.

La gente tiene que aprender de una vez por todas que el propósito del aparato médico-farmacéutico y de todas las industrias relacionadas (es decir, el vasto grupo que incluye también a la industria alimentaria) no es que nos encontremos en el peso ideal y en la salud óptima. La prioridad de estos señores de los fármacos y los suplementos no es hacernos aligerar peso, sino aligerarnos nuestro dinero.

Ésta es la pura verdad.

4. R. T. Trall, el mayor y más original médico higienista

«Meat eating and a craving for alcohol usually go together» (Comer carne y el ansia de beber alcohol normalmente van de la mano), y «There are only 2 fundamentals of good health: open bowels and clear conscience» (Sólo hay dos cosas fundamentales para la buena salud: intestinos libres y claridad mental), y finalmente «As there is no call for nutriment, a cup of cool water is all what needed by the sick» (Como no hay necesidad real de alimentos, un vaso de agua fría es todo lo que necesita el paciente), son tres declaraciones de Jennings que nos gusta mencionar aquí como ejemplo, aunque sólo sea por su perspicacia.

Si el primer médico en dejar su huella en el panorama higienista americano fue Isaac Jennings, R. T. Trall fue, sin duda, el más grande y más original en la formulación de las teorías básicas higienistas modernas.

La llamada *disease*, o enfermedad, es en realidad el verdadero proceso de curación en curso. Existen varias enfermedades, pero sólo hay básicamente una enfermedad.

El material contaminante se ha acumulado en el sistema, en el organismo, sobre todo debido a las transgresiones dietéticas, o por la elección de alimentos equivocados y cantidades excesivas. La enfermedad resultante no es otra cosa que el intento y el esfuerzo inteligente del cuerpo para deshacerse rápidamente de tal material incómodo y peligroso.

De ahí la defensa de una dieta estricta y abstemia, de una dieta vegetariana, de una dieta cuidadosa con las combinaciones correctas y las prioridades justas.

La medicina reconoce a los alimentos de origen animal efectos estimulantes útiles. Estimulantes sí, es cierto, pero ciertamente no son útiles, afirma Trall. La estimulación y nutrición son ideas antagónicas. Si algo estimula no puede también nutrir. Las drogas, los fármacos, los alimentos estimulantes ni siquiera están dotados de acción, para ser honestos. Más que dar algo, más que aportar algo constructivo y concreto, causan una reacción violenta que el organismo se ve obligado a resistir y a expulsar rápidamente.

Cualquier sustancia introducida en el sistema puede ser alimento utilizable o veneno a expulsar. No hay medias tintas. Todo lo introducido y no utilizable es causa de enfermedad. Por tanto, la enfermedad no es un enemigo contra el que luchar, sino un aliado y un principio vital interno que está luchando contra un enemigo y un causante de enfermedad llamado material extraño y obstructor. La enfermedad es por el contrario una guardia defensiva y protectora de los organismos vivos. Se trata, después de todo, de un proceso de purificación.

El doctor Trall, de acuerdo con cualquier buen higienista de hoy como de entonces, hizo hincapié en la necesidad de hacer mucho ejercicio. «It is much better to wear out than to rust out» (Mejor agotarse que oxidarse), era una de sus bromas llenas de espíritu y significado.

Pocas personas se dan cuenta de que tenemos más linfa que sangre en nuestro cuerpo. Pocos entienden que la linfa tiende a moverse lentamente, debido a que no posee como la sangre una herramienta para bombearla, un músculo cardíaco llamado corazón. La única manera de mantener la linfa y el sistema linfático activos es la estimulación producida por la actividad física. La congestión linfática y el resultante bloqueo del sistema conectivo son causas importantes de enfermedad.

Cuando Trall entraba en el aula, hacía siempre una primera pregunta clave: «Cuando usted es llamado a la cabecera de la cama de un enfermo, ¿qué es lo primero que debe hacer?». «Equilibrar la circulación», eran las tres palabras que reclamaba a sus estudiantes.

En toda enfermedad, enseñaba, los órganos internos están congestionados, calientes, febriles, mientras que en el exterior, es decir, la piel, tiende a estar inactiva. Un buen médico debe facilitar la descongestión de los órganos y el flujo de sangre desde los órganos a la epidermis, utilizando compresas moderadamente frías, o trapos empapados en líquido medicamentoso, aplicados externamente.

5. Teoría tildeniana del desequilibrio metabólico o de la toxemia

El higienista John Tilden, como Trall, dio un gran impulso al desarrollo del higienismo. A Tilden se le debe la teoría de la toxemia, piedra angular del concepto de enfermedad de acuerdo con la escuela higienista.

El cuerpo humano ha sido diseñado de modo que permanezca en equilibrio en términos de formación de tejido (anabolismo) y de desintegración de tejidos (catabolismo).

El desarrollo de la toxemia se produce de dos maneras, la toxemia definible natural (función natural del cuerpo, con 300-800 millardos de células viejas y tóxicas a eliminar al día por la vejiga, los pulmones y la piel, que si el cuerpo dispone de suficiente energía se eliminan regularmente sin problemas), y la toxemia antinatural, ya que el hombre a menudo tiene el hábito perjudicial de alterar todo alimento antes de comerlo, y también de elegir los alimentos que no son de su propia especie, lo que genera residuos tóxicos en el organismo.

Si producimos más residuos de los que eliminamos, la cantidad en mayoría se acumula y causa aumento de peso. Además, la toxinas son ácidas y causan una forma de defensa basada en la retención de líquidos para neutralizar la acidez, provocando más inflamación y aumento de peso. Es un poco lo que pasa cuando comemos sal o alimentos salados. En términos técnicos se llama hidropesía.

Si cada día producimos más residuos tóxicos de los que eliminamos, hay que encontrar un lugar interno para dicho exceso. El cuerpo no los pone estúpidamente en el interior de los órganos vitales, sino que los almacena con lógica en los tejidos grasos y en los músculos (muslos, glúteos, cintura, brazos, mentón, etc.).

All so called diseases, far from being malign entities, are remedial efforts and curative processes, and of course they cannot be cured, as they are themselves the indication of cure. (Las denominadas enfermedades, lejos de ser entidades malignas, son esfuerzos remediales y procesos de curación, y por supuesto no deben ser curadas, siendo ellas mismas herramientas indicativas de la cura por hacer).

Remove the cause and the disease disappears, and health is restored. Cleanse the system of the morbid material and health automatically returns. Helping nature to do so is the only treatment required. Nature alone cures. All we can do is to aid and assist nature in its purification efforts. (Si se elimina la causa, la enfermedad desaparece y se restaura la salud. Si se limpia el sistema de material mórbido, la salud vuelve de forma automática. Ayudar a la naturaleza a hacer su trabajo es el único tratamiento necesario. Sólo la naturaleza tiene el poder de curar. Lo único que podemos hacer es ayudar y asistir en su esfuerzo de purificación).

It is the poor state of the blood that makes disease possible. Fear is the greatest of all causes of enervation. It begins in childhood with doctrines of hell-fire and horned devils. Adults too are full of fears, worries, business troubles, frustrations, anxieties as to the future, fears of old age and disease, fears of premature death. Financial insecurity is a tremendous factor of internal sufference and corrosion. All above fears are great devitalizers for men. (Es el precario estado de la sangre lo que hace posible la enfermedad. El miedo es la principal causa de enervación y de estrés nervioso. Se inicia en la adolescencia con la doctrina del fuego infernal y los demonios con cuernos. Los adultos también están cargados de miedos y preocupaciones, problemas financieros, frustraciones, ansiedad sobre el futuro, miedo a la vejez y la enfermedad, miedo a una muerte temprana. La inseguridad económica es un factor de enorme sufrimiento y corrosión interna. Todos los miedos enumerados anteriormente son grandes desvitalizadores para los seres humanos).

Claramente, estas ideas desarrolladas por Tilden son diametralmente opuestas a las teorías médicas, donde la enfermedad se debe combatir como un enemigo, como un espíritu maligno que ha entrado en el cuerpo del paciente. Tilden puede ser considerado como una verdadera espina clavada en el pecho de la medicina.

Sus tiempos eran obviamente diferentes. Por ejemplo, no había accidentes de tráfico.

Había pocas emergencias. La medicina de urgencias, las salas de urgencias, las ambulancias, los helicópteros de emergencia, eran cosas futuristas y no previstas. Por tanto, debemos ser capaces de leer e interpretar y extrapolar de la manera correcta y con el debido sentido histórico la obra de estos maravillosos autores del siglo xix y principios del xx.

6. Salud, enfermedad y curación desde la perspectiva tildeniana

En las páginas de Tilden abundan los comentarios interesantes y todavía de actualidad sobre la armonía orgánica: *Life depends upon organic harmony (La vida depende de la armonía de los órganos)*; o sobre las enfermedades de la infancia y la adolescencia, claramente no causadas por microbios ni virus ni infecciones, sino por comer en exceso: *Children are, as a rule, notoriously overfed, and that's why children diseases are so common* (Los niños suelen estar notoriamente sobrealimentados, y por eso las enfermedades de la infancia y la juventud están tan difundidas, no por causas microbianas).

A propósito del ayuno como un excelente remedio para todas las enfermedades, Tilden se expresa de la siguiente manera: The most powerful remover is a fast. Give nature a rest, and she needs no other cures. Rest means stay in bed, poised mind and body, distilled water at will, and fast. Restore the patient's energy level. Remove his toxemia, and he will get well. Es decir, «El medio de eliminación más poderoso es el ayuno. Ofrece a la naturaleza, es decir, a tu organismo, un descanso porque no necesita ningún otro tipo de atención. Descanso significa quedarse en la cama, con la mente y el cuerpo libres de estrés, bebiendo sólo agua destilada en la cantidad que se quiera y sin comer. Si se restaura el nivel de energía del paciente, se elimina la toxemia y volverá a sentirse bien.

Es decir, que el más poderoso medio eliminatorio es el ayuno.

A Tilden también se le atribuyen otros importantes conceptos y aportes culturales y filosóficos en la actualidad sobre la curación, siempre en conflicto irreconciliable con la medicina, tanto la de entonces como la de ahora.

Una verdadera filosofía de la curación debe basarse en *una veraz interpretación de lo que es la enfermedad, cuáles son sus causas y cuáles las curas.*

La enfermedad en sí no existe, por el hecho de que no es nada más que la salud pervertida o comprometida.

Por tanto existe la salud y la no salud, que es un estado de malestar provocado por desequilibrio psicofísico.

Estudiar la enfermedad como un caso en sí, como hace la medicina, no hace más que conducir al caos. Sólo la ciencia de la salud, el estudio de la salud, puede dar un conocimiento de lo que se llama impropiamente enfermedad. En la práctica, para Tilden y los higienistas sería justo y razonable llamarla en todo caso *fortaleza*.

A lo largo de su existencia, el mundo de la medicina ha buscado constantemente curar la enfermedad, a pesar del hecho evidente de que la naturaleza no requiere ni necesita ningún remedio.

La naturaleza sólo requiere ser puesta en condiciones de ejercer sus facultades de poder autocurativo. No hay curas reales ni efectivas para las enfermedades. La toxemia es la causa universal de todas las enfermedades. Todo es tremendamente fácil y simple. Pero la gente en general odia las cosas simples de la vida y le encanta perseguir las más increíbles y complicadas.

La toxemia no debe asustar. Significa simple suciedad orgánica dentro de nuestro cuerpo, que ha terminado dentro por culpa de alguna intrusión indebida de material impropio desde el exterior, o autogenerada por la eliminación ineficiente de los desechos metabólicos que deriva en un estado interior de debilidad y agotamiento. Hay que recordar que todo organismo vivo sufre una muerte constante de miles de millones de células que se convierten en material de desecho, residuos orgánicos incómodos, masas de virus sin vida que el cuerpo ha almacenado a regañadientes durante semanas, meses y años como restos celulares molestos.

Sin energía nerviosa ningún órgano del cuerpo, ninguna glándula, ningún músculo puede ejercer sus funciones. La cantidad de energía nerviosa es exactamente cuanto necesita para desempeñar las funciones normales del cuerpo con el mínimo esfuerzo.

7. El estrés, los miedos, la ignorancia y los malos hábitos de vida llevan a la enervación

Pero nadie es capaz de calcular las extraordinarias demandas de energía que provoca la vida civilizada y estresante de hoy en día.

Trabajo, familia, preocupaciones, miedos, reducen mucho nuestro capital interno de energía nerviosa. La consecuencia es que cada uno vive más o menos en un estado de constante de enervación, y por tanto en un estado de eliminación ineficaz y una limpieza de residuos imperfecta.

Los hábitos perversos de sobrealimentación, de suscribirse a los excesos de todo tipo, producen abusos internos de energía nerviosa. Cuando el suministro de energía nerviosa no es igual a la demanda del cuerpo, el funcionamiento de los órganos se vuelve defectuoso, y es causa de retención de productos de desecho, es decir, de toxemia. No es extraño que todas las personas hiperactivas y sobrerresponsabilizadas estén más o menos enervadas.

No hay nada más deprimente y aniquilador que miedo.

Por eso muchas personas sucumben a las llamadas epidemias de gripe.

El miedo, sumado a la debilidad física inherente al trastorno, a menudo puede ser fatal.

El miedo es hijo de ignorancia. La inteligencia y la comprensión de las cosas son factores de conservación de la energía nerviosa. Todos los hábitos y estilos de vida y actitudes que llevan a la enervación se deben eliminar.

El organismo puede debilitarse y enervarse hasta el punto de que no tenga el poder de reacción suficiente para expulsar la sepsis, la septicemia, la toxemia. Liberarse de la toxemia significa corregir todos los hábitos de vida que producen enervación, y luego reconstruir gradualmente una digestión normal, una asimilación normal, una eliminación normal.

La medicina da fármacos como remedio, pero los fármacos comprometen y agravan la eliminación, ya que también tienen que ser eliminados.

Los propios alimentos, que la medicina sigue prescribiendo junto a los medicamentos, se añaden a las dimensiones de la enfermedad. En la naturaleza, si se es atacado químicamente por venenos externos y por venenos internos autogenerados, y si al mismo tiempo si se agobia con antitoxinas, con sustancias que implican efectos secundarios y dificultad de eliminación por vía renal, se corre un riesgo real de muerte.

Por el contrario, si se mantiene la sangre en un estado de pureza constante, la enfermedad se vuelve prácticamente imposible.

8. De la enervación a la toxemia

EL MECANISMO DE LA ENFERMEDAD

Dado que el efecto siempre sigue a la causa exactamente como la noche sigue al día, se ha descubierto que la causa primaria de toxemia (o de envenenamiento de la sangre) es la enervación (es decir, una disminución de la resistencia vital, una situación de debilitamiento o de agotamiento nervioso).

Cuanto más rápido fluye la sangre, más fuerte se vuelve la acción de la fuerza vital, la repulsión y la expulsión de todas las toxinas peligrosas, del material voluminoso y los residuos orgánicos que obstruyen y bloquean células, tejidos y capilares.

Los cuerpos de los enfermos a menudo se encuentran con que tienen que luchar contra tres tipos de enemigos:

1. **Los venenos originados internamente (masa diaria de células muertas)**
2. **Los venenos introducidos desde el exterior (alimentos equivocados)**
3. **Los venenos añadidos por la atención médica**

    Yo, John Tilden, en calidad de médico higienista, no puedo hacer nada por los pacientes que ya han sido dosificados previamente con morfina, fármaco que paraliza todos los poderes de recuperación restantes que posee el paciente.

    Hay una razón y un propósito en cada función del cuerpo. Todas las funciones son perfectas, y están diseñadas para lograr resultados específicos. Tratar las partes afectadas, las que muestran síntomas de dolor, es ignorar y subestimar los objetivos y propósitos del cuerpo y los procesos de recuperación programados por éste.

Por último, dice Tilden, el mecanismo de la enfermedad es el siguiente:

- **Primera causa = violación de la ley natural, primer efecto = toxemia**
- **Segunda causa = reacción del cuerpo al peligro interno, segundo efecto = síntomas**

Es siempre y sólo el cuerpo el que actúa, y no el medicamento, el suero o los residuos internos venenosos. Es el estado de peligrosidad de estas sustancias lo que empuja y estimula el cuerpo a actuar. Se trata de una acción defensiva y de autoprotección, producida por la invocación de las fuerzas corporales de reserva. Los efectos visibles de este procedimiento de emergencia es ritmo cardíaco acelerado, respiración rápida, mente alerta, sudoración profusa, fenómenos de vómitos y diarrea, erupciones en la piel, fiebre, etc.

La naturaleza y la ubicación corporal de los síntomas determinan el nombre que la medicina le dará a la enfermedad, nombres que son incidentales y no tienen importancia real.

La causa es una cosa, el efecto es otra. Es la misma diferencia entre anterior y posterior. Los efectos, los síntomas, se pueden estudiar y reestudiar y clasificar para siempre, sin que revelen las causas que los generan. Todo un trabajo tan monumental como inútil, una pérdida de tiempo. Como en las habituales investigaciones sobre el cáncer, que a diario y desde hace dos siglos prometen soluciones inexistentes y sangran sin sentido e ilimitadamente la financiación de todos los Estados.

9. Los principios operativos del cuerpo

La importancia básica de la sangre
La continua lucha entre la fuerza vital y el material
tóxico obstructivo
La enfermedad no existe
¡Es un fantasma, una pura y cómoda invención!

Todo el asunto de cómo funciona el cuerpo internamente se puede resumir de la siguiente manera:

1. **La vida es la fuerza creativa que opera en el interior del cuerpo.** En el caso de una salud óptima, funciona muy tranquilo y silencioso. En caso de obstrucciones, lucha para salvar el cuerpo mediante la eliminación del material obstructivo y destructivo. Esta lucha entre la fuerza creativa y el material tóxico se llama impropiamente enfermedad, y lleva el nombre de acuerdo a las áreas en las que los síntomas físicos se han evidenciado. La enfermedad, de por sí, como entidad a definir y clasificar y catalogar, no existe. Es una invención médica de conveniencia. Se trata de una necesidad médica que surge de la necesidad de tomar medidas contra el síntoma, de acuerdo con sus planes operativos falaces.

2. **La existencia armoniosa del cuerpo depende del respeto estricto y constante de las leyes naturales.**

3. **El cuerpo es naturalmente perfecto y completo.** No necesita normalmente de adiciones y alteraciones e intervenciones. Es inadecuado e incapaz de recibir nada de las manos de otros hombres. El cuerpo es una entidad autónoma y autooperante, autorregulada, autorreparadora, autoconservante, autocurativa.

4. **Todos los poderes curativos del universo están exclusivamente dentro del cuerpo.**

5. **La eliminación del material tóxico y la operación básica para recuperar la fuerza y la salud.** Ningún poder, ninguna fuerza, ninguna cosa ni ninguna sustancia puede salvar el cuerpo o servir al poder de curación interno, con la excepción de la eliminación

inmediata del material tóxico obstructivo, que es la causa principal del desequilibrio surgido en el interior.

6. **La vida de los tejidos vivos dependiente totalmente de la sangre.**

7. **Mientras la sangre permanezca activa, fluida, sana, todos los órganos, todas las células se comportan de una manera regular.**

Y todo terapeuta que sabe cómo funciona la naturaleza no puede iniciar procedimientos de asistencia que no cumplan de manera exhaustiva y no tengan en cuenta los siguientes puntos y las siguientes premisas operativas:

1. La continuidad de la existencia del cuerpo depende de la sangre.
2. Un flujo normal de sangre normal aporta principios de salud.
3. Una circulación retardada e irregular y una sangre impura llevan automáticamente a la enfermedad.
4. En este punto no hay otras intervenciones más que una purificación de la sangre y una aceleración de la circulación.
5. Purificación y aceleración deben y pueden ser suministradas por el cuerpo y sólo por el cuerpo. El cuerpo es el que produce la sangre y la purifica. Nadie ni nada más en el mundo es capaz de hacerlo.
6. El procedimiento tiene que ser natural y los resultados deben ser favorables y permanentes.

10. El principio de los alimentos de alto contenido en agua

El agua está contenida tanto en los alimentos como en el aire. Nuestro cuerpo, formado por un 70 por 100 de agua, necesita alimentos, aire y agua para sobrevivir. Una planta, privada de agua, se marchita y muere.

También la Tierra, extraña coincidencia, está formada por un 70 por 100 de agua. Por tanto, es lógico decir que nuestra alimentación debe contener un 70 por 100 de agua, o de los productos naturales que contengan el 70 por 100 de agua en su composición.

Bueno, sólo dos sustancias alimentarias responden a este requisito fundamental, y son las frutas y las verduras en su estado natural. Por tanto, las frutas y las verduras deben ser los elementos básicos de nuestra dieta. Todos los nutrientes, vitaminas, minerales, proteínas, aminoácidos, enzimas, carbohidratos y ácidos grasos que el cuerpo necesita deben obtenerse a partir de frutas y verduras.

Las vitaminas, los minerales y los minerales traza sólo están disponibles en los huertos, en los campos, en los bosques, y ciertamente no en las farmacias o en las tiendas de productos pseudonaturales.

Además de darle nutrientes al cuerpo, el agua ingerida juega un papel crucial: limpia, es decir, libera al cuerpo de residuos tóxicos. Limpiar y desintoxicar en este caso son sinónimos.

Las preguntas clave que siempre debemos hacernos cuando vamos a comer son:

1. **¿Es un alimento desintoxicante u obstructivo?**
2. **¿Es un alimento que limpia o que ensucia?**
3. **¿Es un alimento vivo que me aporta recursos vitales o es un alimento muerto que me quita recursos internos?**

4. ¿Es un alimento concentrado y sin su agua biológica o es un alimento completo y equilibrado?

5. ¿Es un alimento proveniente de un árbol y una planta que están imbuidos del calor y la luz y el magnetismo solar, absorbiendo minerales inorgánicos del suelo y restituyéndolos en forma orgánica?

6. ¿Es un alimento que proviene de instalaciones industriales o casas del terror donde el sol y el suelo se sustituyen por luces de neón y sucios pavimentos de hormigón?

Cada cosa, y más aún cada órgano y cada minúscula célula, no lavada y limpiada regularmente, se ensucia de modo irreparable. Vivimos en un mundo donde todo se limpia ya hasta de manera exagerada. El lavado a vapor, las sofisticadas máquinas de agua a presión de los barrenderos, las cuadrillas de operarios especializados en la desinfección están en todos los rincones del planeta preparados para la acción. Pero ¿hay algo que no se lave y se limpie con regularidad en este país y en todo el mundo? Sí: el interior de nuestro cuerpo. Y la mayoría de los alimentos concentrados, desecados y desvitalizados que consumimos tiende a obstruir nuestro cuerpo, a hincharlo. Digamos que la gran mayoría de la gente no hace nada durante décadas y décadas para eliminar sus depósitos internos de suciedad, añadiendo residuos a los residuos, venenos a los venenos. Sin darse cuenta, competimos en una loca carrera hacia una catástrofe ambiental tóxica dentro del propio cuerpo. La mejor manera, el único camino posible para evitar el desastre, es recurrir al ayuno terapéutico, y después introducir una dieta regular y preferentemente de alimentos naturales adecuados para los seres humanos, con su contenido de agua biológica.

11. Cuando los alimentos te ensucian internamente

Gran parte de los alimentos que las personas consumen habitualmente, con poca o ninguna advertencia, nutren muy poco y obstruyen mucho.

En EE. UU., 3 de 4 personas mayores se ven afectadas en algún momento de sus vidas por enfermedades del corazón o por cáncer (4000 muertes al día sólo debidas al cáncer).

Cada año, se implantan decenas de miles de baipás porque las arterias de las personas simplemente están ocluidas.

La parte externa del cuerpo se lava, a menudo de manera metódica o maníaca.

Pero el interior, que es mucho más importante, se descuida vergonzosamente.

Las personas no hacen nada durante décadas para eliminar sus propios residuos.

La única forma posible de lograrlo es comer alimentos con alto contenido de agua biológica (no agua dura como todos los minerales, sino el agua destilada de forma natural por las plantas, cargada de energía y refrescante y sin trazas de minerales ni de iones minerales). En la práctica, debemos centrarnos en los alimentos que nos sacien el hambre y la sed, y no en la comida que tiene buen sabor, como se hace comúnmente siguiendo gustos pervertidos, malos hábitos, tradiciones equivocadas.

No hay necesidad de beber agua. Nosotros no somos bebedores de agua mineral.

El agua es muy valiosa en momentos de emergencia.

Pero el agua de río o de manantial no nos es de gran ayuda, ya que carece de enzimas, vitaminas y otros micronutrientes. Necesitamos agua biológica. Necesitamos nutrirnos con alimentos naturales cargados de agua. Sin embargo, es importante señalar que, si se debe beber, el agua mineral, aun con todos sus defectos, es la única alternativa aceptable.

Quien recurre al vino, la cerveza, el té, el café, los refrescos azucarados, y los zumos pasteurizados acaba consumiendo en realidad alcohol, azúcares industriales, minerales no absorbibles, burbujas carbónica mortales, partículas estimulantes.

Si uno se quiere sentir vivo, lleno de energía y vigor, en plena forma, tiene que comer alimentos vivos, alimentos con alto contenido en agua destilada natural y asimilable al 100 por 100, sin efectos secundarios (residuos minerales inorgánicos). El buen ejemplo, y la prueba científica de lo que decimos, es una vez más la sabiduría ancestral de los animales salvajes, que se alimentan exclusivamente de alimentos naturales y no de alimentos de los que se ha eliminó el agua por cocción o elaboración.

Norman Walker, vivaz profesor americano, a los 116 años cultivaba su pequeño jardín, y escribió lo siguiente para la posteridad: «Toda planta, verdura, fruta y semilla, cruda en estado natural, se compone de átomos y moléculas, dentro de los cuales hay elementos vitales naturales que llamamos enzimas. Cada célula de nuestro cuerpo y cada célula del alimento natural está impregnada y animada por esta vida silenciosa llamada enzimas. Esta atracción magnética sólo está presente en las moléculas vivas. A 54°C las enzimas mueren, por lo que el alimento sometido a temperaturas superiores a 54°C ha perdido la vida y ha perdido su valor nutricional. Este alimento puede mantener vivo el cuerpo humano y proporcionar energía, pero a costa de la salud y de la vitalidad, que se degeneran progresivamente». Son cosas que sabemos, pero que merecen ser repetidas de forma admirable y casi poética expresada por este gran personaje del higienismo.

Los estudios sobre la longevidad confirman plenamente la configuración higienista sobre los alimentos y el agua. El chino Wu Yungin, fotografiado en bicicleta a los 142 años (confirmados por el archivo estatal chino), aseguraba que su dieta desde el nacimiento fue sólo de arroz y cereales integrales, sandías y melones, frutas y verduras en abundancia, boniatos y nada más. Otros casos de longevidad extraordinaria que tienen registrados los sorprendidos gerontólogos de diferentes países se localizan en la Abjasia caucásica, en Vilcabamban de Ecuador y en Hunzucut y Hunzas en Pakistán, todas naciones estrictamente frutarianas y vegetarianas, donde es común superar en plena forma los cien años de edad e incluso más, sin la obesidad y sin las enfermedades que afectan a los llamados pueblos civilizados.

12. Cuando incluso el agua te ensucia los conductos

El agua de los manantiales, repetimos, no es la ideal, ya impregnada con minerales inorgánicos que el cuerpo humano no puede ni usar ni eliminar fácilmente. Los minerales tienden a unirse al colesterol y formar una fin placa en las arterias, mientras que el agua destilada no produce este efecto tan perjudicial del que nadie habla. ¿Quién puede tener interés en tocar el tema, tan delicado y embarazoso, de las consecuencias endurecedoras y osificadoras del consumo de agua mineral? No hay que olvidar que la industria de todas las bebidas, minerales y no minerales, alcohólicas y no alcohólicas, estimulantes y no-estimulantes, con gas y sin gas, hace dinero en todas las zonas del mundo. Porque la gente tiene sed. La gente quiere beber y pagar por cualquier líquido. Lo saben bien en todos los restaurantes y bares del mundo, saben que más que la comida son las bebidas las que dan más beneficios, y sin ningún tipo de esfuerzo de preparación como los alimentos. Sólo tienen que abrir la botella y ya está.

Por el contrario, el agua destilada, sobre todo en ayuno terapéutico, ayuda en parte a eliminar los minerales inorgánicos acumulados (por algo está prohibida el agua no destilada en el ayuno, que contiene minerales negativos).

La característica más obvia de la edad avanzada son, de hecho, los depósitos de minerales equivocados en el cuerpo, la fibrosidad, las gelatinas, el moco que se acumula en el sistema. Se trata principalmente de fosfatos y carbonatos de calcio y de magnesio y de otros minerales traza. Vejez igual a osificación, cartílagos endurecidos y nada elásticos, movimientos decrépitos, masa muscular reducida, fibras nerviosas más rígidas y menos contráctiles, problemas en las articulaciones, como la gota y el reumatismo, problemas con los órganos urinarios, las arterias y las venas engrosadas en conjunto pero cuyo diámetro interior se encuentra disminuido (donde encuentran lugar fijo depósitos fibrosos y gelatinosos mezclados con depósitos minerales, con la consecuente circulación de la sangre cada vez más obstaculizada).

No existen medicamentos capaces de disolver de manera eficaz y definitiva estos materiales obstructores. Ni la cirugía que abre arterias ni la succión de dichos residuos ofrecen esperanza. El zumo de naranja y de cítricos (limón, mandarina, pomelo) tomado regularmente durante todo el año es capaz de empujar suavemente la masa de colesterol endurecido, y sobre todo de hacer frente de un modo continuo al fenómeno de obstrucción.

13. El principio de la correcta combinación de los alimentos contra los peligros de la putrefacción y de la fermentación

La energía es como el dinero. Sirve para correr, leer, jugar, trabajar, divertirse.

La función del cuerpo humano que requiere más energía que cualquier otra es la digestión. Pero la gente parece no darse suficiente cuenta de esta importantísima realidad, y en vez de ahorrarse esa pesada fatiga diaria mediante la adopción de dietas ligeras y compatibles con su tipo especial de tracto digestivo, continúa maltratándose con cantidades ingentes de comida equivocada, aunque bien presentada y sazonada, mal mezclada y con poco contenido de agua, o peor aún, acompañada de vino o cerveza.

La combinación correcta de los alimentos se basa en el descubrimiento higienista de que ciertas asociaciones de alimentos son más fácil y eficazmente digeribles que otras, y que el cuerpo humano no está diseñado para digerir al mismo tiempo más de un alimento concentrado en el estómago.

El nutricionismo médico, siempre basado en la famosa fórmula de comer un poco de todo, no reconoce todavía la idea de las combinaciones correctas, dejando que cada uno cuide de sí mismo en libertad, porque ya hay buenos medicamentos contra la indigestión. La gente sigue comiendo alimentos combinados al azar y de manera indiscriminada, y esto es realmente increíble.

Los almidones y las proteínas son, por ejemplo, químicamente incompatibles. Durante la cocción, el agua se elimina completamente de la patata, no así su alta concentración de almidón.

Si se toma con la carne o el queso, las proteínas reclaman ácido para ser descompuestas, mientras que el jugo gástrico adecuado para descomponer el almidón es de tipo alcalino (es decir, opuesto al ácido).

Sustancias ácidas y alcalinas en contacto contemporáneo se neutralizan entre sí y crean una emergencia digestiva. La digestión se prolonga hasta que nuevos jugos gástricos se secretan en el estómago para una ulterior neutralización. Finalmente el estómago se indispone y descarga la mezcla incómoda en el intestino (como diciendo *¡allá te las arregles!*). Pero las proteínas, al estar en el estómago durante demasiado tiempo, se pudren o descomponen en parte, mientras que la mayoría de los carbohidratos con almidón fermentan (es decir, se alcoholizan).

Putrefacción y fermentación son dos procesos que el cuerpo simplemente no puede tolerar.

Los alimentos putrefactos y los alimentos fermentados generan ácidos tóxicos, flatulencia, acidez de estómago. Y precisamente por esta razón los fármacos antiácidos se han convertido en el pan de cada día.

Si se toman a toneladas, porque se comen alimentos no adecuados que se pudren y fermentan, se tiene que lidiar con una masa de comida podrida, maloliente, en descomposición. Imagínese 9 metros de intestino de paredes delicadísimas obligados a hacer frente a esos alimentos. La masa venenosa tarda 8 horas en salir del estómago, y de 20 a 40 horas en pasar a través de los intestinos. No se da ninguna aportación de energía, sino un robo real de energía y micronutrientes interiores valiosos (vitaminas, enzimas, minerales) que daña el cuerpo. Si en su lugar se puede asegurar que el alimento pasa a través del estómago sólo en 3 horas en vez de en 8 horas, ya se ganan 5 horas de energía.

La investigación realizada por Cason en 1945 demostró que la digestión de las proteína mezcladas con los almidones provoca retrasos nocivos, y el examen de las heces demostró en experimentos la presencia de gránulos de almidón no digeridos.

Cuando los alimentos se consumen en combinaciones incompatibles y la fermentación se produce en el tracto digestivo se produce el alcohol, con las mismas consecuencias que se derivarían de tomar alcohol y con el mismo riesgo de daño hepático. Es como emborracharse sin siquiera haber bebido vino, que es *el máximo de la mala suerte*, como dirían en cualquier posada que se precie.

El principio de la correcta alimentación advierte de no desperdiciar energía con digestiones larga y difíciles.

Nuestro objetivo es que la comida llegue al estómago y permanezca allí tres horas sin pudrirse ni fermentar y sin provocar gases ni flatulencias, sin pirosis (sobrecalentamiento), sin acidez de estómago (y sin recurrir a fármacos antiácidos, que causan graves efectos secundarios) y que después pase rápida y eficazmente a través del intestino.

El secreto para lograr este objetivo es consumir un alimento concentrado cada vez, ya que cuando se comen dos o más combinaciones de sustancias concentradas los alimentos sufren un proceso de putrefacción. Y la comida alterada asume características de veneno que impide ser asimilada y absorbida por las vellosidades intestinales. Lo que significa que, por ejemplo, en el caso de un consumidor de carne, que ya es en sí misma una comida equivocada y no apta, no puede comer junto con esa carne patatas, arroz, queso, pan, pizza, o pasta (queda prohibida la salsa de carne), sino sólo verduras con alto contenido de agua, prioritariamente crudas.

La verdura no requiere unos jugos gástricos específicos y se descompone tanto en medios ácidos como alcalinos. Antes de la comida del mediodía, hay que comer un buen plato, o al menos un plato, de verduras crudas aderezadas con limón y aceite de oliva. Para la cena, tal vez a base de queso (estas líneas están dedicadas a los amantes inoportunos de los alimentos animales, que también merecen sobrevivir y posiblemente cambiar y mejorar su filosofía acerca de la comida), el consejo es cortarlo a trozos pequeños y ponerlo en ensalada, sin pan, ni tostado ni de ningún tipo. O se pueden derretir encima de verduras, o de espárragos (a la parmesana, como se dice en Italia).

Los frijoles son difíciles, pero no imposibles de digerir, y a menudo producen demasiada flatulencia. De hecho también se sabe que cualquier combinación entre almidón natural y proteína da lugar a estos problemas.

Pero todavía existe una diferencia fundamental entre comer una combinación natural de almidón y proteína (ver frijoles y legumbres), y comer juntos dos alimentos concentrados proteico-amiláceos.

El mensaje es claro. Mantenerse ligero y no pesado. Respetar el cuerpo de una vez, el propio y particular aparato digestivo.

Ya solía decírmelo mi madre cuando yo era un niño como los demás, sin ninguna preparación higienista, pero ya extrañamente poseído por la causa de la alimentación cruda y natural. Se levantaba a las 4 o a las 5 de la mañana para confeccionarles la ropa a sus clientes de la zona de los alrededores de Tavagnacco. Era una costurera con talento y su recuerdo no se ha desvanecido en la memoria de la gente. Sólo que alrededor de las siete, a la hora del desayuno, antes de que yo me subiera al autobús que me llevaba a la escuela Malignani de Udine, sucumbía con regularidad al hambre y lo saciaba rápidamente con un café con leche con pan y galletas. Y yo la advertía diariamente. «Mamá, eso que comes sólo te hace daño». Ella no me hacía mucho caso, pobrecita, porque estaba realmente hambrienta y su estómago le exigía alimentos.

Y en invierno, comprensiblemente, se estremecía de frío. Y no podía encontrar alternativas a aquella temprana mezcla mortal. No conseguía en modo alguno copiar mi ejemplo. En mi desayuno siempre había alguna mandarina, unas pasas o un plátano, aunque a menudo ella lograba hacerme tragar el famoso huevo batido con azúcar.

Tanto es así que alrededor del mediodía le faltaba el apetito y no podía digerir la comida. Tenía que recurrir periódicamente al Cal-bi-sma, un antiácido clásico de aquella época.

En ese momento la escuela consistía en 4 horas por la mañana y 4 por la tarde, y con cien liras me las arreglaba todos los días para almorzar en la Trattoria Comunale de Udine una ensalada y un plato de pasta con salsa de tomate. Muy pronto descubrí que con aquellas pocas liras podía evitar el menú del restaurante y comprarme en una frutería cercana un hermoso racimo de uvas, y con el dinero que me sobraba me compraba sellos de las colonias francesas y de otros países del extranjero en la tienda de un filatélico.

Si me gastaba todo el dinero en el restaurante me sentía siempre pesado, y de vez en cuando tenía que aceptar media cucharadita de aquella Magnesia San Pellegrino, que se le daba a todo el mundo un poco como absurdo limpiador y regulador intestinal, mientras que cuando me limitaba al racimo de uvas (complementadas con un bocadillo de queso que me llevaba de casa) y los sellos de colección, no había problema alguno.

Los episodios ahora citados se refieren al Friuli de hace cincuenta años, y no a Norteamérica. Pero lo incluyo también en este capítulo dedicado higienismo norteamericano porque confirma plenamente el principio higienista americano, y también universal, de que hay que sentirse ligero y no pesado por culpa de los alimentos. Y también porque no hay nada mejor de la experiencia directa y personal para hacer comprender cómo son las cosas realmente.

14. La lección del gallo: más que Viagra necesitan buenas gallinas

Aprendamos de los animales, que son los mejores maestros posibles para los seres humanos. De donde vengo yo, Friuli, cuando se quiere silenciar a alguien que molesta o habla demasiado, en lugar de decirle que se calle, le dices que hable sólo cuando el gallo haga pis. Como el gallo sólo defeca, y por tanto nunca hace pis, está claro que el pobre charlatán ya no podrá abrir la boca nunca más.

El gallo, señores, hace lo mejor de lo mejor. Come todo lo que es verde y acuoso, incluyendo hojas de achicoria y hojas de hierba, e incluso gusanos. Si le das demasiado maíz bebe agua, y sigue excretando heces húmedas, respetando la ley natural del 70 por 100 de contenido de agua. La prueba de que su elección es la ganadora es la observación de un gallinero natural o de un corral trasero.

El macho no sólo es capaz de cumplir con unas cuantas docenas de gallinas todos los días, haciendo una pausa y repitiendo con las que más les interesan, sino que también encuentra tiempo para sus arrebatos cantores. Parece que cada quiquiriquí al cielo es una acción de gracias al Creador por haberle enviado tantas cosas buenas suaves y emplumadas, y estrictamente carentes de ropa interior.

Y si alguien se atreve a entrar en su harén privado, ya se trate de un gallo competidor o incluso del amo del corral, le salta encima. Y además, cualquier adición de nuevas gallinas le provoca una evidente complacencia. Está claro que la situación sólo es válida para los animales de corral y libres. Los gallos en jaulas, privados de la luz solar y los alimentos naturales y acuosos, criados para ser parte de los alimentos concentrados, apenas se mantienen en pie y no dan gracias al cielo. El ejemplo del gallo, al menos en relación a los alimentos con alto contenido de agua, es seguido por todos los animales en su hábitat natural, con espléndidos resultados.

Es evidente, sin embargo, que incluso el gallo más fuerte no puede mantener ese ritmo. Cuantas más gallinas tenga a su disposición, antes llegará su momento.

¿Quién querría cambiar la satisfacción de una vida de corral desplumando a sus gallinas mil veces a la alternativa triste de una vida recluida maldiciendo a aquellos que han metido a las gallinas en jaulas separadas?

Parece inevitable que más de un amo de corral se sorprendiera de las prestaciones de su gallo, muy superior a su imaginación más desenfrenada y licenciosa. Parece que a partir de ahí nació la idea de inventar la Viagra. Sólo que Pfizer, al proporcionar sus píldoras milagrosas a los machos inestables y jóvenes en vena de exagerar, se ha olvidado de un detalle crucial: más que las píldoras, cuentan las buenas gallinas. Así tal vez se muere agotado, pero se evita morir de aburrimiento y de adicción.

15. Malas escuelas nutricionistas

Nunca nos han enseñado cómo alimentar adecuadamente nuestro cuerpo. La filosofía de los 4 grupos de alimentos no funciona y nunca ha funcionado, es arcaica y contraproducente. Sin embargo, ha representado (y todavía representa para una importante porción de la población) el evangelio y el dogma de la nutrición, con resultados visibles para todos, es decir, una masa creciente de enfermos y obesos, y nuevas generaciones enteras de niños con sobrepeso excesivo.

El doctor Gerard Schmidt del Cornell University Medical Centre, hablando de los estímulos fisiológicos que regulan la conducta alimentaria en una reciente conferencia en la John Hopkins University School of Medicine, se expresó de la siguiente manera: «Nuestra ignorancia es total, no sabemos en qué dirección movernos». Es una confesión impresionante. Todo por no querer abandonar la teoría de los 4 grupos. Las tradiciones, aunque sean perjudiciales, se resisten a morir.

El higienismo natural sabe exactamente cómo están las cosas. La razón por la cual el cuerpo está completamente agotado después de un almuerzo estándar es que en el estómago se han reunido muchos alimentos concentrados diferentes, muchos alimentos cocinados y mutuamente incompatibles. Los animales están más atentos. Comen con cuidado una cosa cada vez. Hace 20 años en América se gastaban 30.000 millones de dólares al año en medicamentos. Ahora las cifras se han multiplicado por 5. Hace años, el fármaco más vendido era el Valium, y ahora el más vendido es el Tagamet, que alivia las dolencias estomacales.

16. La fruta en el centro de la nutrición humana

AUMENTO DEL 400 POR 100 DEL CONSUMO DE CARNE
Y CÁNCER DE ESTÓMAGO (UN TERCIO DEL TOTAL DE CÁNCERES
ES DE ESTÓMAGO)

El motivo por el que casi a todos les gusta la fruta es que nuestro cuerpo la desea instintivamente. La fruta es un placer para la vista y el paladar. Es sin duda el más sano de todos los alimentos, más energético y más correctamente estimulante que existe, y es el único en calificarse como un alimento de elección de la especie humana.

El doctor Norman Walker suele decir que en su larga experiencia como terapeuta higienista, nunca conoció a una persona que denunciase o demostrase una deficiencia de proteínas, mientras que, de hecho, se encontró a innumerables sujetos que sufrían de exceso de proteínas.

El consumo excesivo de proteínas se ha relacionado con el cáncer de mama, de hígado y de vejiga, así como con la leucemia. El doctor William Mayo, del American College of Surgeons, ha revelado que en los últimos años el consumo de carne se ha incrementado en un 400 por 100, y que el cáncer de estómago representa hoy un tercio de todos los cánceres que afectan a la humanidad.

Si la carne no está completamente desintegrada, se descompone y los venenos activos invaden un organismo que no está preparado para recibirlos. El envenenamiento de las proteínas provoca hiperacidez en el organismo. Es absurdo correr a la farmacia para tomar antiácidos. Es esencial sin embargo que los residuos tóxicos se eliminen lo antes posible y de manera permanente, y que se elija una nueva forma de comer. La forma más eficaz de garantizar la eliminación es consumir alimentos con alto contenido acuoso. La fruta es el alimento con el mayor contenido de agua. Además, en ella se encuentran todas las vitaminas, minerales, carbohidratos, aminoácidos y ácidos grasos que el cuerpo necesita para vivir. Ningún otro alimento tiene la fuerza de la fruta. La fruta es nutriente principal, es depurativa y no obstruye.

El elemento esencial para la vida es la energía. La fruta, para ser digerida, requiere mucha menos energía que los demás alimentos. De hecho, el consumo de energía necesario para su asimilación es casi nulo.

Todo lo que se introduce en el cuerpo humano debe ser antes o después descompuesto en glucosa, fructosa, glicerina, aminoácidos y ácidos grasos. La fruta se transforma en glucosa en el organismo.

La digestión, absorción y asimilación de la fruta requieren sólo una pequeña fracción de la energía para descomponer todos los otros tipos de alimentos.

Es en el estómago donde se produce el consumo inicial de energía. La fruta, excepto los plátanos, los dátiles y los frutos secos (que se quedan en el estómago más tiempo, de 45 a 60 minutos) se digiere enseguida (20-30 minutos). Más que una digestión es un tránsito acelerado. Y es en el intestino donde la fruta se descompone y libera sus abundantes nutrientes vitales. La energía que proporciona la fruta, por el hecho de que no se descompone en el estómago, es notable.

Pero todo esto sólo ocurre si la fruta se consume adecuadamente, es decir, con el estómago vacío. La fruta adquiere un papel importante y fundamental en este programa higienista: permite al organismo desintoxicarse y ofrece al mismo tiempo una enorme cantidad de energía neta. Pero si comemos un sándwich y luego la fruta, una *pizza* y luego la fruta, un plato de espagueti y luego la fruta, un filete y luego la fruta (siempre pensando erróneamente en satisfacer de esta manera la sed causada por los alimentos anteriores), surgen problemas graves. La masa entera de alimentos comienza a deteriorarse, las proteínas se pudren y los hidratos de carbono fermentan. Quien come melón después de la cena termina diciendo que el melón le ha sentado mal, y así se equivoca dos veces. Quién hace combinaciones tan imaginativas como absurdas como el melón con jamón, al menos saca el delicioso melón, mientras que el jamón dejará su cola de residuos putrefactos atormentando al intestino grueso.

Fisiológicamente, la fruta pasa a través del sistema digestivo muy rápidamente y no gasta energía. Una vez en el interior del organismo, toda la fruta pasa de ácida a alcalina (si se consume adecuadamente), y también consigue neutralizar los ácidos que se forman a partir de los alimentos concentrados consumidos, del aire y el agua contaminada, del estrés y otras cosas que acidifican el organismo. Hinchazón, exceso de peso, celulitis, canas, calvicie, arrebatos de ira, ojeras negras, arrugas prematuras son signos de un organismo intoxicado. La úlcera es consecuencia directa de la presencia de un ácido corrosivo en el cuerpo.

La fruta es el elemento más equilibrado, el único capaz de proporcionar las sustancias esenciales para nuestra supervivencia, es decir, 90 por 100 de glucosa, 4-5 por 100 de aminoácidos, 3-4 por 100 de sales minerales, 1 por 100 de ácidos grasos, 1 por 100 de vitaminas.

Sólo hay un alimento en este planeta que cumpla con los requerimientos nutricionales de nuestro cuerpo, y es la fruta. Las ciencias anatómicas y la antropología confirman que los seres humanos han sido frutarianos durante millones de años.

El cuerpo es capaz de usar la fruta sólo en su estado natural. Las manzanas al horno, la fruta en conserva o de invernadero, las mermeladas, las tartas, aunque sean buenas al paladar, son, a la larga, más o menos contraproducentes. No proporcionan sustancias nutritivas inalteradas, no depuran el organismo, dañan el delicado revestimiento de las paredes intestinales debido a la acidez que presentan una vez ingeridas. La fruta es de naturaleza muy frágil y la cocción destruye su valor potencial.

Está claro que hay mermeladas, zumos y confituras que se salvan en parte porque no están dulcificadas con demasiado azúcar, o peor, con aspartamo, porque no han sido vitaminadas e integradas con pésimas vitaminas sintéticas ni con minerales inútiles, porque no han sufrido la mortal adición de conservantes y colorantes. Comer una mermelada de arándanos endulzada con zumo de uva natural, incluso recién exprimida, es muy diferente a comer una mermelada con un 40 por 100 de arándanos y una avalancha del 60 por 100 de azúcar, que hace que sea prácticamente incomible. Probar para creer.

Dar energía pura, sin los otros componentes, no significa nutrirse sino autoestimulase. Esto es lo que hace la gente en todo el mundo sin siquiera darse cuenta de los problemas que se derivan de tales conductas alimentarias.

El higienismo y la macrobiótica están en serio desacuerdo en este punto. A pesar de presentar ventajas innegables sobre las insensatas dietas tradicionales, la macrobiótica falla miserablemente en sus teorías dietéticas basadas en el calor que *yanguiza* los alimentos, haciéndolos más yang o más alcalinos, y eliminando el yin, es decir, la acidez. La macrobiótica, de hecho, querría que todo alimento, e incluso toda fruta, se cocinara, dándole a la cocción un valor positivo del que carece absolutamente. La macrobiótica fue concebida por Ohsawa cuando todavía ni siquiera conocíamos la existencia de las *food-enzyme,* y cuando la destrucción de los valores vitamínicos y minerales de los alimentos a través del calor no había sido investigado a fondo. Ohsawa no tenía ningún conocimiento higienista natural que le impidiera cometer sus errores flagrantes.

Incluso los zumos de frutas deben ser frescos. Si están pasteurizados, es decir, hervidos y embotellados, se transforman en ácido puro y producen acidificación, convirtiéndose en auténticas sustancias antifruta.

Será oportuno anotar los tiempos ideales de espera antes de una comida de fruta. Después de una ensalada verde con verduras crudas, tenemos que esperar 2 horas. Después de una comida adecuadamente combinada pero sin carne, 3 horas. Después de una comida correctamente combinada pero con carne, 4 horas. Después de cualquier comida por erróneamente combinada, 8 horas.

Si se transgreden las reglas, si se come la fruta antes de estos tiempos de espera, tiende a mezclarse con los residuos de la comida anterior y se produce fermentación alcohólica.

Una de las principales funciones desempeñadas por la fruta es descansar el sistema digestivo y proporcionar energía de desintoxicación. Así también se obtiene un reequilibrio automático e irreversible del peso, por lo que la fruta se convierte en autora mágica de un programa de pérdida de peso eficaz para aquellos que lo necesitan.

El tradicional desayuno de tostadas, huevos, cereales, leche, carne y patatas es lo peor que se puede planificar para el comienzo de un nuevo día. Es una muy mala combinación que obliga al cuerpo a consumir mucha energía durante demasiado tiempo, y así no se cumplen los ciclos digestivos. Por saltarse el desayuno no se muere por falta de alimentos, sino que se está un poco más despierto y lleno de energía. De hecho, pocas personas saben que la energía del día no proviene de los alimentos consumidos ese día, sino de los alimentos del día los anteriores.

Probad, desde que os despertáis hasta el mediodía, a no comer nada excepto fruta fresca y zumos frescos recién exprimidos. Frutas a voluntad y con el límite de la simple saciedad. En el intestino se absorben todas las sustancias útiles de la fruta, y ésta lo alcanza en unos pocos minutos.

Las calorías de más son negativas sólo si se consumen alimentos procesados o en una mala combinación.

Así que dejemos de contar calorías. Olvidémonos de las calorías y pensemos sólo en consumir alimentos de alta calidad, hasta estar saciados, hasta que cese el hambre.

Es esencial para todos, vegetarianos y no, que durante el ciclo de eliminación (de las 4 a las 12 horas) consuman estrictamente sólo frutas y zumos, con el fin de ayudar al proceso de limpieza en curso. En el segundo ciclo, el de apropiación, (de las 12 a las 20 horas) es el momento de comer a voluntad. En el tercer ciclo, el de asimilación (de las 20 a las 4 horas) es el momento de descanso completo del tracto gastrointestinal, una especie de ayuno diario nocturno.

17. Desintoxicación y expulsión de viejos residuos

Los residuos tóxicos se acumulan en nuestro interior (en el colon) durante 10-20-30-40 y más años, y por tanto su eliminación sólo puede ser gradual y también va acompañada de diversos trastornos.

Las propiedades depurativas de la fruta agitan los residuos tóxicos incrustados, provocando la formación de gases e hinchazón. La función de purificación de la fruta se lleva a cabo mediante la eliminación de la materia fecal de las paredes intestinales con el fin de expulsarla del cuerpo en forma de heces líquidas. Es el cuerpo que se libera de los residuos tóxicos. Este tipo de eliminación no va acompañada de fiebre u otros síntomas de enfermedad. Tampoco se corre el riesgo de sufrir deshidratación, con toda la fruta y verdura con alto contenido de agua que se está consumiendo. En caso de presencia abundante de mucosidad en la nariz, no se trata de un resfriado. Es el cuerpo tratando de deshacerse de las toxinas en exceso que se han acumulado en las membranas mucosas. Lo que llamamos a veces resfriado o rinitis, y otras veces alergia, es uno de los clásicos mecanismos por el cual el cuerpo elimina toxinas. La eliminación de los contaminantes acumulados dentro de nosotros puede tardar mucho tiempo.

En septiembre de 1982, un grupo líder de médicos estadounidenses se reunieron en el National Cancer Institute, y llegaron a la siguiente conclusión: cambiando nuestros hábitos de alimentación podemos protegernos del cáncer. Lo primero que debe hacerse es reducir la grasa (es decir, la carne). Lo segundo es aumentar exponencialmente el consumo de frutas y verduras crudas. Por tanto, no digamos que los médicos no saben e ignoran. Este episodio, ciertamente no el único, precede en veinte años al famoso experimento de Cambridge, del que surgió la fórmula *five per day*, o 5 comidas de fruta al día, que todo buen nutricionista debe recordar y posiblemente imponer a sus clientes para ser creíble y eficiente. Los médicos honestos y buenos existen y se hacen oír. Son más bien los medios de comunicación, debidamente domesticados, los que censuran y ocultan y presentan las partes incómodas de la investigación, tergiversándolas y haciéndolas aceptables y menos problemáticas para los fabricantes de pastillas y alimentos enlatados.

Dadle a vuestro cuerpo la oportunidad de funcionar y marchar sin ser obstaculizado por residuos tóxicos y exceso de peso. ¿Es fácil? Sí. Basta con:

1. Comer alimentos vivos con alto contenido de agua biológica (correcciones de agua mineral o cualquier agua no entran en nuestros esquemas, y se toleran sólo como soluciones de emergencia y no como sistema ideal)
2. Combinar bien los alimentos
3. Comer fruta correctamente. Eso es todo.

18. El falso problema de las proteínas

El problema no es cómo obtener suficientes proteínas, sino cómo evitar ingerir demasiadas.

No queremos reeducar a nadie. Todo el mundo tiene sentido común, lógica, instinto. Queremos hacer un llamamiento a tales dones innatos en cada uno de nosotros. Existen correlaciones demasiado obvias entre el consumo de alimentos concentrados y enfermedades graves, como cardiopatías, hipertensión, cáncer, artritis, gota, osteoporosis, úlceras.

Las proteínas representan la sustancia alimentaria más compleja, y su asimilación es realmente complicada porque estamos dotados de tracto digestivo antiproteínico. La comida que se descompone más fácilmente en el organismo es la fruta. La más difícil son las proteínas.

La energía necesaria para el proceso digestivo de las proteínas es mayor que la requerida por cualquier otra sustancia alimentaria. El tiempo medio empleado por los alimentos (excepto la fruta) en pasar por todo el tracto gastrointestinal es de 20-30 horas. El consumo de carne duplica este tiempo. Así que, cuantas más proteínas se consumen, menos energía estará disponible para otras funciones corporales, como la fundamental eliminación de residuos.

El argumento de las proteínas ha sido inflado hasta el paroxismo, a medida de los intereses comerciales que hay que defender. Por no hablar de que el cuerpo recicla hasta un 70 por 100 de los residuos y desechos de las proteínas, y pierde sólo 23 gramos de proteína al día a través de las heces, la orina, el pelo, la piel y la transpiración.

La familia más sacrificada por la falsa necesidad de proteínas es la de ganado: una masacre imperdonable.

Y hay planes locos para duplicar y triplicar la producción y el consumo de carne.

Los animales más fuertes y resistentes del mundo son notoriamente los elefantes, los bovinos, los caballos, las mulas, los camellos, los búfalos, los bisontes, los rinocerontes. ¿Y qué es lo que comen? Hojas, hierba y fruta. El gorila tiene un volumen 3 veces superior al del hombre, y una fuerza que lo supera 30 veces. ¿Y qué come? Frutas y otras sustancias vegetales.

El cuerpo no puede usar o asimilar las proteínas en su estado natural, tal como se ingieren. La proteína debe ser digerida y dividida en los aminoácidos que la componen.

Las plantas pueden sintetizar aminoácidos del aire, la tierra y el agua, mientras que los animales y los seres humanos dependen de las proteínas vegetales.

19. La gente está hipnotizada por la cultura nutricional carnófila

LA CARNE ES UN VERDADERO ENEMIGO DEL CUERPO HUMANO,
SU DIFUSIÓN TIENE MOTIVACIONES ÚNICAMENTE MERCENARIAS
LA CARNE ES UN COMBUSTIBLE DESASTROSO PARA
DEPORTISTAS Y JUGADORES DE FÚTBOL

En la carne no hay aminoácidos esenciales que un animal o un hombre no puedan obtener de los vegetales. Hay 23 tipos diferentes de aminoácidos, todos importantes, de lo contrario no tendrían razón de ser. 15 de ellos pueden producirse en el organismo, mientras que los 8 restantes deben provenir de los alimentos, y se llaman aminoácidos esenciales.

El hecho es que en realidad no es posible acusar una deficiencia de proteínas, a menos que se quiera hacerlo a propósito.

Los discursos sobre la necesidad de tomar todos los aminoácidos esenciales en cada comida y cada día es una auténtica tontería de los evangelios nutricionales médicos.

De hecho, es obligatorio que se haga una revisión de todos los textos.

El cuerpo tiene un mecanismo sofisticado para garantizarse la apropiación de las sustancias. A partir de la digestión de los alimentos y del reciclaje de los residuos proteínicos, nuestro organismo se nutre de los aminoácidos que circulan por los sistemas sanguíneo y linfático. Cuando el cuerpo necesita aminoácidos no deben hacer nada más que obtenerlos de la sangre y la linfa. El depósito de aminoácidos es como un cajero automático abierto las 24 horas. El cuerpo puede recuperar cualquier aminoácido que falta en una comida determinada a partir de sus propias reservas, como garantiza la *World Review of Dietetics.*

Las pruebas disponibles indican que no existe ninguna motivo nutricional, fisiológico, psicológico que justifique el consumo de carne por los hombres. En lugar de proporcionar energía, la carne roba energía.

La carne no proporciona ni combustible ni energía. Ningún poder calórico.

La carne es para el primate y, por tanto, también para el hombre, un no-alimento, un veneno que pone bajo presión a todo el organismo con el fin de liberarse del grave inconveniente, causando el fenómeno de la leucocitosis, en el que el sistema inmune interviene mediante el uso de los glóbulos blancos contra la carne invasora, causando un endeudamiento interno de enzimas. Todo esto produce un sobrecalentamiento del sistema, una leve euforia, una sensación ilusoria de calor, que luego se paga cara con el envejecimiento prematuro, la intoxicación interna, y la aparición de enfermedades graves.

La confirmación evidente de que la carne es el enemigo acérrimo de la salud humana es que la orina de los carnívoros es ácida, mientras que la de los humano es alcalina. Lo mismo ocurre con la sangre.

El único efecto que el consumo de carne ejerce sobre la salud es negativo. Se requiere una enorme cantidad de energía para digerirla. Por no hablar de la presencia asegurada de penicilina, tetraciclina, hormonas de crecimiento, tratamientos químicos para reducir el hedor que emana de los pobres restos animales o para disimular el hedor insoportable de la descomposición.

Las proteínas como combustible, por tanto, son desastrosas y no favorecen ninguna actividad muscular o deportiva.

Estas líneas están dedicadas en particular a los futbolistas profesionales y en especial a los médicos deportivos que los siguen y que casi siempre están hipnotizados por una cultura alimentaria cárnica.

Incluso la vitamina B12 cae inevitablemente dentro de la mitología que gira en torno a las proteínas.

Nuestra exigencia ideal de vitamina B12 es tan baja como para ser medida en microgramos (millonésimas de gramo) y nanogramos (mil millonésimas de gramo). Un miligramo de vitamina B12 es suficiente para más de 2 años. Los individuos sanos, sin siquiera saber qué es la B12, llevan en su interior una reserva para 5 años. El problema puede surgir para los consumidores de carne que están en riesgo de deficiencia, porque la típica putrefacción de la carne impide la secreción del factor intrínseco y retrasa la producción de B12.

Así que hay que tener mucho cuidado con la B12. Todo el mundo habla de su escasez y nadie parece preocuparse de su exceso, que puede causar trombocitosis, o aumentar las plaquetas de la sangre por encima de su dotación normal (de 150.000 a 450.000 unidades por milímetro cúbico) a 600.000 unidades. Y esto ocurre con las temperaturas más altas, con un mayor riesgo de accidente cerebrovascular y ataque cardíaco.

En cuanto a los huevos, que son carne a todos los efectos, aunque en una forma más pacífica, si no se comen crudos, el calor coagula los aminoácidos, que se pierden.

Hay que tener en cuenta que los huevos son puestos por gallinas a las que se les administra arsénico para matar las plagas y estimular la producción. Los huevos también son ricos en azufre, que somete al hígado a grandes esfuerzos.

20. Leche y productos lácteos igual a huesos vacíos y osteoporosis

ALIMENTOS HOMOGENEIZADOS IGUAL A ENVEJECIMIENTO
PREMATURO Y PÉRDIDA DE VITALIDAD
LA CASEÍNA CLASIFICADA COMO UNO DE LOS PEORES
ENEMIGOS DE LA TIROIDES

La otra mayor fuente de proteínas para examinar es la de la leche y todos sus derivados.

En Estados Unidos consumen más productos lácteos que en todo el resto del mundo. Sólo el 6 por 100 de los estadounidenses dice que no consumen leche en ninguna de sus formas, incluyendo el yogur y el helado y el chocolate con leche.

El enorme, increíble consumo de leche tiene una relación segura con el desarrollo de enfermedades del corazón, con el cáncer, la artritis, las migrañas, las alergias, las infecciones del oído, la rinitis y el asma entre otras afecciones.

La leche es en realidad mucho más peligrosa que el vino. Sin embargo, es recomendada y prescrita por una amplia e implacable red de clínicas pediátricas públicas y privadas que, por alguna extraña razón, piensan más en la salud de la industria láctea comercial que en la salud de los niños.

De hecho, la leche es el alimento más politizado. La industria láctea de Estados Unidos se está subvencionando con más de 3000 millones de dólares al año. En marzo de 1984, el Departamento de Agricultura de Estados Unidos lanzó una campaña publicitaria de 140 millones de dólares. En Europa las cosas tampoco es que vayan muy bien. Las subvenciones del Estado y la publicidad de la leche son continuas y persistentes.

Al final parece que sin la leche no se pueda vivir, parece que sin la leche no se pueda dar a luz y criar a los hijos. La leche y los alimentos para bebés son la típica dieta de las escuelas pediátricas.

Pero en la naturaleza, ningún animal, repito, ninguno, bebe o quiere beber leche, a menos que sea de su propia especie y de su madre, y esto es cierto hasta que llega el destete.

Además, la leche de vaca es muy especial. Contiene una gran cantidad de caseína, un 300 por 100 más que la leche humana, fluida y ligera cuanto conviene. La caseína se coagula en el estómago y forma una cuajada densa y viscosa, difícil de digerir, sólo adecuada para el sistema digestivo formado por 4 estómagos del ternero. Una vez en el organismo humano, la leche, sustraída sin piedad a la cría de la vaca, se convierte en una masa indigesta y en un tremendo peso en el cuerpo que, para liberarse y deshacerse de esta bomba, debe emplear un esfuerzo energético intenso y prolongado. Parte de esta sustancia pastosa se endurece y se adhiere a las paredes intestinales, evitando así la buen absorción de nutrientes. El resultado final se llama letargo (somnolencia y fatiga aparentemente inexplicables). Los productos resultantes de la digestión de la leche dejan mucosidades bastante tóxicas y ácidas. Uno de los principales factores de los trastornos tiroideos es precisamente la caseína, mezcla proteínica indigerible en la está vinculado el calcio, que sólo podría ser utilizado y explotado con una fuerte presencia de las enzimas lactasa y renina.

William A. Ellis, osteópata y el cirujano, ha llevado a cabo investigaciones sobre la leche durante 42 años. Es impresionante el vínculo que ha demostrado entre los productos lácteos y las enfermedades del corazón, la migraña y la artritis. Hay pruebas abrumadoras de que la leche y los productos lácteos juegan un papel decisivo en la obesidad. Los adultos que consumen productos lácteos no absorben los nutrientes de un modo regular. Y una baja absorción resulta en la fatiga crónica. Todo producto lácteo es un alimento concentrado: ninguna otra sustancia similar, concentrada, debe ser ingerida al mismo tiempo. En cambio, la leche se consume con las comidas, en pasteles o harina de avena (*porridge*). Los lácteos solos ya crean problemas, y combinados incorrectamente son una verdadera catástrofe. Esto se aplica incluso al yogur, que, a diferencia de la creencia popular, no es un alimento sano. Se deriva de la leche de vaca destinada a los terneros, y sus bacterias *amigas* son innecesarias porque nuestro cuerpo ya las produce en cantidades adecuadas. La leche estimula más que cualquier otro alimento la formación de moco, y no se lleva bien con nada, con ningún otro alimento.

Si simplemente no puedes evitarlo, corta el queso en trozos pequeños y cómetelo en ensalada verde, pero sin pan frito ni tostado, o derretido con verduras. Si realmente deseas comer yogur, que al menos no lleve fruta, para evitar la fermentación, excepto en el caso de los frascos de arándanos que sólo llevan un par de cucharaditas de yogur. Pero en ese caso se estaría hablando de arándanos con yogur y no de yogur de arándanos.

Se habla siempre de leche y calcio en lógica combinación. Leche igual a calcio y calcio igual a huesos sólidos. Nada más lejos. En primer lugar, el calcio de la leche de vaca se encuentra en un estado muy bruto y va ligado a la caseína, que no se absorbe, y en segundo lugar porque la leche y el queso están pasteurizados, homogeneizados, procesados, y estas operaciones degradan el calcio en sí, convirtiéndolo en calcio inorgánico inasimilable y por tanto en veneno indeseable que se debe expulsar.

Todos los vegetales de hojas verdes contienen calcio, todos los frutos secos con las nueces y las avellanas a la cabeza. Las semillas de sésamo crudas contienen más calcio que cualquier otra sustancia alimentaria. Incluso los higos, los dátiles y las ciruelas pasas contienen calcio en abundancia. Si todos los días se come fruta fresca y frutos secos nunca se da carencia de calcio. Las semillas de sésamo crudas picadas y espolvoreadas sobre la ensalada proporcionan buen calcio en cantidad. Ciertamente, no debemos depender de los pobres bovinos para obtener nuestro calcio.

Es fundamental comprender el papel del calcio en el organismo. Una de sus funciones más importantes es neutralizar el ácido en el organismo, ya que el hombre frutariano tiene sangre y fluidos marcadamente alcalinos. La sangre tiene un pH entre el 7,35 y el 7,40 en la escala donde la acidez total es el cero, la neutra es el 7 y la alcalinidad total es 14. Aquí nos movemos entre márgenes pequeñísimos. Sólo bajar de 7,35 al 7 es alterar el equilibrio de la sangre con riesgos graves para la salud, por lo que el hipotálamo enviaría señales inmediatas de petición de oseína (buen calcio interno de emergencia si se da un proceso de acidificación). Todos los productos lácteos, salvo la mantequilla, estimulan la formación de ácido. La mantequilla es una grasa y por tanto es neutra.

El concepto no es sobrecargar el cuerpo de calcio, sino más bien cambiar los malos hábitos con el fin de reducir la formación de ácido en el organismo.

Una cosa es cierta, todo niño que ha sufrido de infecciones de oído ha sido alimentado con más productos lácteos y leche en polvo que con leche de su madre. Y, ya que estamos, a todos los niños que se les ha administrado leche homogeneizada sufren una reducción de su vitalidad y de la vida, así como envejecimiento prematuro, ya que dichos alimentos carecen presencia enzimática. Un primer contacto brutal con los alimentos desvitalizadores, y con la mortal acidificación a base de caseína. Después de todo, el destete acaba significando adaptarse a los malos hábitos de los adultos. Pero no importa, porque al final del ciclo están listos para recibir las vacunas mortales que les dan otro gran golpe biológico, haciendo estragos en el sistema inmunitario aun en pleno y delicado proceso de desarrollo. Fíate de los adultos.

21. Respuestas higienistas a problemas básicos como el ejercicio físico, el aire, el sol, el té y el café, las bebidas gaseosas, el azúcar, el vino, la sal, las vitaminas sintéticas y los suplementos minerales, la hipoglucemia, la maternidad

Cuando un higienista logra con gran dificultad superar la duda y la incredulidad del interlocutor, que es lo que al final sucede realmente, entonces nace más curiosidad y aparecen más preguntas sobre algunos temas particulares.

Sobre el ejercicio físico, el aire, el sol

El ejercicio aeróbico estimula los sistemas respiratorio y circulatorio, por lo que todas las partes del cuerpo son alcanzadas por la sangre oxigenada, que es absolutamente necesaria para que cada órgano funcione de un modo óptimo. Pocas personas se dan cuenta de lo mucho que nuestro cuerpo se alimenta del aire que respiramos. El aire fresco y limpio constituye una fuerza vital valiosa, como el sol, fuente de toda vida en el planeta. Es importante mantener una ventana abierta mientras se duerme. El aire fresco durante el sueño (que es un tiempo de intensa actividad para reequilibrar el cuerpo) tiene un valor incalculable. La exposición al sol sin ropa es una gran fuente de salud, y se desaconsejan las lociones y las cremas protectoras. La cantidad mínima media de exposición solar integral debe ser alrededor de media hora por día durante 360 días. Pero las largas temporada de frío, los muchos días nublados, las exigencias del trabajo y del estudio hacen que todo el mundo viva por debajo de los niveles mínimos.

Está bien, por tanto, tomar el sol cuando hay sol. Sin olvidar que la fruta siempre contiene fuerza electromagnética solar. Los que trabajan encerrados en una oficina, sólo como ejemplo, deben aprovechar las pocas horas de descanso para tomar el sol, y el fin de semana tomar todo el sol que no han podido en su lugar de trabajo. Hay que recordar que la exposición diaria mínima al sol es de media hora. Pero incluso el simple sol en la cara y en los brazos puede tener su valor positivo.

Otro dato importante sobre el que reflexionar es el requisito mínimo de una persona encerrada en una habitación. Necesita un mínimo de 75 metros cúbicos por hora de aire fresco y no contaminado ni preinspirado ni viciado, y mucho menos que contenga humo de tabaco. La disminución progresiva de la cantidad mínima hace sufrir y jadear al organismo, e incluso se puede morir de autoenvenenamiento y asfixia.

Sobre el té y el café

La cafeína es una droga que provoca adicción y síndrome de abstinencia. Provoca dependencia física y psicológica. Es un estimulante del sistema nervioso central, de manera similar a la cocaína. Causa taquicardia, disminución del diámetro de los vasos sanguíneos y presión alta, circulación coronaria irregular, insuficiencia renal, úlcera gástrica, cáncer pancreático, zumbido en los oídos, temblores musculares, inquietud, sueño inquieto, irritación gastrointestinal, desequilibrio de glucosa en la sangre (obligando al páncreas a secretar más insulina). Una taza de café tarda más dc 24 horas en pasar por los riñones y el sistema urinario. Siete, ocho tazas al día pueden hacer de ti el siguiente usuario de la máquina de diálisis. El café, durante la comida y después de la comida, obliga al alimento a abandonar el estómago demasiado pronto y disminuye la peristaltismo intestinal. El efecto cáustico del café provoca un paso demasiado rápido de los alimentos al intestino y una no absorción de los nutrientes, que terminan en el inodoro.

Sobre los refrescos

Son muy perjudiciales para el cuerpo. Contienen una mezcla mortal formada por ácido fosfórico, ácido málico y ácido cítrico, todos de origen industrial. El ácido málico y el ácido cítrico buenos se encuentran de forma natural en las frutas y las verduras, y se vuelven alcalinos en el cuerpo, mientras que los de las bebidas carbonatadas se mantienen ácidos porque se han fraccionado y extraídos mediante calor. Hay muchos otros ingredientes nocivos en estas bebidas, como el azúcar refinado (un promedio de 20 cucharaditas por litro, es decir, una barbaridad). Ingeridas con los alimentos, estas bebidas provocan siempre procesos de fermentación.

Sobre el azúcar

El azúcar refinado, consumido bajo cualquier forma (en dulces, en bebidas), fermenta, provocando en el organismo la formación de ácido acético (véase acetona), ácido carbónico y alcohol. Es un producto que debe evitarse y no tener en casa. Las alternativas al azúcar a base de sacarina o del mortal aspartamo, ambas definidas como cancerígenos, son aún peores.

El azúcar es prácticamente energía pura. Se deposita en forma de grasa en el hígado, bajo la piel, y en los tejidos de reserva. Predispone a la aterosclerosis porque el exceso de grasas de la sangre se deposita en los vasos sanguíneos, comenzando así un proceso de endurecimiento de éstos. Favorece desequilibrios en el páncreas, que agota sus recursos por la excesiva cantidad de azúcar en la sangre y en la orina (diabetes mellitus).

Al estar constituido por calorías desnudas, el azúcar sustrae vitaminas, enzimas, sales minerales a las reservas del organismo, que resulta empobrecido. Esto es especialmente cierto para el calcio (tendencia a la osteoporosis y a la descalcificación, al debilitamiento de los huesos y dientes) y para las vitaminas del grupo B (utilizadas por el hígado para la transformación de los alimentos en sustancias más valiosa y útiles para nuestro cuerpo). El azúcar, en última instancia, se puede considerar un antialimento, un organismo debilitador. Nos referimos, claro está, al azúcar comercial y sintético, y ciertamente no al azúcar vivo de la fruta natural, que no conoce rechazo alguno.

Sobre el vino

¿Favorece la digestión? Tonterías inventadas por las bodegas vinícolas. El vino se fermenta y daña todo alimento. Es una sobrecarga para los riñones y el hígado. Que cumple con el gusto y el paladar de la mayoría es un hecho indiscutible. Que medio vaso de vez en cuando no hace tanto daño también se puede suscribir. Sin embargo, hay que recordar que el alcohol es un destructor específico de las células del hígado.

Sobre los suplementos

La producción y venta de estos productos es una de las diez principales actividades comerciales en EE. UU. No son adecuados para el cuerpo humano y se convierten en tóxicos en el organismo. Rechazo total e inequívoco.

Pero una buena parte de los miles de millones obtenidos se reinvierten en publicidad machacante. Se asusta a la población inventando presuntas e improbables carencias. Se crea una falsa necesidad de estos productos.

Ni siquiera se dan cuenta de que las vitaminas sintéticas o suplementos vitamínicos no son verdaderas vitaminas, sino fármacos, ni que las bebidas deportivas y minerales no son minerales orgánicos asimilables, sino fármacos. El mundo entero está en alerta ante un intento masivo de invasión de estos productos industriales aberrantes.

El cuerpo también observa la ley del mínimo: una vez que se cumplen los requisitos de minerales y vitaminas, el exceso debe ser eliminado. El exceso se procesa y se trata como residuos tóxicos, y esto ocurre especialmente en el caso de los excedentes sintéticos y no naturales.

Sobre la sal

Baste decir que los egipcios utilizaban la sal para embalsamar las momias. Es tan corrosiva para nuestros delicados tejidos internos que causa retención de líquidos para neutralizar su efecto cáustico. El uso excesivo de sal causa nefritis, es decir, enfermedad renal grave.

La sal marina integral constituye una extraordinaria mina de oligoelementos, lástima que la dureza de sus minerales y la inorganicidad representan una seria limitación para su digeribilidad.

La sal marina refinada se convierte en cloruro de sodio al 99,9 por 100 y favorece el endurecimiento de las arterias y la retención de agua, lo que da como resultado un aumento de la presión arterial y la consecuente insuficiencia renal, también favorece los problemas cardíacos y las hemorragias (las cerebrales son terribles).

Sobre la hipoglucemia

Hay 62 síntomas posibles, desde mal humor, hasta agotamiento, confusión, irritabilidad. La dieta americana estándar absorbe tanta energía y provoca tanta acidez que causa, además de los problemas ya mencionados, un bajo nivel de azúcar en la sangre.

El cerebro utiliza un sólo tipo de combustible, que es el azúcar en forma de glucosa. Si no hay suficiente glucosa en la sangre se activa una alarma interna. En este punto es absolutamente necesario introducir en el torrente sanguíneo el tipo correcto de azúcar. El único azúcar que nuestro cuerpo requiere es el contenido en la fruta fresca, es decir, la fructosa natural, que en el organismo se transforma en glucosa más rápidamente que cualquier otro carbohidrato. Hablamos aquí del simple jugo azucarado para exprimir en el acto, del jugo vivo, nuestro alimento principal.

Sobre el embarazo

Para la mujer embarazada es de suma importancia poder recibir y retener el calcio adecuado para ella y para el niño durante los primeros meses de embarazo, de modo que el feto almacene ya un suministro de calcio en sus tejidos. A las embarazadas se les aconseja que beban mucha leche pasteurizada para obtener suficiente calcio para los dientes y los huesos de sus hijos. La verdad es que los adultos, y por tanto también las madres embarazadas, no tienen las enzimas digestivas lactasa y renina que se necesitan para obtener el calcio de la leche, liberándolo de la mezcla proteínica indigesta llamada caseína.

Además, la pasteurización, el signo negativo no del Zorro sino de Pasteur, convierte ese calcio en inutilizable porque el calor lo convierte en inorgánico. El calcio bueno y asimilable lo encontramos en las frutas frescas, legumbres, coliflor, repollo, lechuga, vegetales de hoja verde, nueces y avellanas, almendras y sésamo, espárragos, higos. El zumo de naranja recién exprimido ayuda al organismo a retener el calcio.

Para metabolizar mejorar el calcio es necesaria una adecuada exposición al sol (no a las lámparas solares dañinas para la salud). Lo que importa no es la cantidad de calcio que se ingiere, sino la que se utiliza realmente, asimilada y retenida por el organismo.

22. Un programa alimentario sensato y simple

Recordemos que es esencial inspirarse en tres principios:

1. Comer alimentos con alto contenido de agua biológica, con desayuno matutino con una rigurosa base de fruta, a elección y hasta saciarse si se quiere, y nada más.
2. Elegir y combinar bien los alimentos para evitar fenómenos de acidificación.
3. Comer frutas más veces al día y correctamente. Un programa, por tanto, de simplicidad extrema.

Para el **desayuno**, comenzar cada nuevo día con abundante zumo fresco (naranja, manzana, mandarina, melón, piña). Durante la mañana, comer otra fruta jugosa y fresca hasta la saciedad. Si es necesario, también se puede incluir un plátano, unas pasas o unos pocos dátiles.

La cantidad media recomendada es de 225 a 400 gramos. Se puede comer fruta hasta 23 minutos antes del almuerzo. Los zumos y jugos frescos, después de la fruta entera, son el mejor alimento existente, al ser un extracto líquido de la fruta. Entre la fruta entera y el zumo hay muy poca diferencia. Se trata en todo caso de un verdadero elixir de la vida que nunca traiciona. Aparte de la leche materna, no hay mejor alimento para la infancia ni para los niños que tienen que crecer. No es la proteína, no es la carne, ni la leche, ni las comidas suculentas de las madres lo que les hace crecer bien y mejor, sino la fruta. Así que hay que acostumbrarse a beber zumo fresco y beberlo lentamente. En el pasado sólo estaba disponible la fruta de temporada. Hoy, gracias a las importaciones y el transporte aéreo, podemos sacar provecho de la fruta cultivada en diferentes suelos y climas y que contiene diversos nutrientes. Una bendición para la salud, muy alejada de los temores infundados e injustificados de Ohsawa y de los macrobióticos, estancados en el mito baldío de la fruta de temporada.

También hay que recordar que la fruta no se debe calentar ni cocinar, ya que la cocción transforma su alcalinidad en acidez. Las manzanas al horno pueden ser una excepción.

Los frutos secos, como fuente de proteína (de aminoácidos de primera calidad) y de calcio, son inmejorables, y no dejan residuos tóxicos en el cuerpo, como la carne y los productos lácteos y los huevos), y contienen cero bacterias, mientras que en la carne y en la leche la concentración bacteriana y viral revela picos impresionantes.

Sin embargo, los frutos secos tostados son un terrible acidificante para el organismo y sólo puede intoxicarlo.

Los frutos secos crudos son particularmente útiles para las mujeres porque contrarrestan la pérdida normal de calcio que se da al comienzo del ciclo mensual.

Para el almuerzo y la cena, los llamados bufetes de ensaladas son una verdadera bendición, siempre y cuando se sepa cómo hacer la mejor elección y hacerla de manera inteligente. Quién va allí sin preparación y con el fin de atiborrarse de comer porque siempre cuesta lo mismo, termina causándose graves daños a sí mismo. Los niños y los jóvenes, ignorantes e inexpertos, deben ser educados y guiados en este tipo de restaurantes. Pero a menudo se observa que los adultos no son mejores que los niños ideando y configurando las opciones de sus menús.

La macedonia o mejor la fruta fresca jugosa, como los melones y las sandías, se comen primero. Luego, después de unos veinte minutos charlando o leyendo el periódico (mientras que la fruta ya está empezando a descender del estómago a los intestinos), se pasa a las ensaladas, aliñadas sólo con limón y aceite de oliva virgen extra (otro regalo de la naturaleza que la industria del aceite puede distribuir eficientemente por todo el mundo). Hay que evitar el vinagre, fermento que impide la digestión salivar y ralentiza la digestión de los almidones. Sólo hay que comer pan integral y evitar el pan blanco.

Los bufetes de ensaladas son un invento americano. Después de todo es justo que el país que ha dado al mundo tantos alimentos malos haya propuesto de este modo una elección alternativa en el menú.

Siempre hay que buscar fruta fresca. Y si no se encuentra se puede consumir la congelada (sin azúcar, sin sal, sin salsas).

Hay que recordar, para el aliño de las ensaladas, evitar conservantes, edulcorantes artificiales, aditivos químicos, sal, vinagre, glutamato monosódico, todas sustancias tóxicas. Es mejor recurrir a algún condimento de tipo más natural, como las aceitunas o las alcaparras, a pesar de su contenido en sal. Es mejor minimizar el consumo de ajo y cebolla, ya que altera la función de las papilas gustativas y crea deseo de alimentos pesados y concentrados.

El zumo de zanahoria, sólo o con piña o con zumo de manzana, resulta muy bueno y nutritivo al comienzo de la comida y como alternativa a la fruta. Hay que señalar que el enemigo colesterol se encuentra siempre y sólo en los alimentos animales y nunca en los vegetales.

Pero no sólo están los bufetes de ensaladas. También algunos establecimientos especializados en bocadillos se pueden salvar, e incluso en el McDonald se puede comer gracias a los providenciales cuencos de ensalada incluidos en el nuevo menú, siempre suponiendo que se eviten las mortales patatas fritas, las hamburguesas, los refrescos de cola, de naranja y el Sprite.

Si vamos a un establecimiento de bocadillos, los preferidos son los de pan integral, con tomate, aguacate, pepino, lechuga o brotes, y si es posible un hilillo de aceite de oliva virgen extra o algunas aceitunas. No hacen falta más que cinco minutos para hacer un buen bocadillo energético y delicioso. Hay que aprender a no poner esa rebanada supuestamente fortalecedora de alimento de origen animal erróneamente percibido como enriquecedor. Como emergencia para enriquecer el sabor del pan con verduras y trozos de manzana, puede llegar a ser aceptable untarlo ligeramente con gorgonzola, y si hace mucho calor y no se puede prescindir, un vaso de cerveza de barril no le arruina la salud a nadie.

Si tostamos el pan disgregamos el gluten y así hacemos que sea más digerible para aquellos que son intolerantes al gluten. Hay que evitar más de dos o tres bocadillos al día, a menos que exista un gran apetito y no se encuentre nada mejor por los alrededores. En plena emergencia se justifica también la pasta integral al dente con tomate crudo a la napolitana, o una pequeña *pizza* de soja con verduras y tomate fresco añadido en el último momento. Sólo hay que utilizar la cabeza y el sentido común.

El aguacate se acompaña bien con todas las verduras crudas o cocidas, pero también con papaya, mango, plátanos, naranjas. Mezclado con estas frutas se convierten en un excelente alimento natural para la primera infancia.

Si comerse una pera o una manzana resulta aburrido, a menudo se puede añadir un refrescante cóctel de zumos vegetales para beber inmediatamente antes de la comida, un saludable estimulante del apetito. Lo mismo vale para las verduras crudas con aceite de oliva virgen extra y una pizca de sal. Se necesitan muchas zanahorias frescas y tiernas, para consumir con la piel, no mantenidas en la nevera sino en zonas frescas de la casa, y un poco de apio sin las hojas. Licuar y beber lentamente. Se puede beber hasta saciarse.

Para aquellos que siguen teniendo hambre después de la cena, es decir, 3 horas después de una cena ligera y correcta, y tienen pocas ganas de irse a la cama de inmediato, un bocado a base de fruta no puede más que hacer bien, porque sacia y además favorece el ciclo de eliminación de la mañana siguiente (de las 4 a las 12).

Es necesario limitar al máximo el uso de la nevera y el congelador para evitar una excesiva electrificación de los alimentos. Sin embargo, algunas excepciones son aceptables e incluso recomendables. Es una buena idea mantener las mazorcas en sus hojas protectoras naturales, porque así se mantienen íntegras más tiempo.

También son una solución válida 3-4 plátanos pelados envasados al vacío y puestos la noche anterior en el congelador, así están listos para un cremoso batido matinal (por ejemplo, un batido de plátano con leche de almendras o avellanas).

La leche de almendras, o de nueces o de semillas de sésamo se puede preparar en diez minutos. Se ha utilizado durante siglos en Europa, Asia y por los nativos americanos, porque muy digerible, en lugar de leches extrañas y no adecuadas, como la leche de vaca.

Es una excelente fuente de calcio asimilable, y es delicioso. Mejor batir las almendras a alta velocidad durante 2 o 3 minutos, hasta que se forme un líquido blanquecino. Si se quiere beber enseguida, es mejor filtrarla a través de un tamiz. Si por el contrario se usa mezclada en batido no es necesario filtrarla.

Un delicioso batido de dátiles o fresas más leche de almendras se puede preparar en tres minutos. Ingredientes: 1 taza de leche de almendras frescas, 2 plátanos congelados la noche anterior, 6 dátiles picados o 6 fresas frescas o congeladas, también la noche anterior. Si se quiere beber más líquido y menos cremoso, reducir los plátanos a 1 y medio. Estos batidos son muy nutritivos y reemplazan el helado dañino. A los niños les encantan.

Una ensalada perfecta de arándanos y melón se hace en 10 minutos.

Para disfrutar de fruta de verano también en invierno, córtala en pedazos y congélala. Los plátanos se pueden congelar enteros, pero pelados. Con la fruta congelada se pueden preparar deliciosos sorbetes utilizando una batidora.

Otra razón para mantener siempre activa la licuadora en casa es que con ella se pueden obtener gran cantidad de zumos saludables con los que preparar sorbetes de fruta fresca, una deliciosa alternativa al helado. El sorbete es fácil de preparar, sólo hay que meter en la licuadora la fruta congelada. El resultado es un postre perfecto libre de bacterias y sustancias químicas, carente de aditivos, productos lácteos y azúcares.

Pero recuerda bien que un par de cajas de naranjas y pomelos siempre deben estar presentes en todos los hogares. Están disponibles 12 meses al año, y son un verdadero regalo de Dios, lo mejor para saciar la sed y alimentarse deliciosamente y sin problemas, a todas horas.

23. La curomanía según shelton, es decir, la estupidez intrínseca del curar

Luchar contra gérmenes y virus es lo mismo que exorcizar espíritus y demonios

Si se cometen y se repiten los errores, violando los principios del buen comportamiento y las decisiones adecuadas, en la vida en general y en la alimentación en particular, se puede perder por un tiempo el equilibrio y la salud.

La idea de que las enfermedades se pueden curar nació en unos tiempos dominados por la mayor ignorancia y la superstición más negra, señala Herbert Shelton en una de sus vivaces publicaciones.

La idea de que la salud puede ser restaurada sin eliminar las causas de su decadencia es un auténtico error, una blasfemia contra la lógica. Un cuerpo enfermo o sufriente requiere sin duda una curación, es decir, una corrección fisiológica. Pero la curación es un proceso biológico, y sólo el organismo afectado tiene en sí mismo el poder de la naturaleza para sanar. No hay otros poderes externos. Las enfermedades son en realidad síntomas de crisis corporales autoinfligidas y autosolucionables. Las enfermedades representan una clara acción vital del cuerpo dirigida a expulsar el material tóxico y restaurar las funciones normales del cuerpo, es decir, a normalizar el cuerpo.

Drogas, fármacos, sustancias químicas, no aportan ningún nutriente. No tienen la inteligencia de crear nuevas células o de reemplazar tejidos dañados. Más bien, estas sustancias forman compuestos químicos capaces de paralizar nervios, destruir células, suspender acciones vitales, causando la desaparición de los síntomas de la enfermedad y una ilusión de la curación.

El paciente así tratado está en realidad más enfermo que antes, aunque aparentemente se sienta mejor debido al alivio de los síntomas.

Por eso ninguna droga ni ningún fármaco debe ser introducido en el organismo humano, excepto en casos excepcionales representados por situaciones de verdadera urgencia, o por prácticas inevitables como la anestesia en las salas de los dentistas o en los quirófanos de urgencias.

Los libros de texto médicos sobre las curaciones se quedan obsoletos después de dos años, ya que los tratamientos ya no son válidos. Hay avalanchas de páginas superadas y de teorías olvidadas, de prácticas médicas que por suerte ya no están en uso. Los editores ni siquiera pueden mantenerse al día con los avances en la ciencia médica. La historia de la medicina está llena de métodos equivocados, dañinos, sin ninguna eficacia ni utilidad, métodos abandonados para siempre.

Y los investigadores, claramente bien pagados para ello, encuentran nuevas curas. Parece que el dinero disponible es ilimitado. Las farmacias de todo el mundo están inundadas con medicamentos que de hecho no curan. ¿Dónde está la cura para el estreñimiento, la indigestión, los resfriados, la gastritis, las espinillas? No pregunto –continúa irónicamente Shelton– por la cura del cáncer o la diabetes o las enfermedades del corazón, que son graves y complejas, sólo me preguntaba dónde está la cura para los trastornos funcionales tan comunes como los resfriados y la indigestión.

¿Hay un sólo médico inteligente capaz de afirmar con total honestidad que existe una verdadera cura para los males más sencillos que afectan a la gente? Sólo los charlatanes pueden dar una respuesta afirmativa. Si el público es crédulo, ¿qué decir de los médicos que también son engañados por cada nuevo descubrimiento de las compañías farmacéuticas? ¿Es posible que los fallos sistemáticos del pasado no les enseñen nada?

El hombre todavía cree en los tratamientos. Desde la infancia se le ha enseñado a buscar tratamiento médico. La profesión médica existe, después de todo, para curar las enfermedades. El hombre común está convencido de que los médicos tienen el poder de curar la enfermedad sin eliminar las causas que las generan. Es como creer que un borracho pueda ponerse sobrio sin parar de beber alcohol.

El hecho es que la investigación, la producción, la distribución y la administración de las curas es una industria muy conveniente. El negocio de los fármacos paga muy bien a quien los fabrica y a quien los prescribe. Los únicos perdedores son los pacientes, que compran la curación y pagan a la seguridad social que subsidia estos costos, en cumplimiento de los derechos de salud vociferados y defendidos por los sindicatos.

Hace años, en EE. UU., una revista médica estimó que la profesión médica tenía más de 130.000 remedios para combatir 407 enfermedades diferentes listadas en su nosología. Hoy en día la situación se complica.

La humanidad debe aprender que la llamada enfermedad, o los trastornos, o las fiebres, los dolores que la medicina obstinadamente trata de curar, son a su vez un proceso de curación. Los males no son ataques y guerras que mandan al cuerpo una potencia enemiga, desconocida, o incluso peor, por las acciones perjudiciales de microorganismos malignos. La curación, la restauración de la plena salud, es un proceso biológico normal. El éxito de los esfuerzos del cuerpo para autocurarse depende de una sola cosa, que es la eliminación de los factores que causaron la enfermedad. El cuerpo se cura tan pronto como se elimina la causa. Y no cuando el síntoma desaparece. No hay curación posible fuera de la corrección de las causas. Los tratamientos médicos del siglo pasado, y lo que es peor, del actual, siguen siendo una especie de guerra total contra los gérmenes y los virus. Los tratamientos médicos de los siglos pasados fueron en cambio diseñados para exorcizar los malos espíritus y demonios que habían invadido y tomado posesión del cuerpo. De hecho, no hay una diferencia fundamental entre los dos métodos. Tanto uno como el otro se dirigen contra enemigos imaginarios, con el resultado de que se produce una guerra destructiva a expensas del cuerpo y se convierte en una ilusión mortal.

24. Los vuelos pindáricos de la medicina

FÁRMACOS Y VACUNAS CONFUNDEN INEVITABLEMENTE AL CUERPO

No hay sustancia en el mundo con propiedades curativas. La curación es un proceso biológico llevado a cabo de forma ordenada e inteligente por mecanismos que reequilibran el cuerpo. Los efectos posteriores a la ingesta de un medicamento pueden ser estimulantes, represivos, anestésicos, diuréticos, exudativos, etc.

Los higienistas rechazan en bloque las drogas y los fármacos, rechazan la teoría de que los fármacos están dotados de acción. Se trata en cambio de simples sustancias venenosas. Ésta es su cualidad intrínseca. En inglés fármaco se dice *drug,* o droga, y droga *doping.* Pero en realidad el efecto de dopaje de una droga y el efecto secundario de los fármacos tienen ambos efectos deletéreos y, finalmente, son la misma cosa. ¿Cómo actúan los fármacos y las drogas? Sólo tienen un curso de acción, y es químico.

Las muchas reacciones diferentes, tales como vómitos, diarrea, sudoración, sedación, estimulación, palpitaciones, confusión, que se experimentan después de tomar estas sustancias no son realmente atribuibles a los fármacos, sino a las acciones del cuerpo que reacciona y se defiende del veneno y trata de eliminarlo.

Incluso aquellos que piensan que se curan con la comida, con sustancias milagrosas que se encuentran aquí y allá, en una planta o en un órgano animal, o en un mineral raro, son verdaderamente ingenuos. ¿Qué sucede cuando comemos? ¿Cómo actúa el alimento en el cuerpo?

De ninguna manera. No hay reacción. Excepto que se trate de una intoxicación alimentaria.

Los fármacos y las vacunas confunden y engañan al cuerpo siempre y de todos modos. No curan, ni previenen la enfermedad. Retrasan, complican, impiden, obstruyen el proceso de la verdadera curación. Son instrumentos básicos de lo que podríamos llamar clásica desinformación médica.

Los fármacos son sustancias enemigas de la vida. No son asimilables, no pueden ofrecer nada en absoluto al tejido humano, y mucho menos al material celular. Su acción, sus efectos, son ilusorios.

No es el fármaco el que produce el vómito, no es laxante el que purga, no es el diaforético el que hacer sudar, no es el estimulante el que acelera el latido del corazón. Todas estas acciones son erróneamente atribuidas a la actividad del fármaco, mientras que se trata siempre y sólo de acciones y reacciones del propio organismo.

Todos los venenos tienen la tendencia, debido a su naturaleza química, a combinarse con los productos químicos que componen el cuerpo. Cuando se toma un medicamento, éste provoca la mayoría de las veces daños al propio tejido, cuando no a un órgano entero. El emético se combina con elementos del estómago, y lo daña, el purgante se combina con elementos del intestino, y lo daña. Es una reacción química. Si se toma aspirina los efectos son conocidos:

1. Aceleración del corazón (por parte del cuerpo)
2. Erosión química del estómago (por parte de la aspirina)
3. Daños químicos en el riñón (por parte de la aspirina). Las acciones químicas no controladas por el cuerpo y provenientes del exterior son invasivas y muy peligrosas.

Uno de los principios básicos del higienismo es que si una sustancia es nociva para el cuerpo de una persona sana lo es aún más para el cuerpo de un enfermo. Los medicamentos son sustancias inertes, sin poder para actuar en un órgano vivo. Se trata de sustancias pasivas, desprovistas de sabiduría, inteligencia, motivación. Sólo son capaces de producir acción química y mecánica bajo ciertas condiciones.

No estamos aquí para hablar de la medicina de urgencias, de los primeros auxilios, de las emergencias graves, de las intervenciones reparadoras que requieren una auténtica experiencia hospitalaria especializada, de la toma de decisiones y de los tratamientos con atención precisa, maniobrando en las grandes lesiones con movimientos delicados.

En los tiempos actuales, la medicina habla cada vez más de fármacos inteligentes y de tecnologías avanzadas para derrotar a tal o cual enfermedad. El doctor Shelton ya no está con nosotros para poder juzgar, pero sus comentarios irónicos sobre estos vuelos pindáricos se podrían imaginar fácilmente.

25. Las vacunas, piedra angular de la medicina pasteuriana

UN MONSTRUOSO APARATO COMERCIAL DETRÁS
DE LA BUFONADA DEL SIDA
HACER RUIDO, CREAR PÁNICO, ALERTAR Y ATERRORIZAR
A LA GENTE DA DINERO

El núcleo duro de la pediatría y la medicina consiste en el sistema de vacunación, basado en una falsedad ideológica clara y en conceptos de salud totalmente incorrectos y engañosos de salud y enfermedad, de curación y prevención. Es aquí donde se centran las críticas del higienismo natural contra la parte médica contraria.

Hemos soportado durante siglos la medicina oscurantista medieval, luchamos en contra de la medicina necia que veía la fiebre como un fenómeno dañino a eliminar con quinina y cualquier otro veneno, hemos contrastado la medicina que consideraba la enfermedad, siguiendo los pasos falaces e imprudentes de Pasteur, como un ataque sorpresa por parte de entidades externas microbianas.

Hemos ridiculizado científicamente a la medicina anclada en el virus, lo que demuestra de una manera transparente y lógica que la acumulación de material vírico no viene de transmisiones externas, sino de acumulaciones virales internas de material celular interno, es decir, de residuos fisiológicos muertos y de fenómenos patológicos derivados del fracaso del reciclaje y de la falta de autolimpieza.

Todavía estamos luchando con fuerza contra la caravana desvencijada, fraudulenta y deshonesto del sida, que atribuye astutamente a virus y retrovirus y virus llamados lentos y lentísimos las peores atrocidades posibles, con el fin de mantener el flujo más increíble y voluminoso de financiación que nunca antes en toda la historia han obtenido para una sola enfermedad.

Nuestro conflicto con las nuevas tecnologías médicas, con los trasplantes clamorosos, con el infame comercio de órganos de contrabando como heroísmo quirúrgico, es absoluto e irremediable.

Desde el punto de vista científico salimos netamente ganadores.

En la práctica, sin embargo, sigue ganando quien está dotado de monstruosos aparatos y sistemas de chupar dinero, y que es capaz de financiar hasta el infinito la gran bendición y la gran payasada mundial del seda, de la SARS y de todos los acrónimos que vendrán, con gente siempre dispuesta a usar vendas, máscaras, preservativos para los órganos y preservativos para la cara, sólo para complacer a las reglas impuestas por la WHO (World Health Organization) o por la OMS (Organización Mundial de la Salud).

Vamos a salir ganando por la sencilla razón de que la otra parte carece totalmente de argumentos científicos serios para contraponer.

Higienismo avanza lentamente sólo porque es incómodo y no produce oportunidades de grandes ganancias, pero su marcha es inexorable y vencerá a todas las posiciones abstrusas y corruptas, a los engaños, a las manipulaciones y a los abanderados del sida.

Sin embargo, en el año de gracia de 2005, todavía hay personas, todavía hay padres con valentía y espíritu de sacrificio, que están siendo brutalmente amenazados con cartas y correos certificados con acuse de recibo por las autoridades sanitarias, que son multadas con fuertes sanciones pecuniarias por la simple negativa a someter a sus hijos a las vacunas obligatorias. Esto no sucede en Burundi o en Biafra, sino en la civilizada península italiana, hogar de más de medio millón de médicos, una tierra con más de 100.000 conferencias médicas anuales, país con contenedores siempre llenos de medicamentos caros que se obtienen de forma gratuita por las subvenciones del Estado y que se arrojan despreocupadamente a la basura, con indecente desprecio por el dinero público.

Las mentiras tienen las piernas cortas, dicen. Esto suele ser cierto. Pero en el caso de los fármacos, las mentiras se han alargado con el fin de extender lo más adelante posible en el tiempo el catastrófico momento del declive irreversible.

26. Hipertensión y cáncer desde la perspectiva higienista de Shelton

LA EXTIRPACIÓN QUIRÚRGICA DE GLÁNDULAS COMO LA TIROIDES Y LA PRÓSTATA Y EL TIMO ES PURA LOCURA

Shelton, en su gran cualidad de sintetizador y divulgador de las teorías higienistas naturales, estudió detenidamente todas las enfermedades. Realizó estudios particularmente extensos sobre la hipertensión, dado que las enfermedades del corazón y el ictus ya afectaban en exceso a la humanidad en los últimos años, y que siguen en aumento en el momento presente como principal causa de mortalidad a nivel mundial.

Reitera las premisas sobre la curación, que se define como un proceso biológico y no como un arte de cualquier curandero, como un proceso que se produce por el instinto y la determinación para preservar el cuerpo de la manera más eficiente y saludable.

Los objetivos del higienismo dictados por Herbert Shelton son muy específicos:

1. **No hay que burlarse del paciente** con medicamentos sólo capaces de aliviar y enmascarar temporalmente los síntomas y prolongar realmente la enfermedad.

2. **Hay que dar al paciente las cosas esenciales para una recuperación vital estable** mediante la eliminación de la causa de sus trastornos y permitiéndole el descanso fisiológico con el ayuno.

Shelton, en su investigación, trató siempre de llegar al corazón del problema, es decir, a las verdaderas causas de la hipertensión y del cáncer más que a las fáciles apariencias visibles. Todo ello no sin antes señalar que el carácter hereditario, a menudo usado como un factor causal de la enfermedad en general y de la hipertensión en particular, es sólo un chivo expiatorio del que ha abusado impropiamente la medicina.

Cualquier forma de exceso, como la sobrealimentación, el exceso de trabajo, el exceso de felicidad, de introspección, de preocupaciones, de angustias, conduce a casos de hipertensión. Incluso la plétora, que es una sobresaturación de alimentos y líquidos en el cuerpo, con la formación de demasiada sangre y de linfa, puede estar entre los culpables, ya que conduce a un exceso de tensión en el sistema cardiovascular y un aumento del envenenamiento tóxico. Los líquidos excesivos representan una de las causas de la obesidad. La hipertensión puede significar demasiada sangre y demasiada linfa o también lo contrario, como en el caso de la hipertensión por anemia. La hipertensión puede ser un síntoma que resulta del uso del alcohol, el té, el café, la sal o la pimienta, el tabaco y otros hábitos no saludables.

La limitación de la pérdida de energía nerviosa previene la debilidad, garantiza una buena digestión, salud y longevidad aseguradas. Todas las etiologías pasadas se han sopesado y no han estado a la altura de las expectativas. Demonios, dioses, estrellas, clima, virus, bacterias, herencia y otros casos similares han caído uno por uno. Pero en cambio nunca cae el hábito mortal de la sobrealimentación, de comer más allá de la capacidad enzimática, por parte de niños, jóvenes y adultos.

Los resfriados, la fiebre o la flema (mucosidad excesiva), según la filosofía higienista, es el primer síntoma de la enfermedad. Hasta que las muchas enfermedades orgánicas, causa de muerte, no sean reconocidas como puntos finales de una progresiva evolución patológica, la asistencia a los enfermos no tendrá ningún sentido.

Las personas con hipertensión se dirigen a un final prematuro, advirtió John Tilden ya a finales del siglo XIX. En el caso de la hipertensión los médicos saben poco o nada sobre sus causas. Tanto es así que hace cincuenta años (y, a veces incluso hasta en nuestros días) se recurría a la extirpación de la glándula tiroides, arruinando la salud del pobre paciente para siempre. Uno se pregunta si la presión alta acorta la vida o si es en cambio la causa de la hipertensión la que produce debilidad. Casi ninguna de las frecuentes irritaciones del sistema simpático termina con presión arterial alta. La irritación del sistema nervioso, que deriva por ejemplo de la presión de un agrandamiento de la próstata, puede causar presión arterial alta. Si se extirpa la próstata, tampoco encontramos remedio. También se procede desenvueltamente a extirpar el timo. El único remedio es determinar y eliminar la causa del mal. Extirpar las glándulas e ignorar las causas fundamentales es una locura.

En la hipertensión, el verdadero factor que precede al mal es el endurecimiento de las arterias. Pero ¿qué es lo que lleva al endurecimiento y la irritación de las arterias, al endurecimiento y la rigidez de los capilares? La irritación es de origen tóxico y emocional, y se debe en gran parte a hábitos de exceso, a costumbres tóxicas.

Una dieta alta en proteínas produce putrefacción y esto aumenta automáticamente la presión. Pero toda sobrealimentación, todo exceso de trabajo, todo exceso sexual, todo exceso de preocupaciones y ansiedades conduce a la debilidad.

No hay enfermedad que no vaya precedida por una indulgencia sensual tal que produce un debilitamiento del organismo. El debilitamiento evita la regular autolimpieza y esto determina la toxemia o intoxicación o autoenvenenamiento. Le sigue una crisis, una enfermedad, con proceso de eliminación compensatoria creada hábilmente por el cuerpo para eliminar la acumulación de toxinas.

Si se continúan los malos hábitos, la toxemia se vuelve crónica, se establece la tolerancia, es decir, el hábito y la aceptación del veneno, y es en ese momento en que se desarrolla la enfermedad grave, crónica, y no hay manera de conducir el cuerpo hacia la salud y la normalidad. Todos los hábitos poco saludables deben ser reemplazados por hábitos saludables. Los hábitos debilitadores que todos adquieren deben ser reconocidos como una de las principales causas de la enfermedad.

Durante los últimos 200 años, todas las enfermedades graves, todas las llamadas plagas, desde el escorbuto hasta el beriberi, hasta la SMON japonesa (exacta copia temprana del sida con 11.000 muertes y la obstinada persecución de un virus que no existe), la enfermedad del legionario (copia exacta anticipada del SARS), se han atribuido a microorganismos y virus, aunque estos casos hacían agua por todos lados, y de hecho eran regularmente desmentidos. En cambio, en todos esos casos siempre se demostró la hipótesis toxicológica.

Pero parece que los grandes reveses y los engaños vergonzosos del pasado reciente no han enseñado nada a la medicina, eternamente enamorada de legendarias hipótesis microbianas.

En cualquier caso, también los pacientes suelen mantener malos hábitos y creencias falsas, y siguen pagando a los terapeutas para que los curen.

Esta trágica farsa está teniendo lugar en el mundo a diario.

La curación es un proceso vital, y el cuerpo se normalizará sólo si se eliminan las causas de la enfermedad, es decir, en este caso, la sobrealimentación.

El hombre que ha sido un glotón durante su infancia y adolescencia, y que nunca aprendió autocontrol, difícilmente abandonará para siempre los malos hábitos.

Y la presión arterial alta lo acompañará hasta su muerte.

La normalidad de la presión arterial depende de hábitos de vida saludables.

No existen otras fórmulas u otros remedios.

Ningún médico en el mundo puede anular la ley de causa y efecto.

Nadie puede sembrar cardos y cosechar higos.

27. Todas las enfermedades no son más que acumulaciones tóxicas

LA VERDAD HIGIENISTA NO ESTÁ SUJETA A CAMBIOS FÁCILES

Todas las enfermedades son esfuerzos que la naturaleza hace para deshacerse de los productos tóxicos acumulados.

La verdad básica higienista ha permanecido intacta desde su descubrimiento hace 150 años, y en realidad desde la aparición de la humanidad, ya que se basa en las leyes de la naturaleza.

El higienismo subraya precisamente las enormes diferencias entre los síntomas, o trastornos, que son sólo las alarmas para ser registradas y analizadas y no para ser curados o para luchar contra ellos, y las causas de la enfermedad, que en cambio deben ser eliminadas si desea que los problemas desaparezcan realmente.

Los medicamentos no sirven de nada y no se utilizan en estado de buena salud, y mucho menos sirven bajo la influencia de la enfermedad. No tienen ninguna relación normal ni fisiológica con el cuerpo. Ya se tome por vía oral o intravenosa, en estado de buena salud, son eliminadas rápidamente.

La reacción del cuerpo al veneno no cambia sólo porque el cuerpo esté enfermo.

Un medicamento, de hecho, no pierde ni un poco de su toxicidad debido a esto, es decir, el fármaco es tóxico tanto para el sano como para el enfermo.

La movimiento higienista natural americano comienza en los albores del siglo XIX.

Los principios y conceptos básicos que lo caracterizan fueron establecidos por médicos y profesionales de la salud que no estaban satisfechos con los malos resultados y los graves daños causados por las teorías y los procedimientos médicos de la época.

El higienismo no es una manía ni una publicidad que anuncia píldoras naturales y curas milagrosas.

Mientras que los puntos de vista y las técnicas personales pueden variar ligeramente debido a las diferentes experiencias, las verdades higienistas han permanecido intactas desde su descubrimiento en América; de hecho, desde la aparición de los primeros seres pensantes en la Tierra.

El higienismo natural no tiene nada que vender, ningún producto, ningún artefacto.

Es un simple movimiento que reúne a miles de ciudadanos de diferentes naciones, cuyo objetivo es difundir en grandes sectores de la opinión pública internacional nuestro conocimiento y experiencia en la defensa de una mejor calidad de vida.

Los enemigos a combatir son:

1. **La artificialidad y la hostilidad del entorno**
2. **El envenenamiento del aire, del agua, y de la comida** (está permitido añadir cientos de productos químicos y suplementos sintéticos tanto a alimentos como a bebidas)
3. **Las harinas refinadas**
4. **El uso y abuso de azúcares industriales y edulcorantes peligroso**s (sacarosa, aspartamo)
5. **Abuso de condimentos irritantes**
6. **Desgraciadísima difusión de la carne y de los productos animales**

Investigadores iluminados y honestos han definido la dieta moderna americana como un desastre nutricional. EE. UU. se encuentra en los primeros puestos en el *ranking* mundial de mortalidad infantil y baja longevidad. Pero las estadísticas no cuentan el drama de tantas personas de edad avanzada condenadas a años de sufrimiento debido a problemas predecibles y evitables.

Nosotros, los higienistas, luchamos por ideales precisos, y en primer lugar por enseñar a la gente a entender que:

1. **La salud se construye y protege todos los días,** y no se compra en pastillas o usando otros atajos.
2. **La salud es el resultado de estilos de vida saludables** y de la exclusión de las prácticas perjudiciales (tabaco, alcohol, café, té, alimentos cocinados, alimentos no propios de la especie).
3. **La armonía del entorno natural que nos rodea también es importante** para una vida individual y social más elevada y digna.

4. **El cuerpo tiende naturalmente a la salud y la autocuración,** siempre y cuando se den los adecuados materiales nutritivos y los factores ambientales adecuados.
5. **La enfermedad es una señal de que el cuerpo necesita limpiarse y volver a equilibrarse internamente.**
6. **Los síntomas de enfermedad aguda se derivan de la cadena precisa y comprobable de causa-efecto incluyendo debilitamiento y consecuente toxemia.**
7. **Sólo hay una manera de obtener la salud, y es ganársela**, siguiendo los caminos indicados por el higienismo natural.

Para alimentarse, los primeros mormones comían todo cuanto tenían alrededor. Eran muy afortunados, ya que tenían abundante fruta madura, frutas del bosque, y fruta de temporada. No conocían el fuego y no cocinaban sus alimentos. Cocinar, como todo el mundo sabe o debería saber, destruye los nutrientes de la comida. El hombre primitivo no sabía lo que era el dolor de cabeza ni el malestar estomacal. También nosotros, si comiéramos sólo alimentos naturales vivos y de temporada estaríamos siempre bien. Hoy en día la comida es llevada directamente a la mesa sin tener que hacer ningún esfuerzo ni ningún ejercicio para conseguirla. El hombre primitivo, después de haberlo buscado y habérselo comido, se acostaba y dormía. Las siestas después del almuerzo eran muy importantes para su salud. No tenían trabajo o estudios que llevar a cabo con fuertes problemas de estrés. Hoy más que nunca necesitamos descansar y dormir, aunque sea difícil irse a la cama temprano cuando las luces eléctricas aún están encendidas, los televisores, la música, los ordenadores. Los higienistas tratan de obedecer al máximo las leyes naturales de la nutrición, que es comer sólo fruta y verdura fresca, cruda (incluyendo los frutos secos y las semillas), los alimentos en bruto, no desvitalizados y no combinados de manera incorrecta.

Otros factores que influyen positivamente en la salud son la actividad física al aire libre, la exposición al sol, el agua y el aire puro y no contaminado, el descanso y el sueño, la tranquilidad y el equilibrio emocional, la abstinencia de la comida (el ayuno) para la rehabilitación fisiológica, mental, emocional, sensitiva, bajo una supervisión competente.

28. Más que el perro fiel, el mejor amigo del hombre es el microbio

LAS NUEVAS TECNOLOGÍAS ESCONDEN SIEMPRE ILUSIONES E IGNORANCIA HUMANA

Vivimos en un mundo microfóbico, sólo porque se nos ha enseñado durante décadas que los microbios y los gérmenes son nuestros peores enemigos. La ignorancia puede jugar malas pasadas.

Todo comenzó con los primeros microscopios (las nuevas tecnologías de la época) y Louis Pasteur.

Sin embargo, con el paso del tiempo y con el incremento y perfeccionamiento de nuestros conocimientos científicos, estamos aprendiendo que los microbios no son nuestros antagonistas, mientras que los verdaderos enemigos acérrimos del hombre son la estupidez humana y la corrupción.

¿Sabías que todos los seres vivos del mundo son parte de un programa de la naturaleza?

Todas las cosas en la naturaleza en general se ayudan. Los árboles frutales ayudan a humanos y animales.

Las hojas de los árboles purifican el aire.

Las hojas y las plantas que mueren enriquecen los suelos. Los microbios, siempre amigos valiosos e indispensables del hombre, ayudan a los seres vivos, al actuar como carroñeros invisibles, y se deshacen de las cosas muertas. Incluso las piezas de hierro hechas por el hombre se desintegran lentamente por la acción de bacterias. Del mismo modo, sus parientes más grandes, los mosquitos, las moscas, las cucarachas, se come nuestros residuos y los convierten en valioso humus.

Millones y millones de células muertas o moribundas y debilitadas deben ser eliminadas del cuerpo en todo momento y sin descanso. Si se quedaran dentro de nuestro cuerpo sería como no sacar fuera la basura, por lo que sufriríamos inmediatamente. En ese caso es donde aparecen y se desarrollan los microbios. Absorben y se nutren de las células consumidas (o virus o residuos celulares), y obviamente no de las sanas, y pasan su material digestivo a la circulación sanguínea que a continuación lo lleva a los riñones y luego lo expulsa. Los microbios tienen mucho que hacer y merecen respeto y admiración. Por si no fuera suficiente, se comen los alimentos equivocados o los alimentos innecesarios o el exceso de alimentos que no nos sirve, absorbiéndolos como residuos. Dentro de nosotros, en simbiosis con nosotros, siempre hay un gran ejército de microbios listos para intervenir y mantenernos sanos y limpios.

Cuando los microbios se ven abrumados, porque comemos o dormimos demasiado mal, o hacemos poco ejercicio, o respiramos humo de tabaco tanto de un modo activo como pasivo, o comemos las cosas equivocadas, desencadenamos la emergencia y la enfermedad, y los microbios se multiplican rápidamente en proporción a la lucha que deben mantener, apoyados y acompañados por otro instrumento divino e intocable que es la fiebre.

El creador se ha encargado de todos los detalles, incluso nos ha dado estos incansables asistentes ecologistas naturales. Respetar y amar a los microbios es comprender y admirar al divino máximo constructor.

Cuánta demostración de soberbia, cuánta inexcusable ansia de grandeza, cuanta ciega presunción, cuánta falta de humildad, qué precario concepto de ciencia, qué baja irreligiosidad, qué mediocres e imprudentes decisiones operativas, en la filosofía, en las intenciones, en las tendencias de la medicina de ayer y hoy, en su carrera sin tregua hacia las denominadas nuevas tecnologías.

El escenario anterior pone al desnudo y en irreconciliable conflicto la realidad de la naturaleza con la sombría locura de las opciones médicas, que siempre se basa en el terrorismo ideológico y vacunatorio, en las guerras antibacterias y antivirales a base de minas flotantes, bombas de napalm y defoliantes para destruir y aniquilar enemigos imaginarios y enemigos inexistentes.

El hombre de la bata blanca que pretende sustituir los procesos intocables de la naturaleza se siente maduro y capaz de hacer de dios e intervenir y crear y modificar, añadir y reemplazar, cortar y coser, mientras que, de hecho, aparte de algún destello aleatorio de luz, todavía se revuelca en la ignorancia más absoluta.

Los hunzakuts, o hunza, viven en el norte de Pakistán y los vilacabambas habitan las montañas de Ecuador, en América del Sur. Hay algo que los une. Es bastante normal para ellos vivir hasta los 140 años, algunos incluso llegan a los 160, a pesar de que algunos fuman y comen sustancias equivocadas. Es razonable pensar en márgenes de mejorabilidad hacia los 200 años. Los secretos son el agua de manantiales de alta montaña, ligera y casi sin minerales, el aire fresco, nada de electricidad, nada de campanas ni de contaminación acústica, sueños largos y tranquilos, en paz consigo mismos, sin necesidad de correr como locos ni de huir de las fieras, con una alimentación basada principalmente en la fruta y la verdura, conservando la fruta desecada al sol durante los meses de invierno.

29. Siete pasos hacia el cáncer, un camino triste y preciso

El cáncer es un último recurso, una regla divina incurable

Es estúpido tirar el dinero en la investigación contra el cáncer

La única manera de ganar al cáncer es no entrar nunca en su trayectoria

Nada de fumar ni tomar drogas, nada de carne, nada de fármacos, y el cáncer nunca será tu tema personal

La mayoría de la gente piensa que el cáncer es un enemigo que ataca de manera invisible, al azar y a traición, que llega de repente y sin previo aviso. En realidad primero suceden otras cosas, y luego, después de un cierto tiempo, comienza el cáncer. El proceso es un automatismo claro y preciso, y por eso no tenemos que dar un céntimo a ninguna de las instituciones que investigan el cáncer. No hay nada que investigar y nada que descubrir. Se sabe todo. Sabemos que el cáncer, si es cáncer verdadero, no es fácil de curar. Quien afirma curarlo sólo es un fanfarrón. Desde hace cincuenta años ha habido una serie de anuncios de falsos descubridores que crean falsas esperanzas. Personas que piensan que han encontrado la sustancia mágica, el método fantástico para superar el mal del siglo. Sólo la mala fe y la ignorancia pueden llevar a tal exuberancia profesional y a tales mistificación. La única manera honesta y seria de vencer al cáncer es no cruzarse en su camino, o saltar antes de que sea demasiado tarde. Y punto. Quien promete otro modo, quien alimenta esperanzas ilusorias, es un mentiroso, un hipócrita o un ilusionista charlatán, poco importa que se haya doctorado en Harvard o en Pisa.

Esto explica palabra por palabra una trayectoria típica del cáncer:

1. **Enervación o agotamiento.** El sistema nervioso es la batería de nuestra maquinaria. Si no es perfecto, porque se come demasiado

y mal, se duerme poco, se beben bebidas azucaradas y gaseosas, se fuma activa o pasivamente, se permanece mucho tiempo sin sol, se es perturbado por ruidos fuertes y campanas groseras e intocables, se ha visto demasiada televisión y escuchado música a alto volumen, se produce debilitamiento, y así empieza la intoxicación.

2. **Toxemia.** Con la batería descargada y sin energía nerviosa suceden varias cosas extrañas dentro de nosotros. Lo primero que empieza a no funcionar son los músculos del estómago. Así que se saturan de residuos tóxicos.

3. **Irritación.** Los alimentos de alto valor proteico indigestos se quedan en el interior del sistema y comienzan a pudrirse (en un ambiente cálido y húmedo se descomponen prematuramente), y liberan NH_3 (amoníaco), $NH_2-CH_2-NH_2$ (cadaverina) y residuos intratables por el sistema.

4. **Inflamación.** El estómago vierte inteligentemente sobre los alimentos ingeridos un líquido que sirve para diluir y debilitar los agentes químicos putrefactos y lo transfiere todo al colon para su expulsión.

5. **Ulceración.** La inflamación constante de las paredes del estómago provoca la apertura de una herida en un punto dado, una úlcera.

6. **Endurecimiento.** También de acuerdo a la lógica, el cuerpo no puede hacer otra cosa que reparar temporalmente la herida mediante un engrosamiento del tejido, un tipo de crecimiento anormal dentro de nosotros. Todavía se puede continuar durante algún tiempo en esas condiciones. También se puede sobrevivir durante un determinado período si se introduce quimioterapia o intervenciones quirúrgicas ineficaces, acciones invasivas que empeoran la vida y la acortan.

7. **Ramificación.** Si se sigue viviendo y comiendo mal, la crisis se descontrola. Las células que producen el endurecimiento se extienden rápidamente a otros puntos críticos. Esta etapa es realmente una situación de no retorno.

30. Los principios básicos higienistas son universales y atemporales

Las palabras de Shelton han hecho que en América muchos investigadores capaces sigan sus enseñanzas. El doctor Alan Immermann, autor de *Health Unlimited*, es uno de ellos. «Una verdadera revolución se inició hace 150 años en Estados Unidos y está todavía en curso. Nadie en la historia ha sido capaz de dar una definición más clara de salud, y los medios para lograrla y mantenerla, que Herbert Shelton», comienza Immermann, haciendo el apropiado tributo a su maestro higienista.

Una de las necesidades más importantes del cuerpo es el descanso y el suficiente sueño reparador.

Las plantas y los animales tienden de manera natural y universal hacia la salud, y este principio no tiene excepciones. La salud es una condición normal de la vida cuando se respetan sus reglas.

Muchas personas creen que la supresión de los síntomas significa la restauración de la salud, mientras que los síntomas son sólo los mensajes y no enfermedades a las que combatir.

Los fundamentos de una filosofía sana son claros y están tallados en roca:

1. **La curación es un proceso del cuerpo.** La curación es un proceso llevado a cabo por el cuerpo y sólo por el cuerpo. Cualquier terapia que modifique o altere los síntomas no se realiza correctamente desde el principio, ya que nunca atacará las verdaderas causas de estos síntomas.

2. **El cuerpo siempre actúa a su favor.** El cuerpo actúa siempre y sólo en su mejor interés. Si al límite decide precipitarse hacia la decadencia y la degeneración cancerosa, significa que no le hemos dado mejores oportunidades, y que este hecho, sin embargo trágico, es el camino más abreviado y en conjunto menos doloroso.

3. **Los efectos a corto plazo suelen ser en general opuestos a los efectos a largo plazo.**

4. **Los fármacos y la cirugía sólo como último recurso.** Los fármacos y la cirugía sólo deben utilizarse como último recurso de

emergencia. Los fármacos no construyen la salud, sólo suprimen los síntomas.

Permanecen siempre válidos los conceptos de toxemia desarrollados en los orígenes del higienismo por John Tilden, para el cual la toxemia es el resultado de una acumulación de sustancias químicas intratables, constituidas por arsénico, plomo, lejía, mercurio, amianto, venenos botulínicos, cadaverina, etc.

El cuerpo no tiene otra alternativa o medio más que quemar, utilizar o eliminar una sustancia.

La toxemia es un estrés diario que debilita el cuerpo y conduce a un cansancio general llamado enervación o agotamiento. El cuerpo se vuelve demasiado débil para eliminar sus toxinas internas. Bloqueando esta eliminación se produce una retención patológica de toxinas por encima del límite de aceptabilidad y tolerancia, y los síntomas son estornudos, tos, vómitos, diarrea, secreciones epidérmicas, orina oscura. Si estas condiciones persisten durante mucho tiempo, se desarrolla una enfermedad crónica, llamada inflamación.

Inflamación como reacción de un tejido vivo a un ataque recibido, pero también como esfuerzo de curación, en el que el cuerpo trata de quemar mediante la fiebre alguna toxina química, y en el que lo mejor que se puede hacer es el completo descanso fisiológico del cuerpo y del estómago (ayuno).

Cualquier enfermedad que termina en *itis* indica un proceso inflamatorio. La gastritis es la inflamación del estómago, la artritis es la inflamación de las articulaciones, y así sucesivamente.

La medicina, increíblemente, todavía piensa que la inflamación en sí es el problema, la enfermedad que se puede curar y detener, que el propio dolor es el objetivo a atacar, y no el motivo del dolor mismo. Las personas que sufren cada día en todo el mundo ingieren toneladas de medicamentos antiinflamatorios. Para los médicos, la desaparición del dolor significa que la inflamación ha cesado y el cuerpo se ha curado, que han llevado a cabo con habilidad su trabajo y que no hay más problemas.

En el esfuerzo de curación de la inflamación, el cuerpo envía a través del sistema inmunitario glóbulos blancos al área irritada, y estas células defensivas liberan enzimas que destruyen la potentes toxinas irritantes. La inflamación es una actividad saludable. Si dicha acción no es suficiente, el cuerpo pone en marcha una alternativa de eliminación adicional, como los vómitos, la tos, la mucosidad de la nariz, la diarrea, la transpiración de la piel, a fin de eliminar tan pronto como sea posible las toxinas peligrosas que podrían dañar los riñones.

El hígado filtra las toxinas de la sangre y las descarga a través de los conductos biliares en la parte superior del intestino delgado. O bien, cuando el veneno es más grave, el cuerpo puede optar por ahorrar la irritación incluso en esta área y empujar la sustancia tóxica más arriba, al estómago, por lo que se da la expulsión violenta y dolorosa del vómito.

Al toser, los pulmones tratan de limpiar. Cuando hay diarrea son los intestinos que tratan de expulsar estos materiales no deseados.

Los síntomas dolorosos y los esfuerzos de purificación interna son considerados erróneamente por la mayoría de los médicos como la enfermedad que deben contrarrestar, y la supresión de los síntomas impide el desarrollo del proceso de limpieza, da la ilusión de la curación, pero en la práctica la impide.

Las toxinas irritantes, si no encuentran una salida más rápida hacia el exterior, producen daño y destrucción de tejidos y ulceraciones donde el cuerpo no consigue producir suficientes células reparadoras y sustitutivas. En ese momento al cuerpo no le queda nada más que recurrir a la producción de tejido cicatrizante, lo que conduce al endurecimiento y la fibrosis. Si no se escapa tan pronto como sea posible de esta situación, la enfermedad progresa rápidamente hacia formas fatales de tipo carcinógeno. La mayoría de las enfermedades pueden ser entendidas e interpretadas usando este modelo regalado por el higienismo.

La causa que está bajo toda enfermedad cardíaca es la aterosclerosis, que es una formación patológica de grasa y colesterol en los vasos sanguíneos. Carne, huevos y productos lácteos son los mayores culpables reconocidos por su alto contenido en grasas saturadas y colesterol. Uno se pregunta si la frecuente cirugía de baipás coronario es absolutamente necesaria para eliminar los vasos obstruidos. La respuesta es no, ya que el cuerpo tiene una enorme capacidad de eliminar los depósitos de grasa ya formados, al contrario de lo que se pensaba hace años. Estudios recientes confirman que el colesterol es móvil y se mueve dentro y fuera de los depósitos con frecuencia. Esto queda demostrado por las experiencias de ayuno: al beber sólo agua destilada hay un aumento del colesterol sanguíneo inesperado (que viene claramente de la rotura de los depósitos dentro de los vasos).

La hipertensión no tiene un recorrido por etapas como el cáncer. No hay síntomas. Es un asesino silencioso. Incluso puede suceder que uno ni siquiera sea consciente de ser hipertenso, hasta que un colapso devastador en el corazón lo sorprende. Las medidas preventivas incluyen la eliminación radical de la sal evidente y oculta, y el consumo de fuertes cantidades regulares de potasio, de frutas y verduras.

31. Diez reglas específicas para prevenir el cáncer

LA TEORÍA DE LA ESCASA OXIGENACIÓN Y LA TEORÍA DE LA INTOXICACIÓN

Sobre el cáncer sabemos que su diagnóstico a menudo significa la sentencia de muerte, porque el 50 por 100 de los diagnosticados mueren dentro de los 5 años siguientes. Más que una enfermedad, el cáncer es una multitud de enfermedades.

Una primera cosa importante a saber es que, cuando un paciente tiene menos de 10 gramos de vitamina C en la sangre, es correcto sospechar una presencia cancerosa.

Los pacientes cancerosos también se distinguen por niveles enzimáticos bajos (debido a sus típicas dietas desvitalizadas) y baja temperatura corporal (debido a su situación crónica de debilidad orgánica).

Antes de ser afectados por el cáncer, por lo general han desarrollado una química perversa de la sangre, una función marginal de sus órganos vitales, una disminución de la actividad enzimática que les impide digerir y asimilar cualquier alimento.

Y ya con esto tenemos una imagen coherente de la situación.

Recordemos a este respecto que la fruta madura, virtualmente predigerida en origen por su dotación de enzimas, requiere actividad enzimática nula, y aporta el 100 por 100 de sus nutrientes. Representa el alimento máximo para todos, sanos y enfermos, pero en particular es valiosa e indispensable para las personas con carencia de enzimas.

El test de Cambridge de 2001 demostró inequívocamente que las necesidades humanas diarias de vitamina C son 5,6 veces superiores a los mínimos indicados pomposa y superficialmente por la RDA estadounidense, y que una dieta compuesta de al menos 5 comidas de fruta al día (sólo fruta, sin mezclar con nada) son una receta exacta para todos los seres humanos que quieran prevenir el cáncer y las enfermedades del corazón en primer lugar, y todas las demás enfermedades graves de nuestro tiempo en segundo lugar.

Las dos teorías más creíbles acerca de las causas de cáncer pueden estar relacionadas con la escasez de aire y de oxigenación, o con situaciones de excesiva presencia tóxica. Ambas han sido comprobadas y son verificables, y por tanto se hallan muy cerca de la realidad. Pero no es inconcebible que el cáncer dependa de ambas situaciones entrelazadas entre sí.

La teoría de la escasa oxigenación

Las células normales y en funcionamiento requieren oxígeno para sobrevivir, y si se les priva de él tienen sólo dos opciones, morir o convertirse en células cancerosas (células cancerosas que sobreviven bien en ausencia de oxígeno).

Repetidos análisis y experiencias clínicas han demostrado que las personas sanas, y los vegetarianos en particular, poseen en el propio colon una abundancia de bacterias aerobias. Los cancerosos, pero también los comedores de carne y los consumidores de alimentos ricos en proteínas, tienen en cambio un colon lleno de bacterias anaerobias. Esto se debe a que, cuando un ser humano se alimenta de carne, es decir, de carne cocinada y de proteína cocinada, la digestión es larga, imperfecta e incompleta porque los alimentos no son aptos para el sistema digestivo humano, y porque tienen la complicación añadida de carecer de enzimas, ya que están desvitalizados. Así, las proteínas residuales e indigestas llegadas al colon se someten a un proceso de putrefacción desoxigenada, donde todas las bacterias aerobias se convierten en anaerobias. Así que el colon es colonizado por bacterias anaerobias. El colon tiene una relación directa e intensa con la bilis. Los ácidos biliares reaccionan con los productos metabólicos de las bacterias anaerobias y forman ácidos apcólicos y ácidos desoxicólicos, tanto tóxicos como cancerígenos. Esta mezcla mortal es transportada desde la bilis al hígado para un intento sin esperanza de desintoxicación. El hígado sólo puede rechazar tales brebajes y enviarlos impotente al torrente sanguíneo. Con el tiempo todo el cuerpo está envenenado.

La apendicitis también está vinculada a las peligrosas bacterias anaerobias en el colon, como lo demuestra la investigación del doctor Norman Walker.

Otra consecuencia negativa de la carne cocinada y de la indigestión de proteínas es la formación de amoníaco. Cuando se comen alimentos ricos en proteínas, se está expuesto a cantidades significativas de amoníaco a lo largo del tracto intestinal, como subproducto nitrogenado de la degradación de las proteínas.

Como ha demostrado el doctor Willared Visek de la Illinois University Medical School, el amoníaco actúa como sustancia química carcinógena, y es capaz tanto de eliminar las células que se desarrollan como de generar nuevas células cancerosas.

Es evidente que la incidencia de cáncer de colon es paralela a la concentración de amoníaco en el colon. La fórmula del amoníaco (NH_3) detecta una presencia de nitrógeno e hidrógeno, y una ausencia de oxígeno.

Lo mismo sucede con cadaverina ($NH_2-CH_2-NH_2$), siempre presente en los casos de putrefacción en carencia de oxígeno.

El doctor Raymond Shamberger, de la Cleveland Clinic Foundation, ha identificado en la carne de vacuno (y a niveles más bajos en la carne de pollo, cerdo y pescado) el poderoso cancerígeno malonaldehído, sustancia química que se forma inmediatamente después de la muerte de los animales en los mataderos, y que también es responsable del fenómeno de rancidez. Y también aquí se habla de compuestos desoxigenantes y cancerígenos.

La teoría de la toxemia o de la intoxicación (escuela de Shelton)

En la teoría de las toxinas, típica del higienismo sheltoniano, si las células normales son expuestas repetidamente a irritantes químicos derivados de dietas equivocadas, las células normales se transforman en células cancerosas.

En este punto, será interesante ver si hay estrategias válidas para evitar encuentros indeseados.

¿Cómo protegerse del cáncer en diez pasos?

1. **Evitar el tabaquismo activo y pasivo, evitar lugares concurridos y cerrados.**
2. **Evitar las carnes y las grasas animales, especialmente cuando están cocinadas.**
3. **Comer fruta en abundancia varias veces al día.**
4. **Evitar los alimentos equivocados (alimentos de origen animal, alimentos concentrados, alimentos desvitalizados, alimentos cocinados).**

5. **Evitar los nitratos y nitritos (utilizados como conservantes para productos cárnicos).**
6. **Evitar los edulcorantes artificiales como la sacarina y el aspartamo, así como todas las bebidas gaseosas y azucaradas.**
7. **Evitar los alimentos a la plancha y ahumados (contienen benzopireno).**
8. **Evitar los colorantes y los productos químicos en los alimentos, evitar los fármacos y las vitaminas sintéticas y los suplementos minerales.**
9. **Evitar la sal.**
10. **Evitar las bebidas alcohólicas y las bebidas energéticas.**

Dos palabras sobre el calcio y la osteoporosis. De hecho, es irónico y paradójico que un alimento ampliamente anunciado y promovido por los medios de comunicación y las instituciones como la leche y los productos lácteos sea en realidad la mayor causa de osteoporosis, debido a su alto contenido en proteínas acidificantes y fósforo, generadores de sustancias calcio-incompatibles. Los estrógenos (incluso los aparentemente inocentes como la lecitina de soja), se prescriben a menudo para prevenir la osteoporosis. Pero estos estrógenos tienen efectos secundarios que son más perjudiciales que la propia osteoporosis (cáncer de útero, enfermedad de la vesícula, tumores de hígado, presión alta, empeoramiento de la diabetes).

Por otra parte, la peor solución posible a los males es siempre confiar acríticamente en los medicamentos, con receta o sin receta médica. Esto también se aplica al dolor de cabeza común. Los médicos han sabido durante muchos años que tomar pastillas analgésicas, y sobre todo aspirina, perjudica automáticamente el hígado y los riñones, y sin embargo no hace nada en contra.

32. Las leyes de la naturaleza eternas e inmutables

Hay leyes naturales que gobiernan el orden eterno y universal que todo habitante del planeta debe cumplir. Los animales en estado salvaje respetan las leyes naturales gracias a su instinto. El hombre, privado de instinto, debe basarse en su inteligencia. El cuerpo humano nos da el ejemplo de la fuerza vital invisible que lo anima. Contiene 125 billones de células.

Cada célula es una megalópolis compleja que contiene mitocondrias, orgánulos, canales, caminos y pistas, y es autosuficiente en sus operaciones, como un verdadero microorganismo interno. Cada célula actúa en perfecta armonía para el bienestar del cuerpo, siempre que se le den los materiales y las condiciones esenciales para su mantenimiento, que son: aire puro, agua pura, sol, alimentos propios de su especie y ausencia de venenos, estrés y violencia.

Esta admirable premisa se la debemos a Annabelle Lee-Warren y a Jo Willard, dos grandes investigadores higienistas norteamericanos, autores del *Blueprint for Health,* una de las muchas publicaciones que circulan en EE. UU.

Las leyes eternas de las que hablamos no están sujetas a modas o caprichos o actualizaciones y modificaciones de conveniencia. Será bueno que cada uno las estudie cuidadosamente, para aprenderlas y seguirlas, ya que toda ley no respetada e incomprendida puede complicar nuestras vidas.

1. **Ley primaria de la autoconservación** *(vs. medicatrix naturae)*
    La fuerza de la vida opera constante y perfectamente a favor de la salud de acuerdo a un programa interno. Esto significa que, salvo limitadas excepciones o daños irreversibles, la sustancia viva se autocura, independientemente de intervenciones externas.
2. **Ley de la acción.** Sólo los seres vivos poseen el poder de actuar, y no los muertos.
    El cuerpo es el que actúa sobre las sustancias como los fármacos o los alimentos y no al revés. La única acción de un fármaco es químico-reactiva.

3. **Ley de la fuerza vital interna.** El poder utilizado y gastado, en cualquier acción vital o médica, es poder vital interno y no externo. Fármacos, drogas, estimulantes medicinales no tienen poder y no pueden actuar. Cuanto más fuerte es una persona, mayor es la respuesta reactiva. Un cuerpo débil o cercano a la muerte no reacciona.

4. **Ley del doble efecto.** El efecto inmediato e ilusorio de breve período y de estimulación y de falsa sensación de calidez y bienestar es temporal y se opone a los efectos a largo plazo, que son de debilidad y agotamiento. Ejemplos:
   - El alcohol destruye permanentemente, porque fortalece a corto plazo.
   - El opio produce permanentemente insomnio, nerviosismo y dolores porque los atenúa y los bloquea a corto plazo.
   - El café causa migraña y depresión permanentes, porque a corto plazo atenúa el dolores de cabeza y la depresión.
   - El tabaco tensiona los nervios de forma permanente, ya que los relaja temporalmente a corto plazo.
   - Los tónicos debilitan a largo plazo, porque refuerzan a corto plazo.
   - Las purgas producen estreñimiento de forma permanente, ya que limpian los intestinos temporalmente.
   - Los diuréticos producen insuficiencia renal permanente, porque estimulan la micción a corto plazo.
   - El sobreesfuerzo permanente produce fatiga y cansancio, ya que a corto da sensación de vigor.

5. **Ley de adaptación gradual.** Permite que el cuerpo se adapte gradualmente y tolere material ofensivo (por ejemplo, engrosamiento y endurecimiento de las paredes de la boca, el estómago y el intestino como medidas de protección del tracto gastrointestinal).

6. **Ley del punto límite.** Siempre hay un límite más allá del cual el cuerpo se rebela.

7. **Ley de la recuperación de energía.** El cuerpo almacena energía durante los períodos de descanso y sueño. No hay sustituto para el sueño y el descanso para recuperar fuerzas. Por tanto, la actividad debe ser alternada con los períodos de descanso.

8. **Ley del coste de la estimulación.** Los estimulantes no producen fuerza ni potencia temporal de forma gratuita, causan un alto costo de potencia vital enzimática.

33. La persecución de la medicina un mensaje de solidaridad y de simpatía a todos los amigos médicos de ayer y de hoy sujetos a vejaciones

No hay que confundir los médicos vistos individualmente y la medicina en conjunto. El médico individual merece un gran respeto. En la mayoría de los casos es bueno y está preparado.

Las propios higienistas fueron y son casi siempre médicos que se han declarado contra la orden médica, debido a las elecciones filosóficas y operativas de ésta. Además, el médico, en el estado actual de las cosas, no es una persona libre, ya que debe seguir las normas sanitarias obligatorias establecidas por la orden, bajo pena de pérdida de todas sus prerrogativas económicas y sociales. Está insertado en un sistema cerrado. Es justo señalar que en realidad la medicina crítica más mordaz llega siempre por parte de los médicos. Toda la historia de la medicina, si se quiere, está salpicada de negaciones y persecución, de fuerte resistencia hacia nuevos conceptos que la desafían.

- El doctor William Harvey (1578-1657) fue despectivamente llamado *a quack*, es decir, vulgar charlatán, cuando descubrió las verdaderas bases de la circulación de la sangre.
- El doctor Franz Joseph Gall (1758-1828) sufrió toda clase de vejaciones cuando descubrió el papel del cerebro como poder mental.
- El doctor Ignaz Philip Semmelweis (1818-1865) y Alinea Wendell Holmes (1809-1894) descubrieron y denunciaron responsabilidad ginecológica en las frecuentes muertes de las madres, y denunciaron el uso de las manos sucias. Ambos fueron perseguidos.
- El doctor Herbert Shelton (1895-1985) fue hostigado por sus detractores y por las autoridades sanitarias de Estados Unidos.

La lista podría continuar a lo largo de infinidad de páginas. Y, paradójicamente, cada vez que la medicina busca imprudentemente en el propio pasado los puntos de referencia o de confirmación o de referencia histórica, acaba en cambio encontrando sólo drásticas advertencias y amonestaciones embarazosas de sus hombres más importantes, entre ellos Claudio Galeno e Hipócrates, columnas históricas de todo arte médico.

¿Cómo no lanzar en este momento una exclamación de simpatía y solidaridad por todos los amigos médicos de ayer y de hoy, objeto de acoso y de los dictados y prácticas de su orden monolítica y despótica?

34. La mentalidad de curación y decepciones de las curas médicas

En EE. UU., en 1987, el 11,1 por 100 del producto nacional bruto se gastó en curas médicas, con un impresionante total de 500 millones de dólares. La Sanidad norteamericana reconoce que sólo 3 millones del total de 249 millones de ciudadanos están sanos, y que 200 millones son consumidores habituales de cafeína (café y refrescos), sal, nicotina, alcohol, aspirina, teína, teobromina del cacao y el chocolate, y que 42 millones sufren de hipertensión, mientras que hay un 80 por 100 de la población que sufre de reumatismo, 1 ciudadano de cada 3 tiene cáncer, el cáncer infantil es la principal causa de muerte entre los niños, 1 niño de cada 5 (menores de 17 años) tiene enfermedades incapacitantes, el 50 por 100 de las personas tienen problemas digestivos crónicos, el estreñimiento es la enfermedad nacional con 190 millones de afectados, es decir, 9 de cada 10 personas, y un tercio de la población tiene sobrepeso.

Hay una serie de declaraciones importantes y famosas de médicos autorizados.

Sólo por mencionar algunas:

Prof. B. F. Barker *(New York Medical College)*

Los remedios médicos, es decir, las vacunas, administrados para el sarampión, la escarlatina y similares, matan y dañan a más personas que las que matan y dañan las propias enfermedades.

Prof. William Tully *(Connecticut Medical College)*

En las epidemias de neumonía tifoidea, la atención médica causó muertes en serie. La gente se dio cuenta y no tomó tales medicamentos, y las muertes se detuvieron en seco.

Prof. John Mason Good

Las curas médicas, elaboradas siempre bajo la máxima incertidumbre experimental, han destruido más vidas que las guerras, las plagas y las hambrunas históricas combinadas.

Dr. James Johnson (editor de *Medical-Chirurgical Review*)

Si no hubiera ningún médico, ni químico, ni farmacéutico sobre la faz de la tierra, habría más salud en el mundo y menos muertes por enfermedad.

En la antigüedad se veía la enfermedad como un ataque del diablo o de los espíritus malignos, como el ataque de un enemigo invisible a exorcizar y expulsar. Esta idea absurda sobre la causa de la enfermedad llevó a creer en las curas médicas antienfermedad. También porque la idea monoteísta veía a Dios como no sólo quien causaba la enfermedad, sino también como el creador de remedios contra ella.

De ahí la búsqueda ansiosa y sin interrupciones de remedios en el mundo vegetal, mineral, animal, a lo largo de los siglos, hasta los enfoques sofisticados de hoy, donde la investigación ofrece cada día nuevos descubrimientos y nuevas perspectivas, incluso justificando la lujosa financiación solicitada y obtenida de las autoridades sanitarias del Estado.

Pero la mentalidad de la cura ha demostrado ser un fracaso total, y una causa perdida, en su estúpida e inútil batalla contra las leyes naturales de la vida. Las curas son, a fin de cuentas, los principales obstáculos para la solución real de los problemas. Intentar curar las enfermedades interrumpiendo los síntomas aparece hoy como un juego experimental para niños limitados, más que una propuesta seria de personas dotadas de inteligencia y profesionalidad, además del deseo genuino de dedicarse a los pobres, a los desafortunado y a los poco inteligentes que se enferman.

Pero, no lo olvidemos, la medicina es también un negocio, más allá de una técnica. Los hospitales tienen que llenar sus camas y equilibrar sus presupuestos. Y necesita mucho dinero, se hacen muchas operaciones. Se necesita financiación para la investigación y para comprar medicamentos, vitaminas y suplementos farmacológicos sintéticos, y para pagar los sueldos y patrocinar a los médicos.

Los médicos tienen altos niveles de vida, y también pagan muchos impuestos. Deben justificar sus honorarios, llenar las fichas de las visitas diarias.

35. No existe en el mundo un solo fármaco seguro e inocuo

No hay que enfermarse, pero si enferma, se cura con métodos naturales

Todos sabemos que no hay un solo fármaco seguro. Porque el cuerpo humano no está diseñado para tomar fármacos. *«There is no such thing as a safe drug»*, dicen en EE. UU.

Es oportuno mencionar alguna otra información sobre los fármacos.

Las compañías farmacéuticas estadounidenses gastan más de 2 millones de dólares al año para subvencionar a médicos con ocasión de 300.000 congresos médico-científicos anuales en hoteles de lujo, que no son más que otras tantas promociones de nuevos fármacos que se lanzarán al mercado. Lo mismo ocurre a una escala diferente en Italia.

Se descubrió que el Premarin y el Prempo (comercializados durante 40 años) causan cáncer, embolia pulmonar, derrame cerebral y demencia. Este desafortunado par de productos se recetó a 14 millones de personas, dice un estudio independiente de la WHI (Women's Health Initiative). El ingrediente activo de estos medicamentos es el estrógeno extraído de la orina de yeguas y vacas. Además, el Premarin contiene progesterona de síntesis. El estudio de la WHI determinó que 0,625 mg de estrógeno son ya cancerígenos, mientras que las dosis sumadas de los dos productos en cuestión tienen incluso el doble.

El 51 por 100 de los fármacos aprobados por la FDA muestran efectos nocivos después de haberse introducido ya en el mercado. Los efectos secundarios de los medicamentos son la cuarta causa principal de muerte en EE. UU.

Un conservante a base de mercurio, presente desde 1937 hasta la actualidad en las vacunas para los niños, demostró ser el responsable de una epidemia de autismo en los jóvenes estadounidenses, y no es imposible que tenga relación con la fuerte propagación de alzhéimer que afecta al 50 por 100 de los ancianos.

El aspartamo, ahora es edulcorante ubicuo en los supermercados de aquí, como alternativa baja en calorías del azúcar, es una neurotoxina que causa la degradación de los tejidos nerviosos que producen la dopamina (un antidepresivo del cerebro), y también es cancerígeno.

El famoso Aulin ha causado daños irreversibles en el hígado de muchos pacientes que lo utilizaron.

Y la lista sigue.

Lo menos que se puede hacer es salir con un lema: *Vive de modo que no enfermes, pero si enfermas, cúrate de forma natural.*

Vale la pena mencionar una vez más que Shelton afirmó que «no existen efectos beneficiosos de los fármacos». Cualquiera que sea el fármaco que se introduce, el cuerpo movilizará sus energías para neutralizarlo, hacerlo inofensivo y tratable, y expulsarlo. Las reacciones causadas por las drogas son estimulaciones, pero cualquier aumento de la actividad en una parte del cuerpo está ligado a la disminución compensatoria de otras actividades. Y cada estimulación prolongada conduce a la depresión, la parálisis, la enfermedad de Alzheimer.

Aunque se presenten en forma de ácidos, álcalis, sales, óxidos, tierras, raíces, cortezas, semillas, hojas, flores, gomas, resinas, secreciones, son y seguirán siendo destructores de tejido vivo y productores de enfermedades inducidas.

¿Quién iba a utilizar una dosis de antimonio cuando está sano? Pero tan pronto como uno cae enfermo lo tomará no sólo sin miedo, sino con la idea de que es indispensable para curarse, víctima de la creencia obtusa y funesta de que lo que es tóxico en estado de salud aburrido se convierta en inocuo en estado de enfermedad. Los venenos de la medicina oficial son causa de muerte para los animales, pero se pretende que aporten vida a los hombres. Se usa arsénico para matar a los ratones y para curar a los humanos.

36. La naturaleza de la enfermedad

La cultura médica de la enfermedad y la cultura higienista de la salud

«Somos los constructores de nuestro mañana, y no necesitamos pagar al astrólogo o al mago para saber qué sucederá. Simplemente recogemos los frutos que hemos sembrado». Ésta es una de las muchas perlas, una de las gotas destiladas de verdad, de John Tilden, padre fundador del higienismo natural americano.

Salud y enfermedad no se derivan de la casualidad o de la suerte ni poseen una naturaleza accidental (a excepción de los accidentes de tráfico o de trabajo). Cada uno de nosotros es responsable de la creación de su salud y su enfermedad. La enfermedad siempre es toxemia e intoxicación, retención de toxinas en la sangre, tejidos, órganos, sistema linfático. La toxemia es la causa base de toda enfermedad leve o grave. La principal fuente de toxinas proviene de nuestras propias actividades metabólicas. Este proceso genera una continua renovación de las células (con aproximadamente 432.000 millones de células que mueren y que se reponen todos los días). Las células muertas son tóxicas para el cuerpo y deben ser eliminadas.

Mientras que la energía nervina sea suficiente (en la práctica mientras estemos sanos) el cuerpo las elimina y se autolimpia lentamente a través de los canales normales de eliminación (pulmones, riñones, piel, intestinos).

Si en cambio la energía nervina es pobre, o sometida a envenenamiento o drogas, la limpieza celular se detiene y se empiezan a acumular toxinas o toxemia. La toxemia causa irritación celular.

El cuerpo responde con una forma de eliminación compensatoria, utilizando los canales eliminatorios de emergencia con el fin de mantener un equilibrio celular aceptable (que siempre tiende a autocurarse, autolimpiarse, autoequilibrarse). A menudo las membranas mucosas son seleccionadas como canales de eliminación, en forma de comunes resfriados o ataques de tos.

Este aspecto beneficioso de la enfermedad representa un concepto revolucionario y alternativo, un punto de vista radicalmente diferente e incluso invertido con respecto a la de la medicina.

La enfermedad, por tanto, no se debe combatir con fármacos u otros métodos invasivos, sino que debe ser considerada como un agente reparador, como verdadero beneficio médico. La enfermedad en sí se convierte en parte del tratamiento o de la cura, ya que la otra parte crucial es deshacerse de las causas de la enfermedad en sí, y no de sus síntomas. ¿Mejor enfermarse entonces, dado que dicho médico no cuesta dinero? No, mejor mantenerse saludable.

En primer lugar porque los síntomas de la enfermedad son molestos de todos modos.

En segundo lugar porque el proceso de autosanación, especialmente en las enfermedades graves y persistentes, reclama energías vitales de nuestras reservas de enzimas, acortando la vida un poco.

Los factores de debilitamiento y enervación o agotamiento pueden ser mentales (ira, miedos, preocupaciones, celos, envidia, excitación) y físicos (alimentación inadecuada, contaminación del aire y del agua, falta o exceso de ejercicio, falta de sueño y descanso, uso drogas y medicamentos). Estos fenómenos reducen la capacidad del cuerpo para llevar a cabo a la perfección su trabajo autolimpiador-eliminador celular. Desde la invención del microscopio, la importancia de la enfermedad se ha convertido en materia predominante del estudiante de medicina, el tema más importante de sus estudios. Una prevalencia y una prioridad absolutas en la cultura de la enfermedad. En cambio nunca se ha pensado en la creación de escuelas de salud ni en desarrollar una cultura de la salud. Es fácil llegar a la conclusión de que el estudio de la salud humana no es el punto fuerte de los médicos, demasiado ocupados en clasificar miles de síntomas que combatir mediante miles de fármacos diferentes.

37. El mayor secreto de la salud es conservar la energía nerviosa

ESTRATEGIAS DE CONSERVACIÓN DE LA ENERGÍA CALÓRICA Y NERVIOSA
LA PRIMERA ETAPA DE LA DESVIACIÓN HUMANA DE LA SALUD ES EL DEBILITAMIENTO

Nuestro cuerpo está bajo la influencia dominante y el atento control de la médula espinal y del sistema nervioso simpático, que son para el hombre comparables a una auténtica batería químico-eléctrica.

Es evidente que todas las partes del cuerpo, órganos, sistemas, glándulas, son esenciales porque el cuerpo es una unidad organizada, por lo que es inapropiado hacer categorías y grados de importancia. A veces, sólo una tontería, como una fractura en el dedo meñique, puede hacernos muy difícil la vida.

De hecho, somos seres fuertes y complejos, pero también vulnerables, por lo que es justo cuidarnos al máximo y respetar todos los componentes que nos apoyan en la vida.

La fuerza motriz y equilibradora del cuerpo humano es la energía en sus diversas formas, tales como la energía calórica, la energía enzimática, la energía químico-mineral, la energía espiritual, la energía nerviosa.

Sin embargo, si quisiéramos hacer una excepción a la regla del grado de importancia, diríamos que la energía nerviosa tiene sin duda una alta prioridad sobre todas las funciones del cuerpo y en todos los eventos del juego salud-enfermedad, de la constante alternancia entre estar bien y estar menos bien.

Nada en el medio orgánico humano puede producir desequilibrio y enfermedad como una excesiva dispersión o disipación de energía nerviosa.

El secreto fundamental de la salud es, de hecho, la preservación celosa y cuidadosa de la energía nerviosa.

Por tanto, necesitamos adoptar estrategias de conservación a todos los niveles y en todas las ocasiones de nuestra vida cotidiana. Cada cosa pequeña e insignificante que hacemos, todo lo que decimos y pensamos, se puede hacer de una manera y con un estilo distinto, con criterios conservadores o dispersivos de gasto nervioso.

Estas atenciones son muy útiles, porque los procedimientos de recreación de energía no son fáciles ni rápidos.

La energía nerviosa extrae obviamente energía espiritual, pero también energía calórica, aún más visible, tangible e inmediata.

Hay que pensar en la dificultad de obtener energía bío-químico-calórica de los alimentos, en las dificultades digestivo-asimilativas, especialmente para todos aquellos desafortunados que no están dotados del conocimiento y los buenos hábitos de comer y beber conforme al propio diseño y funciones corporales. Hay que pensar en los pobres consumidores de carne y pescado y queso, muy ocupados en satisfacer sus gustos perversos y sus pecados mortales de gula, y condenados ya en la tierra al castigo kármico de importantes pérdidas de energía durante sus terriblemente lentas y problemáticas digestiones-asimilaciones.

La primera etapa de la desviación del estado normal de salud, de la homeostasis, es el debilitamiento en general, y en particular el debilitamiento nervioso.

Basta, de hecho, una tensión continuada, un fuerte susto, un *shock* emocional, un ataque de ira, un fuerte sentimiento interno reprimido, el temor a tener que pagar demasiados impuestos, el temor de un examen escolar, los celos y la envidia y el odio hacia alguien, para descargar casi por completo nuestra batería y dejarnos débiles como trapos.

Pero los problemas no terminan ahí. La primerísima consecuencia de un debilitamiento nervioso, de una enervación, es una fuerte desaceleración y una parada temporal de los procedimientos de eliminación metabólico-celular, de eliminación de nuestros residuos internos (véase también la muerte continúa, y el reciclaje parcial o desecho de miles de millones de células corporales). Lo que significa intoxicación general.

Es un poco como caer de la sartén al fuego. Porque cuando se altera la mágica situación de la salud y del equilibrio, nos precipitamos hacia el desastre paso a paso hasta llegar al fondo, pasando de una a otra complicación.

Por estas razones, necesitamos una fuerte determinación para preservar nuestra salud, y no jugar con el fuego del debilitamiento.

Durante el curso del día existen muchas ocasiones en las que podemos debilitarnos, también no psicológicamente.

Un choque térmico al entrar desde la temperatura exterior a una habitación con el aire acondicionado muy frío, permanecer mucho tiempo en la ducha hasta el punto de temblar de frío, o cenar alimentos que nuestro cuerpo no es capaz de digerir y asimilar fácilmente, o consumir sustancias prohibidas como café, té, alcohol, o inhalar irresponsablemente aire contaminado, o inhalar el humo mortal del tabaco, de modo activo o pasivo. Todas estas cosas no son más que destructores de nuestra valiosa energía, de nuestro equilibrio nervioso.

Las sustancias estimulantes y los alimentos estimulantes a los que se recurre para para recuperarse, para darse alivio temporal, son muy dañinos, ya que agravan aún más el problema.

Los ingleses pierden su energía con la carne asada para el almuerzo, los huevos y el tocino para el desayuno, el té a todas horas. Los franceses con los pasteles y los quesos, las patatas fritas, el vino y el coñac. Los italianos con el jamón y el queso, la *pizza* y los espaguetis, las albóndigas y los raviolis, el vino y el café. Los alemanes con las salchichas, el *goulash* y la cerveza. Los asiáticos con el arroz blanco demasiado cocido, el cangrejo, el pollo y el cerdo. Los estadounidenses con cualquier posible contaminante proveniente de todos los rincones del globo. La globalización ha llevado finalmente la Coca-Cola y los McDonald desde Groenlandia hasta la Tierra del Fuego, desde las Bahamas a las Marianas, con todo lo que implica en términos de enervación de la gente.

38. Los beneficios mágicos de la luz del sol y de la gimnasia

Los beneficios de la luz solar son conocidos desde la antigüedad. El nudismo era practicado intensamente por los griegos y los romanos. Hipócrates de Grecia, Akenantón de Egipto, Zoroastro de Persia, elevaron el sol a divinidad, llamándolo dios Sol. Herodoto, historiador (485-425 a. C.), elogiaba los beneficios del sol especialmente para los débiles y los demacrados. El romano Plinio el Joven cita la sana costumbre de caminar desnudo bajo el sol del mediodía.

Luego vino el cristianismo, y el cuerpo humano se convirtió en indecente y vulgar, y la gente comenzó a taparse y a enfermar su cuerpo y su cabeza.

Arnold Rikli, suizo (1810-1907), fue el primero en usar en los tiempos modernos la luz solar como terapia, utilizando la luz de las primeras horas del día de la atmósfera enrarecida de los Alpes.

Solía decir que «los baños de agua son buenos, los baños de aire son más buenos, y los baños de luz son los mejores».

El doctor Russell Trall, padre fundador del higienismo, no fue la excepción: «La luz procedente del sol y las estrellas produce efectos e influencias de carácter modificativo y mejorativo de todas las funciones vitales de plantas y animales».

Si queremos una prueba convincente, existe. Las estadísticas muestran que en el lado sombreado de las calles de la ciudad se registran significativamente más muertes que en el lado soleado. Está claro que quien está a la sombra siempre tiene la oportunidad de escaparse y ocupar un lugar en el sol, al menos de día, si no llueve.

Enfermedades glandulares, óseas, pulmonares, se resuelven rápidamente con el uso de la luz solar intensa.

Todos los científicos higienistas hacen hincapié en la importancia fundamental de la luz solar.

La luz solar es una necesidad en cualquier área del cuerpo. Enriquece y fortalece la piel, la sangre, los músculos, los huesos, los intestinos, el cerebro. Ayuda al cuerpo a absorber el calcio.

Unos pocos minutos de exposición diaria son capaces de duplicar la cantidad de fósforo en la sangre de un niño. Unos pocos minutos de sol aumentan rápidamente las células rojas de la sangre, frenando la anemia.

El sol aumenta la hemoglobina en la sangre, lo que aumenta la capacidad transportadora de oxígeno en la sangre, ya que mejora la circulación. El sol mejora la capacidad de construir y reparar las células y los tejidos, dándole un apoyo valioso al sistema inmunitario. Estimula el crecimiento del cabello. Cura úlceras rápidamente, enfermedades de la piel, heridas. Aumenta la masa muscular y la fuerza de la contracción sin hacer ejercicio. Aporta salud y felicidad a los niños. Aumenta el apetito y la agilidad mental.

Por el contrario, la luz fluorescente de neón, es causa segura de mutaciones celulares y de debilitamiento y flaqueza de los trabajadores de fábricas y oficinas. Tanto que el melanoma es paradójicamente más alto entre los trabajadores internos que en los que trabajan al aire libre.

Y ahora, después de 5 millones de años de evolución, la luz ultravioleta del sol se convierte de repente en algo peligroso.

Las habituales fuentes médicas adoran ejercer de portavoz de una bien conocida pandilla de espónsores. La luz del sol es gratuita, así que entonces no puede hacer bien, de acuerdo con los ideólogos en la sombra.

En cambio las cremas protectoras son muy beneficiosas y nos protegen del agujero de ozono y de las quemaduras solares.

El día en que algunos fabricantes lleguen a vender paquetes de luz solar concentrada, la alimentación solar se convertirán como por arte de magia en un nuevo tipo de suplemento para la salud.

Por eso también nos sorprende oír a la gente decir que son alérgicos al sol y lo evitan por todos los medios. Es aceptable que cada uno elija sus exposiciones más agradables y soportables, quizás dando preferencia a los rayos de la mañana y de la tarde. Pero nadie debe evitar luz del sol si quiere mantenerse en forma. Y si algún médico o algún terapeuta plantea prohibiciones permanentes contra el sol, será mejor que cambie de médico o de terapeuta.

Si el sol y el aire fresco se suman a un buen ejercicio, nos hacemos otro favor a nosotros mismos. El ejercicio tiene como objetivo desarrollar la coordinación muscular, da vigor y vitalidad a todos los órganos ayudándolos a mantenerse en orden, en plena integridad funcional, en la simetría y potencia constitutiva.

Los efectos tónicos del movimiento coordinado, acompañado de una respiración rítmica y profunda, se pueden considerar de vital importancia.

El ejercicio es constructor de músculos, es un *body-building* en el sentido más completo del término. Si se descuida la actividad muscular, el cuerpo se vuelve débil y la fuerza física disminuye, y esta debilidad afecta a cada órgano y cada célula, y la sangre no puede mantener su pureza.

Hay que señalar que el ejercicio mejor y más completo no es nadar o ir en bicicleta, que son excelente segundo y tercero en la escala, sino el simple paseo por el campo, acompañado de una respiración profunda y rítmica.

Está claro que para caminar de una manera constructiva hay que hacerlo con un esfuerzo aceptable, y apuntar a la gradualidad, comenzando con poco y añadiendo unos metros más cada día.

39. Para los naturalistas, los anatomistas y los antropólogos el hombre es frugívoro, no apto para las proteínas de la carne y de la leche

Los seres vivos se pueden clasificar en cuatro categorías con respecto a la alimentación. Carnívoros o consumidores de carne, herbívoros o comedores de hierbas y plantas, omnívoros que comen de todo, frugívoros que se alimentan principalmente de frutas, más verduras, frutos secos, semillas, tubérculos.

Para la ciencia, y en particular para los grandes naturalistas, no hay duda de que el hombre es frugívoro.

- Barón George Cuvier (1769-1832), uno de los grandes naturalistas: «El hombre, sobre la base de la propia estructura, es un comedor de fruta y de la parte jugosa de las plantas y las raíces».
- Doctor Richard Lehne, anatomista: «La anatomía comparativa demuestra que la dentición humana es totalmente frugívora, y esto es confirmado por la paleozoología a partir de pruebas de millones de años de antigüedad».
- Carolus Linnaeus (1707-1778), célebre botánico: «La fruta es el alimento más adecuado para la boca, el estómago y las manos del hombre, especialmente diseñadas para recoger y manipular fruta».
- Doctor Alan Walker (1979), antropólogo: «Los primeros hombres se alimentaban exclusivamente de fruta. Es cierto, sin embargo, que la raza humana, en algún momento de su historia, adquirió hábitos omnívoros. Pero milenios de omnivorismo no han cambiado un ápice la anatomía y la fisiología del cuerpo. Nuestros sentidos no requieren carne».

Egipcios y persas vivían exclusivamente de frutas y verduras. Los espartanos eran comedores de fruta. Los antiguos griegos basaban su dieta en frutas y verduras.

A pesar de estos importantes buenos ejemplos y buenas lecciones, el hombre de las últimas décadas piensa en la fruta como alimento carente de valor y contenido. La fruta se considera un aperitivo, un postre, un objeto decoración. Muchas personas incluso tienen miedo de la fruta. La miran con recelo. Han perdido el hábito de su verdadera comida. ¿Las cerezas? Causan dolor de estómago. ¿Las sandías? Te llenan de agua.

Es realmente lamentable que la mayoría crea que los alimentos de origen animal son superiores a los del reino vegetal.

40. Los beneficios de volver a nuestra alimentación humana predestinada

LAS HUMILDES ZANAHORIAS CRUDAS CONTIENEN TODOS LOS AMINOÁCIDOS (21 DE 23)

Para recuperar nuestra fuerza, resistencia, paz de la mente, longevidad, debemos volver al reino vegetal. La dieta higienista, que consiste en frutas, verduras, frutos secos y semillas, es la única manera de asegurar una buena salud a corto y largo plazo.

La evolución de los instintos más nobles del hombre está ligada al cultivo de frutas y hortalizas.

También desde el punto de vista de la eficiencia agrícola basta una sexta parte de un acre para extraer un año de comida vegetariana, mientras que se necesitan 3,25 acres (un acre = 4040 metros cuadrados) para la comida carnívora (20 veces más).

En otras palabras, un vegetariano sobrevive perfectamente durante un año con un acre plantado con zanahorias, obteniendo cualquiera de las proteínas nobles y esenciales que necesita.

Evidentemente, cultivará también algunas patatas, lechugas y unos cuantos árboles frutales. En cambio, alguien que come carne, y que envía allí a pastar a sus vacas y cerdos, necesita 20 campos de la misma medida para sobrevivir un año.

El que come sólo carne también se encuentra desequilibrado como pseudocarnívoro.

De hecho, los animales carnívoros devoran órganos internos, nervios, cartílagos e incluso los huesos de sus presas, y no se limitan a las partes más cómodas y masticables.

En cualquier caso, la carne es parte normal de la dieta de los carnívoros. Poseen tanto en su anatomía como en su mentalidad los instrumentos para matar (dientes, uñas, garras), y sus enzimas digestivas son principalmente adecuadas para la digestión de las proteínas.

Su tracto digestivo tiene sólo 3 veces la longitud total de su cuerpo (y no 12 veces como en el caso del hombre), con lo que los productos de desecho de su metabolismo se eliminan muy rápidamente sin causar daños internos irreparables.

El hombre pertenece a la categoría de los frugívoros. Sus enzimas son básicamente adecuadas para la digestión de los hidratos de carbono, y su tracto digestivo-asimilativo, es decir, su canal intestinal, es largo, como hemos dicho, unas 12 veces la longitud de su cuerpo.

El cuerpo humano, con sus tejidos, está ciertamente compuesto de material proteínico. Pero estar hechos de proteínas no significa tener que comer una gran cantidad de proteínas para reemplazar o enriquecer nuestro patrimonio. Pensar esto es una locura. Porque las proteínas no hacen proteínas, la sangre no hace sangre, la leche no hace leche dentro de nosotros. Éste es un concepto muy equivocado. La vaca sabe bien que si vive en libertad, come de la mañana a la noche hierba verde para aumentar su sangre y su producción de leche. Los antiguos griegos sabían de casi todo mucho más que nosotros, y ponían en primer lugar la necesidad fundamental de adoptar dietas bajas en proteínas, precisamente por esos motivos.

Las carnes contienen proteínas, pero también colesterol y grasas saturadas, y ausencia de fibra. Las carnes son muy acidificantes. También están contaminadas con innumerables productos químicos y farmacéuticos, sustancias de engorde, hormonas sintéticas, y en sus tejidos acumulan sustancias radiactivas tipo de estroncio 90 y cesio 137. La carne siempre está en un estado de descomposición avanzado, incluso antes de acabar en las manos del consumidor. Un filete generalmente contiene miles de millones de organismos de putrefacción por cada onza (o 28 gramos). Gusanos intestinales y parásitos de todo tipo pueden ser encontrados normalmente en los diversos tipos de carne, y en la de los cerdos en particular.

Consumir más proteínas de las que el cuerpo necesita disipa energías vitales en el esfuerzo por deshacerse de los subproductos venenosos del metabolismo de las proteínas, como el ácido fosfórico, el ácido sulfúrico y el ácido úrico. Dado que el cuerpo humano no está equipado para desintegrar el ácido úrico, intenta neutralizarlo con elementos alcalinos. Y, ese ácido úrico, aunque se haya neutralizado con dificultad y altos costes en oseína, ni siquiera pasa al riñón para ser expulsado porque es todavía cáustico y destructivo para los delicados filtros renales, sino que se deposita en las articulaciones, causando problemas de artritis. Artritis que, en ese momento, es el mal menor. Los mismos productos acidificantes aceleran la desmineralización del sistema óseo, a través de la transferencia de calcio vivo (oseína) desde el hueso a los tejidos blandos, tales como las arterias, causando por un lado osteoporosis y por el otro aterosclerosis, pero también a los ojos, causando cataratas, y al sistema urinario, causando cálculos renales, y a la piel, causando arrugas, y a las articulaciones, causando osteoartritis.

La estructura ósea, el final del proceso, se vuelve más porosa y propensa a fracturas espontáneas, y la columna vertebral tiende a curvarse.

El cuerpo humano no es capaz de utilizar las proteínas de una manera directa, ya que serían tóxicas para el cuerpo. Primero deben descomponerse en aminoácidos (23 en total y 9 considerados esenciales porque no los fabrica el cuerpo). Una dieta frutariana cumple esa tarea a la perfección.

Sólo la zanahoria ofrece 21 aminoácidos y 8 de ellos esenciales, todos listo para su uso inmediato.

41. El aspecto positivo de los pastos bovinos y ovinos de montaña

LOS DELICIOSOS QUESOS CRUDOS DE LAS QUESERÍAS ALPINAS COMO EXCEPCIÓN, SIEMPRE QUE A LOS ANIMALES FELICES, LIBRES Y SANOS, SE LES EVITE LA MASACRE

En cuanto a la leche, es realmente un alimento maravilloso, pero sólo para los terneros. El alto contenido de calcio permite al pequeño bovino duplicar su peso óseo ya en los primeros nueve meses de vida. Esta concentración de calcio, anormal para las necesidades humanas, tiende a desequilibrar el porcentaje de calcio respecto a los demás minerales del cuerpo, causando graves deficiencias en el último.

Más de que digerirse, la leche tiende a descomponerse en el tracto digestivo, convirtiéndose en inútil y tóxica para el cuerpo. Lo confirman las infecciones del oído en los niños y la sinusitis crónica y las alergias en los adultos.

La pasteurización de la leche la hace aún menos adecuada como alimento. La alta temperatura destruye no sólo las bacterias, sino también las enzimas, por lo que es un producto inorgánico, ácido, una sustancia tóxica y muerta. La leche descremada es incluso peor que la leche entera. La eliminación de grasa implica un aumento de proteínas altamente ácido-nitrogénico.

Recordemos que una de las peores características de una sustancia es la de ser acidificante. Mantener el nivel ácido-alcalino de la sangre en los justos valores alcalinos es de alta prioridad y puede constituir una eventual emergencia del cuerpo, porque una simple caída de apenas 0,05 puntos significa superacidificación y muerte inmediata.

Los que adoptan sistemáticamente dietas acidificantes juegan una partida muy sucia y peligrosa con su propio cuerpo, viven en una continua emergencia y terminan con los huesos huecos y frágiles y con caries temprana.

La mantequilla y el yogur están sujetos a las mismas objeciones, y son perjudiciales, independientemente de los nutrientes contenidos o añadidos. Por tanto, es aconsejable evitar acercarse a la sección de lácteos del supermercado, a menos que haya alguna empleada guapa que ver o con la que encontrarse (cuando la compra la hace él).

Sin embargo, se deben citar al menos una vez algunas consideraciones de la parte contraria sobre los lácteos.

Contestan que la avalancha de leche que hoy inunda el mundo no es un robo y ni apropiación indebida a expensas de los terneros, ya que existen variedades de vacas que producen tanta leche que una buena parte de ella no va dirigida la alimentación de sus crías. Añaden que el uso de nuevos métodos y equipos en las lecherías hace que la pasteurización de la leche pueda llevarse a cabo a 63 °C, con rescate casi completo de muchos nutrientes. Por último, se argumenta que muchos quesos hechos a mano, especialmente los de las montañas, de cabra y oveja especialmente, se fabrican con leche cruda, por lo que no se puede hablar en estos casos de sustancia muerta y tóxica.

En cualquier caso, no podemos esperar una reducción drástica o incluso una desaparición en un futuro próximo del queso y el yogur, alimentos demasiado generalizados y demasiado apreciados por el paladar de la población.

Nuestra respuesta es simple. Nosotros mismos consumimos esporádica y no sistemáticamente algún producto lácteo, cuando comemos una *pizza* vegetariana o unos espaguetis a la napolitana, o cuando untamos un poco de queso azul para dar sabor a una rebanada de pan, o cuando viajamos y en la estación de tren tenemos suerte si encontramos un sándwich que contenga una miserable hoja de lechuga y un trozo de queso. También Herbert Shelton transgredía un poco. No vemos motivos válidos para encarnizarnos contra todos los fabricantes de queso del mundo.

Productos como el Camembert francés y los Tomini de Saluzzo italianos, por citar dos ejemplos, son realmente delicioso, y paradójicamente pueden ayudar a convertirse en vegetarianos a muchas personas que aún no están preparadas para el veganismo más avanzado.

También hay que expresar plena comprensión por las personas que viven en las montañas y deben superar los largos inviernos rodeados de nieve y heladas. Mantener una despensa con un poco de alimento concentrado y proteínico de emergencia no se puede juzgar con demasiada dureza. Estamos de acuerdo en que en las montañas hay recursos naturales conservables, como patatas y frijoles, higos y nísperos, nueces y avellanas, manzanas y castañas, zanahorias y calabazas, puerros y cebollas, verduras y cereales, por lo que incluso allí el vegano puede sobrevivir a la perfección. Pero cuando se necesita responder rápidamente a la sensación de hambre, y hay pan y verduras, no hay nada mejor que poner encima una fina capa de queso de leche cruda.

Además, estos animales mantienen los prados de montaña increíblemente limpios, rasos y en buen estado, incluso en los puntos inaccesibles para el hombre.

Pero seremos aún más tolerantes y abiertos al diálogo con los fabricantes de queso y los refugios de montaña el día en que a las vacas y las ovejas y las cabras que han dado su leche al hombre se les conceda el regalo de la libertad vigilada y un fin natural y sereno conforme con la naturaleza, y que se salvaran de la experiencia sumariamente injusta y terrible del patíbulo.

Porque una cosa es explotar de un modo inteligente, constructivo, pacífico y amigable el recurso representado por estos animales, y otra en cambio es explotar a los pobres animales hasta los límites de sus capacidades, mantenerlos encadenados durante cinco años en una prisión llamada establo, ordeñándoles hasta la última gota, pagándoles al final con la máxima deslealtad, la hipocresía, el cinismo, la cobardía y la ingratitud, llevándolos a ese lugar siniestro, cuyas paredes y suelos impregnados de sangre maloliente los aterroriza hasta la locura incluso antes de sufrir la tortura y la ejecución final, llamado matadero. Y dado el buen carácter e inocencia por naturaleza de estos animales, al entrar ni siquiera sospechan que serán víctimas de semejante saña y brutalidad.

42. La correcta definición de alimento y los errores en la alimentación moderna

SI SE ABRAZA LA FRUTA, SE DEBE ABANDONAR LA CARNE, NO HAY REMEDIO

Toda sustancia en la tierra o es alimento o veneno para el cuerpo humano. No hay término medio.

Si una sustancia se utiliza sin causar daños internos, y si, por tanto, aporta un beneficio neto, una aportación de nutrientes positiva a corto y largo plazo, puede ser clasificada como alimento.

Comida, por tanto, es cualquier sustancia orgánica no venenosa que el cuerpo es capaz de convertir en su propia estructura celular. Los elementos de la comida que usa el cuerpo son las proteínas, los hidratos de carbono, las grasas, los minerales y las vitaminas. Pero ninguno de estos elementos, de forma aislada, es capaz de sostener la vida y el crecimiento. Es más bien la complejidad de la comida lo que determina su capacidad para mantener la vida. Complejidad no debe confundirse con desmesura espectacular y sin criterio, sino verse como composición equilibrada de sustancias provenientes de los alimentos de la propia especie, que en el caso del hombre se limita estrictamente al reino vegetal.

Al ser la constitución del hombre invariablemente idéntica, las reglas nutricionales son unívocas y se aplican en general a todos, excepto en casos de emergencia temporal.

Si un alimento es bueno, es bueno para todos, blancos y negros, sanos y enfermos, grandes y pequeños destetados. Si es malo, es malo para todos.

Hay algunos consejos prácticos y precisos para una correcta alimentación:

1. **Reducir drásticamente o eliminar la proteína animal.** Los alimentos bajo acusación son la carne, el pescado, los huevos y el queso. Incluir en la dieta cereales integrales, frijoles y zanahorias, frutos secos oleosos, alimentos naturales crudos y no cocinados;

no como sustitución (porque la carne y similares nunca se sustituyen) sino sólo como alternativa.

2. **Reducir drásticamente o eliminar las grasas, sobre todo si están cocinadas.** Nos referimos siempre a la carne, el pescado, los huevos y los productos lácteos. Excelente alternativa es el aceite de oliva virgen extra prensado en frío, que se utiliza crudo sobre los alimentos, y el aguacate.

3. **Introducir en la dieta diaria los cereales integrales y las harinas molidas en frío (avena en copos, mijo, cebada, centeno, farro, arroz integral, harina de castaña, harina de mandioca).**

4. **Eliminar todos los alimentos que contienen conservantes, colorantes, edulcorantes.**

5. **Introducir en la dieta diaria el consumo de vegetales crudos y abundantes como entrantes.**

6. **Proporcionar un consumo abundante de frutas, especialmente por la mañana y en ayunas, y añadir otras 5 comidas de fruta durante el día separadas de las comidas principales y con el estómago vacío** (pero para hacer esto correctamente, nunca deben circular carnes y pescados por nuestro canal gastrointestinal, bajo pena de fermentación y putrefacción). En la práctica, si usted abraza la fruta, debe dejar la carne. No hay santos.

7. **Eliminar la sal refinada (cloruro de sodio al 99,9 por 100) y limitarse a sal marina Integral.**

8. **Eliminar el azúcar y los edulcorantes sintéticos.**

9. **Cuidar las combinaciones de alimentos. Las dictadas por el higienismo natural.**

En cuanto a los errores de la alimentación moderna, podríamos definir un verdadero bestiario.

En las últimas décadas la alimentación ha cambiado. En los últimos años se ha deteriorado aún más. Los resultados están ante nuestros ojos. Las enfermedades crónicas degenerativas son la principal causa de enfermedad y muerte de hoy, como el cáncer, las enfermedades cardiovasculares y metabólicas, la artritis, las enfermedades autoinmunes, que en conjunto representan una auténtica lacra sanitaria.

Conocemos bien los errores más comunes, uno por uno:

1. **El exceso de calorías,** ya que consumimos muchas más calorías de las que necesitamos. El superávit de calorías conduce inevitablemente al sobrepeso y la obesidad.
2. **Situaciones psicológicas negativas.** La ansiedad, el descontento, el malestar, la falta de afecto, la inseguridad, el estrés, reclaman indemnizaciones psicológicamente exigentes y llevan a comer más de lo necesario.
3. **Prisa excesiva en el comer.**
4. **Alimentos pobres y comida indigesta.** Alimentos equivocados (carnes, etc.) sometidos a tratamientos, transformaciones, refinados, cocinados.

Las exigencias fisiológicas del cuerpo no son satisfechas por los azúcares industriales, las grasas y las proteínas, sino por las vitaminas, los minerales (micronutrientes), bioestimulinas, enzimas, aminoácidos, ácidos grasos esenciales, factores de crecimiento, flora bacteriana de los propios alimentos.

43. Azúcar en sangre, diabetes y estrés

LAS ÓPTIMAS CURAS ANTIDIABETES SIN INSULINA EN LAS CLÍNICAS HIGIENISTAS

Vamos a empezar desde el páncreas, glándula con forma de lengua localizada detrás del estómago.

El páncreas suministra las enzimas digestivas al intestino delgado. También secreta una hormona llamada insulina directamente al torrente sanguíneo. La insulina se sintetiza en áreas específicas del páncreas llamadas islotes de Langerhans.

Esta hormona sirve para la utilización (oxidación) de la glucosa (azúcar) por las células del cuerpo. La glucosa es la principal fuente de energía para la actividad metabólica de las células, o para la vida misma. La insulina también es responsable de la conversión del exceso de glucosa en la sangre en una sustancia amilácea llamada glucógeno, que se acumula en el hígado y en los músculos.

Si falta insulina, el azúcar se acumula y se concentra en la sangre, y sale por la orina dando lugar a diabetes mellitus.

En otras palabras, se da una incapacidad de las células para utilizar la glucosa y una incapacidad del páncreas para convertir el exceso en glucógeno, con la consecuencia de hiperglucemia o diabetes (nivel alto de azúcar en la sangre), y de glucosuria (nivel alto de azúcar en la orina). Diabetes deriva del griego y significa «sifón», que alude a la necesidad de orinar con frecuencia causada por el desequilibrio de azúcar.

Si el diabético come demasiados almidones o carbohidratos, éstos se le acumulan en el cuerpo, y se produce una gran necesidad de agua con posterior poliuria o micción abundante.

Los principales síntomas de la diabetes son exceso de orina y de sed (reclamo de líquido con el fin de mantener el azúcar en estado soluble para la eliminación), pérdida de peso, fuerza y vigor, y hambre (esfuerzo por mantener el ritmo de la pérdida de calorías).

Un total de 150/180 mg de azúcar por 100 ml de sangre significa la existencia de diabetes mellitus, salvo prueba contraria, tipo test de tolerancia a la glucosa.

Los síntomas de esta patología diabética son dolor abdominal (apéndice inflamado), y espasmos en el estómago (demasiado ácido clorhídrico). Las causas pueden ser las tensiones emocionales debidas a la competitividad, el estrés, la falta de descanso y la falta de sueño, comer en exceso y hacer poco ejercicio, con un agotamiento de la energía nerviosa vital. La disminución de la energía nerviosa debilita las funciones del cuerpo y reduce su eficiencia tremendamente, rompiendo el equilibrio químico y vital de billones de células.

En la civilización actual las personas tienden a enervarse, a agotarse nerviosamente. Consumen alimentos desnaturalizados, viven en tensión física y mental, y esto provoca una desecación de la chispa de la vida, de la carga nerviosa, dando lugar a la reducción o eliminación de las secreciones y excreciones, y a la retención con acumulación de toxinas, venenos y desechos. A partir de eso se desarrollan las enfermedades, incluyendo la diabetes mellitus.

Todo el cuerpo se ve afectado, pero las manifestaciones o síntomas a menudo se localizan en un órgano (que suele ser la parte más débil y predispuesta de esa persona); pueden ser los músculos, las articulaciones o también el metabolismo, como en el caso de la diabetes.

La insulina farmacológica es una proteína extraña y un veneno insidioso para el cuerpo humano y tiene propiedades que provocan efectos secundarios, como dolor de cabeza, somnolencia, mareos, diarrea, enfermedades del corazón, atrofia de los islotes de Langerhans (imposibilidad de regeneración). El exceso de insulina causa hipoglucemia. La hormona antagonista de la insulina es del glucagón.

Dicho esto, leamos lo que Shelton escribe a propósito.

La diabetes, en sus primeras etapas, es una condición nerviosa causada por comer demasiado, beber demasiado, llevar una vida intensa, tener preocupaciones, debilitamiento y toxemia.

Pertenece al grupo de enfermedades diversas, que no son más que crisis debida a la toxemia.

La enfermedad en general es salud dañada, causada por el debilitamiento. Por eso hay que preocuparse por todo el organismo en conjunto, y no de un sólo órgano en particular.

Una crisis es ya en sí misma un proceso de curación necesario y urgente cuando la toxemia ha llegado a un nivel demasiado alto para ser tolerada.

Los hombres están hechos así. Los sensuales siguen satisfaciendo sus sentidos. Los glotones siguen atiborrándose hasta que el colapso los obliga a detenerse. Los fumadores y bebedores mantendrán sus vicios hasta llegar a la etapa final de saturación y repugnancia, o al agotamiento físico que los obliga a detenerse. Es la testarudez de no querer cambiar en el tiempo lo que los domina y los diferencia.

La debilidad se debe a la forma de vida que utiliza excesiva energía nerviosa.

Entonces podemos tener varios trastornos crónicos como la diabetes, la enfermedad de Bright, la tuberculosis, las enfermedades del corazón y de las arterias, y así sucesivamente.

La diabetes no se puede curar sin antes reformar y revolucionar toda el modo de vivir.

Un médico que prescribe insulina a un paciente y le dice que viva una vida normal firma el certificado de defunción de esa persona.

La insulina es una droga muy potente que daña el cuerpo de quien la usa, y debe ser administrada con extrema precaución, ya que una sobredosis puede ser fatal.

No es nada más que una muleta en la que el cuerpo aprende a apoyarse.

No ayuda en modo alguno a la rehabilitación del páncreas, en cambio compromete su capacidad secretora.

Tras dos o tres años de tratamiento con insulina, el páncreas se ha dañado sin posibilidad de reparación. En lugar de empujar al paciente a vivir un buen momento con sensatez, la insulina le engaña a comer cualquier tipo y cantidad de alimentos, agregando ruina a la ruina.

Es mucho mejor un buen ayuno purificador, un período de descanso, sin ningún tipo de ayuda de la insulina, seguido de un nuevo estilo de vida basado en vegetales crudos (todos ricos en insulina a niveles justos y equilibrados) y en la fruta. Y esto, de hecho, es la forma en que se curan regularmente los diabéticos, sin insulina y con el 100 por 100 de éxito, en las mejores clínicas higienistas del mundo (nos referimos en particular a las clínicas de higienismo natural de EE. UU. y Canadá).

44. Los fenómenos de estrés y superestrés

Todas las enfermedades del cuerpo provienen
de la mente y del alma
Con el cuerpo superestresado, la glándula timo
se contrae y resulta ineficaz

Ross Home, en su libro *The Health Revolution,* nos ofrece una buena fuente de inspiración sobre el estrés.

El estrés es realmente un fenómeno mortal para la diabetes, pero también para todas las otras enfermedades graves.

En el ambiente primitivo, la tensión venía determinada por los estados de peligro en que preparaban el cuerpo para huir o luchar.

Los capilares se abrían a los músculos para proporcionarles mayor flujo de sangre y se cerraban a los órganos no esenciales para el esfuerzo físico. La digestión se detenía y, estimulado por las hormonas, el corazón se desbocaba, aumentando la presión y acelerando la respiración.

Las grasas y los azúcares eran liberados de las reservas internas al torrente sanguíneo para proporcionar más combustible a los músculos, los niveles de colesterol en la sangre aumentaban y la composición sanguínea se densificaba con el fin de promover una rápida cicatrización de cualquier lesión.

Más o menos ésta era la imagen de la situación del hombre de las cavernas.

Un cuerpo sano, ya sea cuando el peligro depende de situaciones concretas de peligro como de tensiones infundadas y falsas alarmas, reanuda rápidamente la compostura y el equilibrio.

En la actualidad, el estrés, que puede resultar de los peligros en las calles o incluso de tener que pagar impuestos, produce exactamente las mismas respuestas fisiológicas, pero rara vez se requiere una acción física intensificada.

El cuerpo recibe demasiados factores estresantes que hay que responder y, tarde o temprano, la capacidad de respuesta se atenúa o se agota, dejando el cuerpo sobreestresado.

En estas condiciones, la glándula timo, que controla el sistema inmunitario, se contrae y se vuelve ineficiente, y los linfocitos se vuelven impotentes. La viscosidad de la sangre es alta, la circulación fluye lenta y se empobrece el suministro de oxígeno a los tejidos.

Con estas defensas tan reducidas, se hace inevitable la aparición de alguna enfermedad oportunista.

Como dijo Platón, «todas las enfermedades del cuerpo provienen de la mente o del alma».

Según afirmaba el gran fisiólogo inglés James Paget, «la fatiga y el estrés representan el motivo principal en el desarrollo y la transmisión de las enfermedades, más que cualquier otra causa mensurable».

45. Disfruta de cosas endulzadas y te ganarás la amarga hipoglucemia

LAS ALERGIAS RESPIRATORIAS O LA HIPOADRENIA COMO
MAYORES CAUSAS DE LA CAÍDA DEL AZÚCAR
LOS DEFECTUOSOS CARBOHIDRATOS CONCENTRADOS QUE
LLEVAN AL HIPERINSULINISMO

Otro alumno aventajado de Herbert Shelton es el doctor Frank Sabatino, cuyos escritos han aparecido regularmente en la revista higienista *Health Science.*

De 70 a 115 mg de glucosa por cada 100 cc de sangre estamos en la norma, y desde 115 hacia arriba entramos en la zona sensible de la diabetes. De 70 hacia abajo, en el polo opuesto, entramos en la zona de la hipoglucemia.

Para equilibrar el mecanismo de acción de la insulina pancreática, están las glándulas suprarrenales que actúan bajo la dirección de la glándula endocrina por excelencia, la hipófisis. La perfecta interacción de estas glándulas ayuda a superar la escasez de azúcar en la sangre con sustancias bioquímicas llamadas glucocorticoides y epinefrina.

La regulación del azúcar en la sangre es un ejemplo más de la maravillosa autosuficiencia del cuerpo, determinada aquí por la simbiosis de la hipófisis, las glándulas suprarrenales, el hígado y el páncreas.

Los estilos de vida estresantes agotan la funcionalidad del metabolismo suprarrenal-pancreático. La reducción de azúcar en la sangre es a menudo el resultado de un movimiento demasiado rápido de la glucosa en el torrente sanguíneo, o de una entrada demasiado mínima de glucosa.

La indiscreción dietética es una de las principales causas de inestabilidad del contenido de azúcar en la sangre, y la culpa puede atribuirse a un uso más abundante de carbohidratos refinados (especialmente sacarosa y azúcar de mesa blanco, que en el procesamiento pierden todas las vitaminas y las sales).

Como resultado, el material fermenta y se descompone en el cuerpo, causando un alto grado de residuos ácidos en la circulación de la sangre.

El cuerpo intenta detener esta irritación haciendo uso de los recursos internos de vitaminas, minerales y enzimas para oxidar estos residuos, y esto puede llevar a deficiencias (por ejemplo, carencia de vitamina B1).

El estadounidense promedio consume alrededor del 20 por 100 de su ingesta calórica anual en sacarosa.

Hay grupos de jóvenes que llegan al 40 por 100, y revelan estados de deficiencia y de beriberi, con bajos niveles de tiamina, cambios de humor, agresividad, insomnio, fatiga, depresión.

Conclusión

En este *Manual práctico del higienismo,* he tratado de explicar al lector cuál es el camino virtuoso que debe recorrer para acceder a la salud, la paz de la mente y el equilibrio, que representa el máximo de la felicidad humana posible.

También he evidenciado que la perfección, cuando se trata de la ética, la salud y la nutrición, existe; y cómo si no alcanzarla, al menos llegar cerca y mantenerse a su alrededor.

Y también por eso he definido mi experiencia personal como la de un vegano tendencial.

Doy las gracias a los muchos amigos que me han animado y a veces criticado, brindando en ambos casos una importante contribución a la redacción del texto.

Escribir un libro de este tipo ha sido estimulante y laborioso al mismo tiempo.

Pero publicarlo y difundirlo no ha sido una tarea tan fácil como podría parecer.

He podido contar con la valiosa colaboración de Delia Navetta de Asociación Vegetariana Animalista de Roma, y de Annamaria Luzzatto de Milán, que creyeron en este libro y se comprometieron personalmente tanto en la redacción como en la difusión.

Omito mencionar a familiares, parientes y conocidos, a quienes he roto el alma desde hace mucho tiempo, y que algo han absorbido, demostrando un notable espíritu de tolerancia hacia mí.

Les doy las gracias al doctor Bruno Giovannetti y al abogado Giuseppe Maraglino, que fueron los primeros en divulgar mis escritos.

Les doy las gracias a mis amigos más combativos, Franco Libero Manco y Carmelo Scaffidi, que dirigen la AVA de Roma y la ABIN de Bérgamo, auténticas banderas del vegetarianismo y del animalismo en un país que cuenta con inmensas necesidades de su contribución para poder progresar.

Le doy las gracias al psicólogo Alessandro D'Orlando, autor de un texto excelente sobre la respiración, *Intelligenza e Respiro,* que me está divulgando en Friuli y en Triveneto con sus charlas y conferencias.

Le doy las gracias a Luigi Boschi, *Flip News* y otros medios de comunicación que a menudo albergan mis artículos en Internet.

Y les doy las gracias por adelantado a los lectores, clubes, grupos culturales, y a los muchos amigos que querrán leer este primer volumen, pero también las personas no convencidas o escépticas que me dirigirán sus críticas, porque también la confrontación civilizada y las ideas constructivas hacen que uno pueda progresar.

Su confianza y su atención serán fundamentales para una mayor difusión de la obra, y esto servirá para facilitar la publicación del segundo volumen del texto, que es esencial para una visión completa del higienismo natural (es decir, médica y de conciencia de la salud) y de la idea ética (es decir, animalista).

No tanto, o si desea no sólo, para satisfacer la inevitable y trivial vanidad que todo escritor guarda en su interior, buscando más séquito y mayor más audiencia (ser leído no sólo es ganar derechos de autor, sino también ser un poco mimado y animado), sino sobre todo, y esto es mucho más importante, para ampliar el conocimiento higienista natural en el entorno médico y entre la población, y para dar a conocer al mismo tiempo la conciencia sobre la historia y el destino de nuestros amigos los animales, que realmente merecen ser respetados y tenidos en cuenta, para ser adoptados como amigos y no como carne de matadero.

Y estos dos objetivos son la parte seria, la que puede convertirse en una pequeña misión moral-cultural, no sólo para mí que escribo, sino también para aquellos que me leen y comparte en su totalidad o en parte el contenido de este mensaje.

Mi trabajo, en general, no tiene simplemente la intención de entretener y divertir, como una novela. Y esto no es una distinción crítica con respecto a los novelistas. Yo soy un admirador, por ejemplo, de mi paisano Carlo Sgorlon, que incluso tuvo el honor de contar entre mis maestros en la escuela secundaria.

Alimentación natural tiene la secreta ambición de representar un verdadero curso intensivo de higienismo natural y ética animalista, ambas doctrinas precisas y específicas injustamente ignoradas, olvidadas y dejadas de lado en la educación, en el ámbito formativo, en el mundo escolar y en el sanitario, con graves perjuicios culturales y profesionales para los profesionales de la salud y para los profesores.

Cuando se tienen buenos profesores y buenos médicos, pero incompletos en términos de higienismo y ética, los resultados pueden ser aberrantes, debido a que sus lagunas inevitablemente caen sobre la población.

Lo ideal sería que se introdujera no sólo en las escuelas italianas, sino también en las de todo el mundo, una cuestión muy importante que en la actualidad no está en los planes de estudio de los niños, a saber, la educación cívico-ético-higienista, valor universal y no religioso.

No podemos decir que sea una invención, o que falten los presupuestos. Este primer volumen es un pequeño paso en esa dirección.

Bibliografía

ALEXANDER, J.: *Raw Foodist Propaganda*. Pelican Pond Publishing, Nevada City, California, 1982.

BALLENTINE, R.: *Diet & Nutrition*. Himalaya Int'l Institute, Honeysdale, Pennsylvania, 1982.

BERATI, M.: *Tettamanti Massimo. Diventa vegan in 10 mosse*. Ed. Sonda, Casale Monferrato (AL), 2004.

BIGATTI, P.: *L'altra faccia della medaglia*. Macro Edizioni, Florencia, 1991.

BRAGG, P.: *The Shocking truth about water*. Health Science, Santa Bárbara, California.

CARQUÉ, O.: *Vital facts about foods*. Otto Carqué Publishing, Los Ángeles, California.

—: *The key to rational dietetics*. Otto Carqué Publishing, Los Ángeles, California.

CHENOT, H.: *L'equilibrio naturale*. Bur, Rizzoli, Milán.

CHING, H.: *The key of immediate enlightenment*. Mioli Tsien, Taipei, Taiwán.

CINQUE, R. C.: *Quit for good*. Monarch books of Canada, 1994.

DALAI LAMA: *Una rivoluzione per la pace*. Sperling & Kupfer Editori, Milán, 1999.

DE GREGORIO, S.: *Dieci regole per vivere sani*. Sarva, IGP Editore, Bolonia, 1995.

DE LACY, E.: *Cómo prolongar la vida*. Abraxas, Barcelona, 2000.

DELARUE, F.: *L'intossicazione da vaccino*. Feltrinelli, Milán, 1979.

DE MARCHI, L. y FRANCHI, F.: *Aids, la grande truffa*. Edizioni Seam, Roma, 1996.

DIAMOND, H. Y M.: *Fit for life*. Bantam Books, Melbourne, 1997.

—: *In forma per la vita*. Sperling & Kupfer, Milán, 1997.

—: *A tutta salute*. Sperling & Kupfer, Milán, 1999.

D'ORLANDO, A.: *Intelligenza emotiva e respiro*. Ed. Amrita, Turín, 2007.

DUESBERG, P. H.:, *Aids, il virus inventato*. Baldini & Castoldi, Milán, 1999.

EHRET, A.: *Muculess diet healing system*. Ehret Literature, Dobbs Ferry, Nueva York.

Fry, T. C.: *The great Aids hoax.* Life Science Institute, Austin, Texas.

Grahaman, S. y R.: Trall, *The greatest health discovery.* Natural Hygiene Press, Chicago.

Horn, R.: *The Health Revolution.* Southwood Press, Marrickville, Australia, 1985.

Hotema, H.: *Why do we age.* Health Research, Mokalumna Hill, California, 1959.

—: *Cosmic Radiation.* Health Research, MokalumnaHill, California, 1959.

Howell, E.: *Enzyme nutrition.* Avery Publishing Group, Wayne, Nueva Jersey.

Immermann, A.: *Health unlimited.* Naturograph Publishers, Happy Camp, California, 1989.

Kunz-Bircher, R.: *The Bircher-Benner health guide.* Woodbridge Press, Santa Barbara, California (Trad. cast.: *Guía de salud natural Bircher.* Martínez Roca, Barcelona, 1986).

Jensen, B.: *Tissue cleaning through bowel management.* Bernard Jensen, Escondido, California.

Lee-Warren, A. y Willard, J.: *Blueprint for health.* New Win Publishing, Clinton, Nueva Jersey.

Landra, L. y M.: *Cucina Verde.* De Vecchi, Milán, 1992 (Trad. cast.: *Cocina Verde.* De Vecchi, Barcelona, 1997).

Malstrom, S.: *Own your own body.* Pivor Healthy Book Ed, NewCanaan, Connecticut.

Manco, F. L.: *L'uomo essenziale.* Ed. Lo Faro, Roma, 1997.

—: *Pensieri e massime.* Ed. Lo Faro, Roma, 1998.

—: *Il terzo polo.* Nuova Impronta, Roma, 1999.

—: *Lotta all'antropocentrismo.* Nuova Impronta, Roma, 1999.

—: *Biocentrismo: L'alba della nuova civiltà umana.* Nuova Impronta, Roma, 1999.

Masson, R.: *Curarsi con la natura.* Garzanti, Milán, 2002.

Melas, B.: *La Bibbia, gli Ebrei e altre storie.* Stampitalia, Teramo, 1999.

Menassé, V.: *Il manuale del vegetariano buongustaio.* De Vecchi, Milán, 1987.

Mendelsohn, R.: *How to raise a healthy child in spite of your doctor.* Contemporary books, EE. UU, 1984.

—: *Bambini sani senza medicinali.* Red Editore, Como, 1998.

—: *Confessions of a medical heretic.* Warner Books, EE. UU., 1980.

MIELICO, D.: *Per una immunizzazione naturale e contro le vaccinazioni,* Lega It. Antivacc., Milán.

MILLER, N. Z.: *Vaccines: are they really safe and effective?* Natural Vaccines Information Centre, EE. UU.

ALTMAN, N.: *Total vegetarian cooking.* Keats Publishing, New Canaan, Connecticut, 1981.

NEARING, H.: *Simple food for the good life.* Stillpoint Publishing, Walpole, New Hampshire.

NULL, G. y S.: *How to get rid of the poisons in your body.* Arco Publishing, Nueva York, 1984.

OSWALD, J. A.: *Yours for health: the life and times of Herbert Shelton.* Franklin Books, EE. UU., 1989.

PEARSON R. B.: *Pasteur plagiarist impostor.* Health Research, MokalumnaHill, California.

RAINESH, B. S.: *La bibbia di Rajnesh.* Bompiani, Milán, 1988.

RAMACHARAKA, Y.: *Respirazione e salute.* Edizioni del Quadrifoglio, Roma, 1970 (Trad. cast.: *Ciencia hindu-yogui de la respiración.* Edaf, Madrid, 1985).

ROBBINS, J.: *Diet for a New America.* Stillpoint Publishing, Walpole, New Hampshire, 1996.

SANTILLO, H.: *Food enzymes, the missing link to radiant health.* Hoym Press, Arizona, 1997.

SHARFFENBERG, J. A.: *Problems with meat.* Woodbridge Press, Santa Bárbara, California, 1996.

SHELTON, H.: *Danni causati da vaccini e sieri.* Igiene Naturale, Campobasso, 1986.

—: *Superior Nutrition.* Dr., Shelton Health School, San Antonio, Texas.

—: *Introduzione all'igiene naturale.* Igiene Naturale, Campobasso, 1986.

—: *Aids: non moriamo di ignoranza.* Igiene Naturale, Campobasso, 1986.

—: *Tumori e cancri.* Igiene Naturale, Campobasso, 1986.

VACCARO, V.: *I quaderni di Hygea.* V. Vaccaro, Udine, 2002.

VALERIO, N.: *Il piatto verde.* Mondadori, Milán, 1986.

—: *Tutto crudo.* Mondadori, Milán, 1985.

—: *Manuale di terapia con gli alimenti.* Mondadori, Milán, 1986.

—:*Il cibo della bellezza.* Mondadori, Milano, 1990.

VALNET, J.: *Cura delle malattie con ortaggi frutta e cereali.* Aldo Martelli, Giunti Ed., Firenze, 1975 (Trad. cast.: *Tratamiento de las enfermedades por las verduras, frutas y cereales.* Ed. Reus, Madrid, 1973).

WIGMORE A.: *Be your own doctor.* Avery Publishing Group, Wayne, Nueva Jersey, 1982.

Índice